Marita Krauss

HOPE

Marita Krauss

HOPE

Dr. Hope Bridges Adams Lehmann – Ärztin und Visionärin
Die Biografie

Volk Verlag München

Zur Autorin:
Marita Krauss lehrt seit 2008 Bayerische und Schwäbische Landesgeschichte
an der Universität Augsburg.

Zum Titelbild:
„Englische Reise. 1909. C. und H. Von Vorarlberg nach Bludenz ".
Hope Adams Lehmann und ihr Mann wagten 1909 mit ihrem neuen Auto
– viersitzig, rechtsgesteuert – die weite Reise von Bayern nach England.

Bildnachweis:
Die meisten Bilder entstammen den drei großen Fotoalben,
die Hope Adams Lehmann nach dem Tod ihres Mannes Carl zusammenstellte.
Sie gehören dem Monacensia Literaturarchiv der Münchner Stadtbibliothek,
dem Alpinen Museum (München) und Adalbert Schäfer (Gengenbach).

Bayerisches Landesamt für Denkmalpflege: S. 168
Generallandesarchiv Karlsruhe: S. 50, 55
Kings and Queen's College of Physicians in Ireland: S. 48
Marita Krauss: S. 18, 22 l., 26 o., 29 u., 36, 49, 53, 60, 80,
82, 83, 84, 85, 142 f., 153, 165, 196
National Library of Australia: S. 29 o.
Staatsarchiv München: S. 171, 196, 197
Stadtarchiv München: S. 68 M. und u., 136, 139 o.
Ullstein Bilderdienst: S. 22 r., 26 u., 27, 30, 104
Universität Leipzig: S. 40, 41

Die Deutsche Bibliothek verzeichnet diese Publikation in der
Deutschen Nationalbibliografie; detaillierte bibliografische Daten
sind im Internet über http://dnb.ddb.de abrufbar.

2. erweiterte Auflage 2010
© 2009 by Volk Verlag München
Streitfeldstraße 19; 81673 München
Tel.: 0 89/420 79 69 80; Fax: 0 89/420 79 69 86

Druck: Druckhaus Thomas Müntzer, Bad Langensalza

ISBN 978-3-937200-69-9
www.volkverlag.de

Inhalt

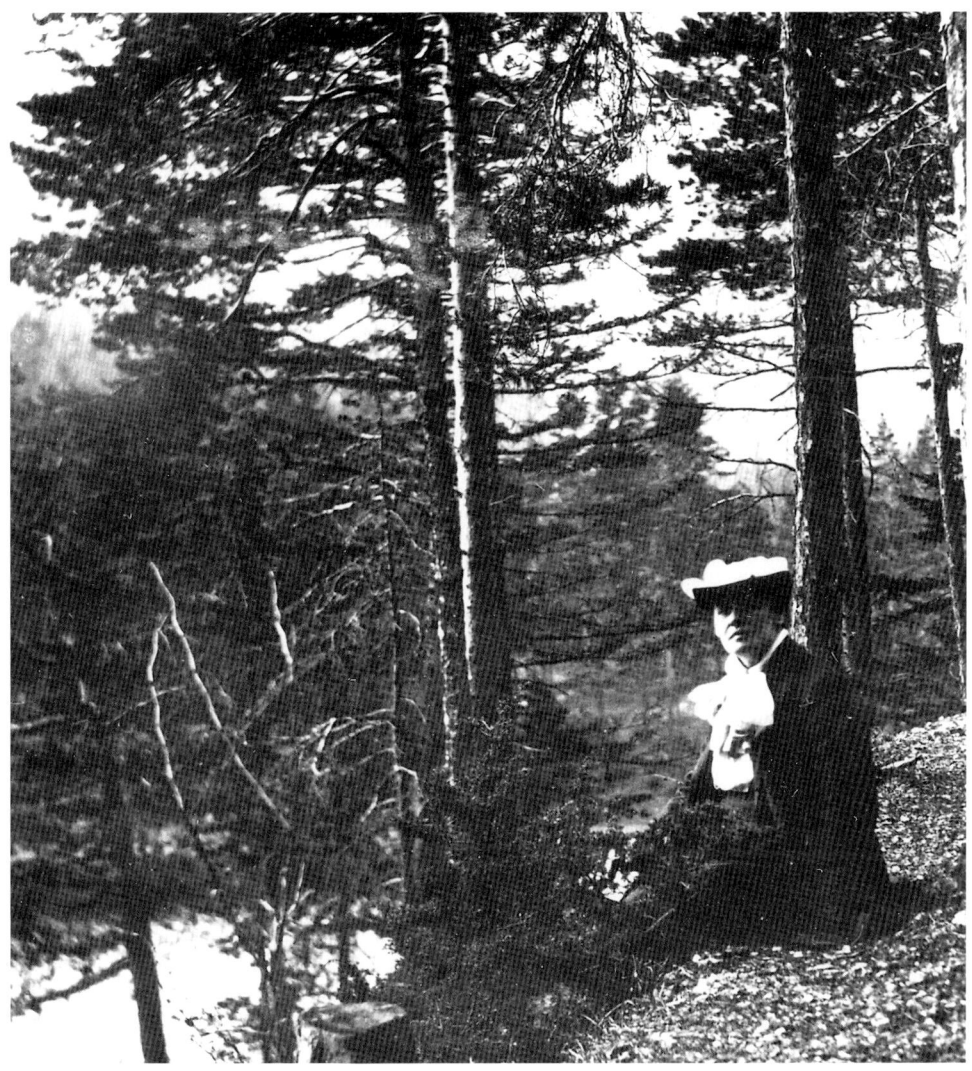

△ *„Fernpass, H. 1911."* Dr. Hope Bridges Adams Lehmann bei einer Autofahrt in die Alpen, fotografiert von Carl Lehmann.

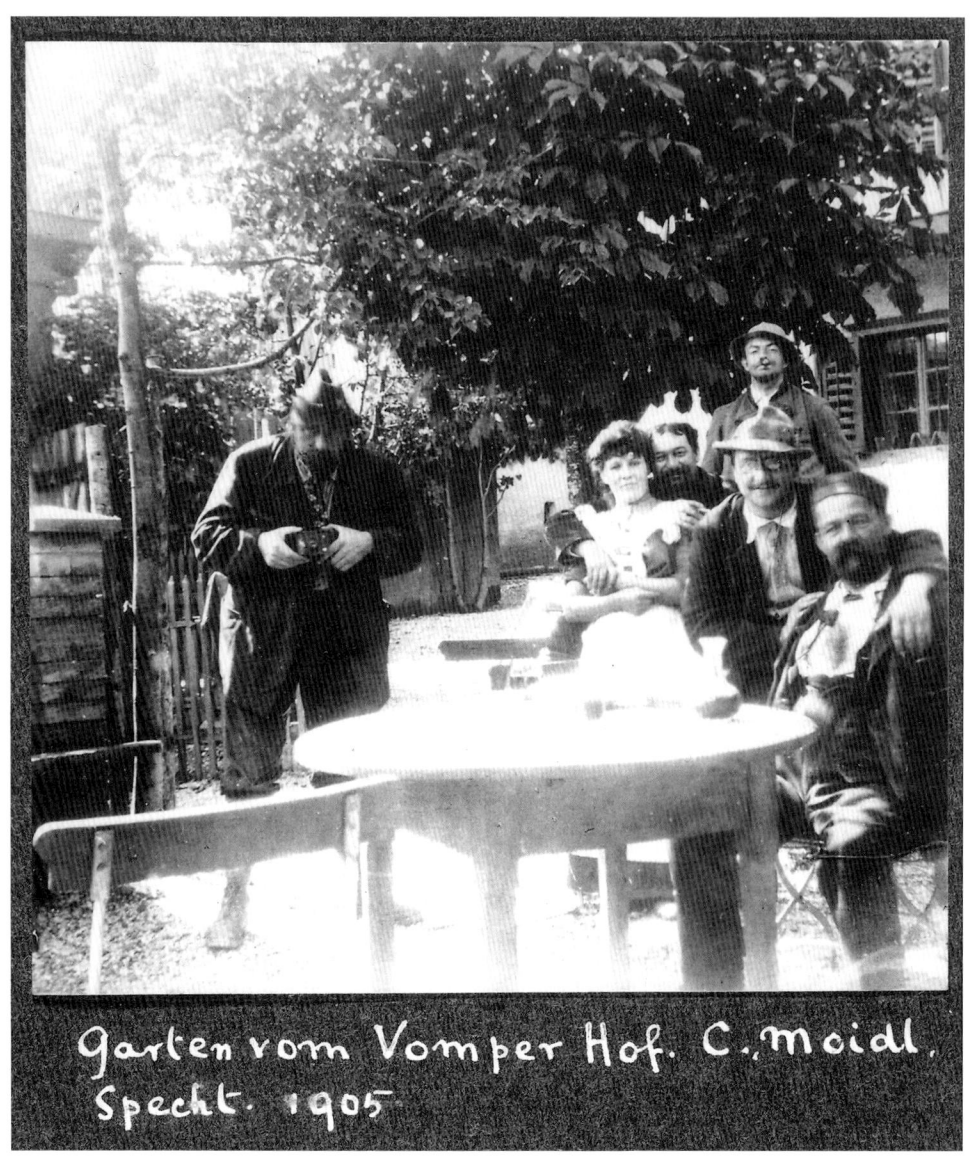

„Garten vom Vomper Hof. C., Moidl, Specht. 1905". Carl Lehmann mit seiner Kamera in Tirol.

Einleitung

Dr. Hope Bridges Adams Lehmann, geboren am 17. 12. 1855, gestorben am 10. 10. 1916, ist bisher weitgehend unbekannt. Das ist erstaunlich: Ihre Lebensentwürfe und Reformvorschläge wirken noch heute höchst modern, sie brachen mit bislang gültigen gesellschaftlichen Normen und waren tief von sozialem Denken geprägt. Und sie formulierte zwar neue Wege für die Frauen, bezog sich jedoch zentral auf das Zusammenleben von Mann und Frau: Nach ihrer Ansicht gibt es keine Befreiung der Frau, die nicht den Mann mit einbezieht. Ganz Frau sein und berufstätig, Mutter und intellektuelle Partnerin des Mannes, das war ihr Programm.

Und sie erlaubte es sich, Zukunft zu denken; ihre Modelle sind in mancher Hinsicht atemberaubend modern. Ihr großer Zukunftsoptimismus ermöglichte es ihr, Vorstellungen zu entwickeln, die zwar in einer Zeit utopisch geklungen haben mögen, in der die Frauen nicht studieren, nicht ohne Erlaubnis ihrer Männer arbeiten, nicht über ihr eigenes Vermögen verfügen und nicht wählen durften, die aber viele inzwischen tatsächlich eingetretene Entwicklungen vorwegnahmen. Denkbar wurde dies für sie durch die Vorstellung von einer zukünftigen „idealen", das hieß für sie: sozialistischen, Gesellschaft. Sie betrachtete Erziehung, Ehe, Schule, medizinische Versorgung, die Institution Krankenhaus und vieles mehr mit dem kritischen Blick und dem Optimismus der Reformerin. Bei ihr verband sich große persönliche Überzeugungskraft und zutiefst uneitle Sachbezogenheit mit stilistisch brillanter Argumentation und hoher persönlicher Zurückhaltung. Sie bildete sich zu unterschiedlichen Themen durch Studium, Lektüre, Informationen Dritter und Anschauung eine Meinung, die sie dann mit Leidenschaft und Wärme auch öffentlich vertrat.

Dabei besaß sie keinen Respekt vor dem scheinbar Unmöglichen. So ist wohl auch zu erklären, dass es ihr gelang, als erste Frau in Deutschland 1880 in Leipzig ein medizinisches Staatsexamen abzulegen, das als einziger derartiger Fall im Deutschen Reich 1904 ohne weitere Prüfung nachträglich anerkannt wurde. In vieler Hinsicht schrieb, lebte, plante sie so, als ob die „ideale Gesellschaft" bereits eingetreten wäre und es nun gälte, sie zu gestalten. Den Rückzug hinter die bestehenden Zustände betrachtete sie als „Kleinmut" und Phantasielosigkeit.

Besonders faszinierend werden ihre Ideen dadurch, dass sie sie selbst lebte: Als akademisch qualifizierte Ärztin mit großer Praxis, als berufstätige Mutter, als geschiedene und wiederverheiratete Ehefrau, als politisch handelnde Sozialdemokratin, als Referentin und Publizistin, als Schul- und Gesundheitsreformerin. Ihr Leben wäre selbst heute noch nicht selbstverständlich. Vor hundert Jahren war es revolutionär.

Eine besondere Recherche

Die Suche auf den Spuren dieser Frau war spannend wie ein Krimi: Es gibt nur ihre gedruckten Bücher und Aufsätze, aber keinen Nachlass, keine autobiografischen Aufzeichnungen, nur sehr verstreute Reste eines umfangreichen Briefwechsels. Es ist über sie auch wenig geschrieben worden. Am ausführlichsten erwähnt sie Karl Heinrich Pohl, durch den ich auch auf die Idee kam, ein Buch über Hope Adams Lehmann zu schreiben. Um das Leben dieser Frau wieder sichtbar zu machen, war eine Mischung aus Glück, Zufall und Findigkeit nötig. Es ließen sich auch andere von meinen Fragen anstecken und ich erhielt wichtige Hilfen und Hinweise von aufmerksamen Kolleginnen und Kollegen.

Die Spurensuche begleitete mich viele Jahre als historisch-kriminalistisches Hobby. Ich schrieb jede Woche einige Briefe, wenn mir wieder einmal eine Institution einfiel, die etwas wissen konnte – Briefe an das Archiv des Bedford College in London, das Hope als Schülerin besucht hatte, an das King and Queens College of Physicians of Ireland in Dublin, das ihr die englische Approbation erteilt hatte, an die Royal Society for the Encouragement of Arts, Manufactors and Commerce oder die Institution of Civil Engineers, beide in London, in denen Hopes Vater William Bridges Adams Mitglied gewesen war. So fragte ich mich durch. Da ich wenige Vorformationen hatte, ging ich auch viele Irrwege und wurde freundlich weiter empfohlen. Und immer wieder kamen unerwartete Funde hinzu: Einen Brief der 16-jährigen Hope zum Tod ihres Vaters bekam ich vor kurzem aus einem Archiv in Australien.

Auch in allen deutschen Archiven, die in Frage kamen, suchte und fragte ich nach Hope Adams Lehmann. Und es trat das Unerwartete ein: es gab wirklich viele kleine Mosaiksteine. Das ist für Einzelpersonen in der Zeit vor dem Ersten Weltkrieg die große Ausnahme. Im Leipziger Universitätsarchiv lagen die Bücher, in denen sich „Frl. Hope Bridges Adams, London", als Hörerin eingeschrieben hatte und ihre Briefe mit Bitte um Zulassung zum Studium, zu den Examina. Diese Bemühungen ließen sich im Sächsischen Hauptstaatsarchiv und im

Bundesarchiv Berlin weiter verfolgen: Auch der Brief des Privatsekretärs von Kaiserin Victoria Auguste ist dokumentiert, mit dem die Kaiserin im Reichskanzleramt anfragen ließ, ob man nicht Frl. Hope Bridges Adams regulär zum medizinischen Staatsexamen zulassen könne. Es half mir überdies, dass Hope und ihr erster wie ihr zweiter Mann Sozialdemokraten waren, die vor 1890 und damit vor dem Fall des Bismarckschen Sozialistengesetzes, von der politischen Polizei observiert wurden. So ist im Archiv in Wiesbaden eine Hausdurchsuchung bei Hope und ihrem ersten Mann in Frankfurt a. M. dokumentiert: Sie hatte mit einigen anderen Frauen zusammen John Stuart Mill und Bebel gelesen. Auch ihr Antrag, in Frankfurt als Ärztin praktizieren zu dürfen, ist zu finden. Im Hamburger Staatsarchiv kam eine Kopie des umfänglichen „Freiburger Sozialistenprozesses" zum Vorschein, in dem Hopes erster Mann, Dr. Otto Walther, und ihr späterer zweiter, Carl Lehmann, angeklagt waren. Auch in Münchner Archiven konnte ich viele ihrer Aktivitäten dokumentieren; ihr Antrag auf nachträgliche Anerkennung des Staatsexamens enthielt überdies den einzigen ausführlichen Lebenslauf, an dessen Informationen ich mich dann wieder weitertasten konnte.

Andere Spuren ließen sich trotz großer Hartnäckigkeit nicht mehr nachvollziehen: So blieben die Scheidungsakten von Hope und ihrem ersten Mann Otto Walther unauffindbar. Ich hatte mich auch sehr bemüht, den weiteren Weg von Hopes Freundin und Leipziger Kommilitonin Maria Oertel zu verfolgen, die nicht wie Hope in Leipzig geblieben war, die vielmehr nach 1878 ihr Medizinstudium in Bern fortsetzte. Als ich wieder einmal die umfängliche Liste der Unterstützer von Hopes Münchner „Frauenheim" durchsah, entdeckte ich sie plötzlich: „Holma-Oertel, Maria, Schriftstellerin, Oberamtsrichtersgattin", stand dort. Sie war dann auch für ein Jahr im Münchner Stadtadressbuch zu finden. Leider ist für sie aber kein Meldebogen überliefert, aus dem ich mehr hätte entnehmen können.

Weitere Zufälle halfen mir. Der Nachlass von Gerda Walther, Tochter von Dr. Otto Walther aus einer zweiten Ehe, liegt in der Bayerischen Staatsbibliothek. Ragnhild, Gerdas Mutter, war die Tochter des dänischen Friedensnobelpreisträgers von 1908, Fredrik Bajer, und einer dänischen Frauenrechtlerin; sie kam als Patientin ins Lungensanatorium der Walthers nach Nordrach, Otto Walther verliebte sich in sie und stimmte aufgrund dieser neuen Liebe einer Scheidung von Hope zu. Gerda Walther gab nun einer Enkelin von Hope, die in Utah, USA, einen Mormonenbischof geheiratet hatte und sich daher auf der Suche nach ihren Vorfahren befand, die nach mormonischem Glauben alle benannt und nachträglich getauft werden müssen, ausführliche Informationen über die Familie. Sie nannte auch die Söhne von Hopes Sohn Heinz. Ich ging auf die Suche nach ihnen, doch leider waren beide bereits gestorben und die Witwen nicht auskunftsfreudig. In diesem Nachlass lag auch der Hinweis auf die Tochter Mara, die 1907 nach Montevideo ausgewandert war. Ich wusste, dass Mara einen uruguayischen Medizinprofessor Angelo Maggiolo geheiratet hatte, doch nun führte die konkrete Spur nach Montevideo. Als meine Freundin Manuela Beck im Rahmen ihrer Goetheinstituts-Ausbildung nach Montevideo fuhr, nahm sie meinen Auftrag mit: Finde mir die Nachkommen von Mara! Sie sah im Telefonbuch von Montevideo 70 Maggiolos, rief den einzigen Maggiolo mit Doktortitel an, trug in ihrem schönsten Spanisch ihr Anliegen vor – und, siehe da: „Ja, das war die verstorbene Mutter meines Mannes", sagte die Dame am anderen Ende

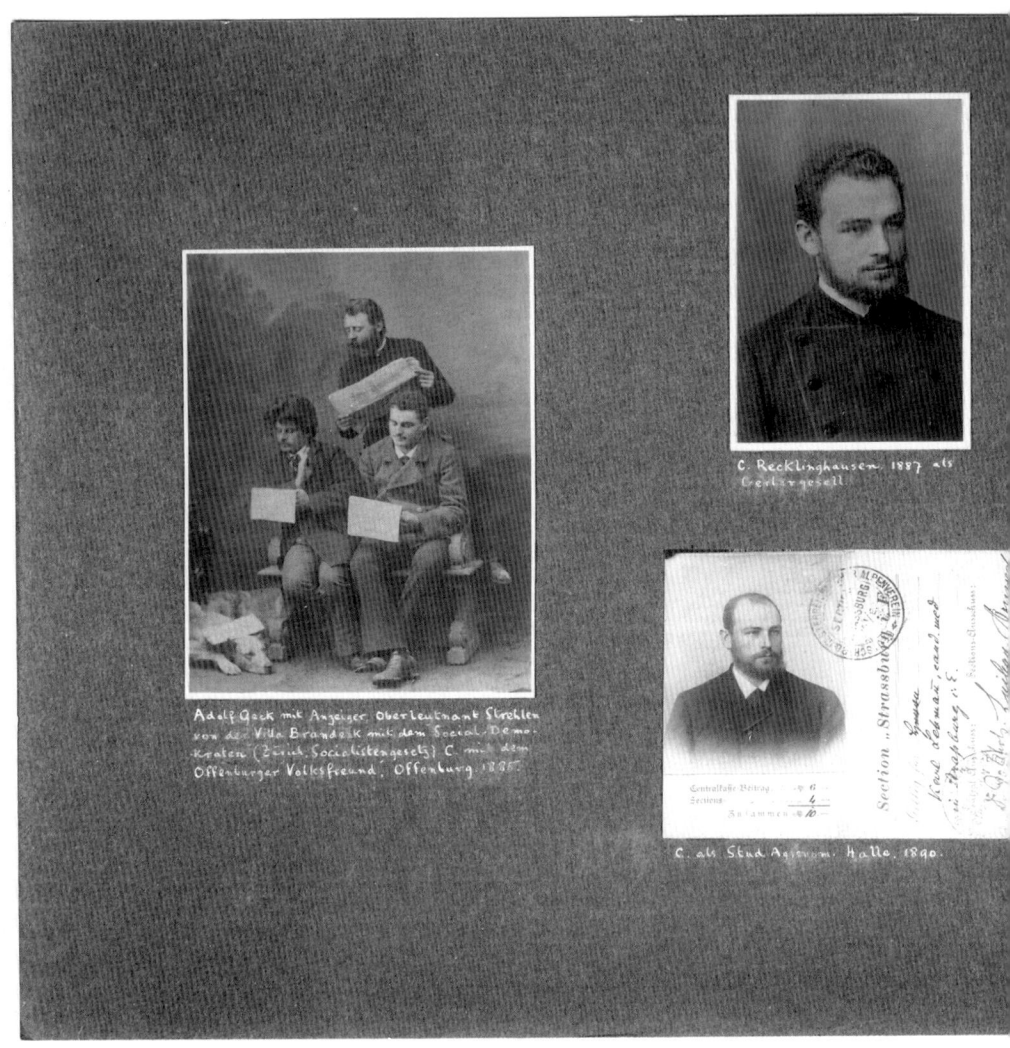

C. Recklinghausen 1887 als
Gerbergesell

Adolf Geck mit Anzeiger Oberleutnant Strehlen
von der Villa Brandeck mit dem Social-Demokraten (Zürich Socialistengesetz) C. mit dem
Offenburger Volksfreund. Offenburg. 1885

C. als Stud Agronom. Halle. 1890.

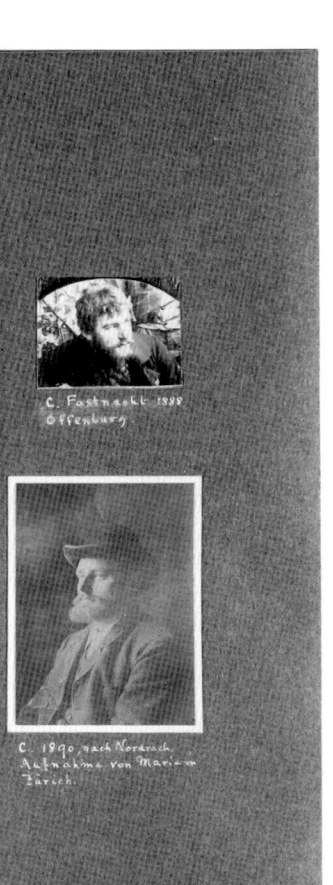

C. Fastnacht 1888
Offenburg.

C. 1890 nach Noräach.
Aufnahme von Mariem
Zürich.

◁ Hope Adams Lehmann stellte nach dem Tod ihres Mannes
Carl drei große Fotoalben zusammen, um die Erinnerung an
ihn wach zu halten. Aus diesen Alben stammen die meisten der
in diesem Buch abgebildeten Fotos. Carl nannte sich Dr. C. A.
Lehmann, also eigentlich Carl Adams Lehmann wie Hope.
Hopes Beschriftungen aus den Alben wurden in die Bildlegen-
den übernommen.

Carls Nichte Elisabeth Oréans schrieb sie im Mai 1916: „*Dein
Album ist gepackt und geht morgen als Eilgut an Dich ab ... Diese
Bilder sind eine Lebensgeschichte und ich finde, dass man die Charak-
tere in ihnen lesen kann.*"

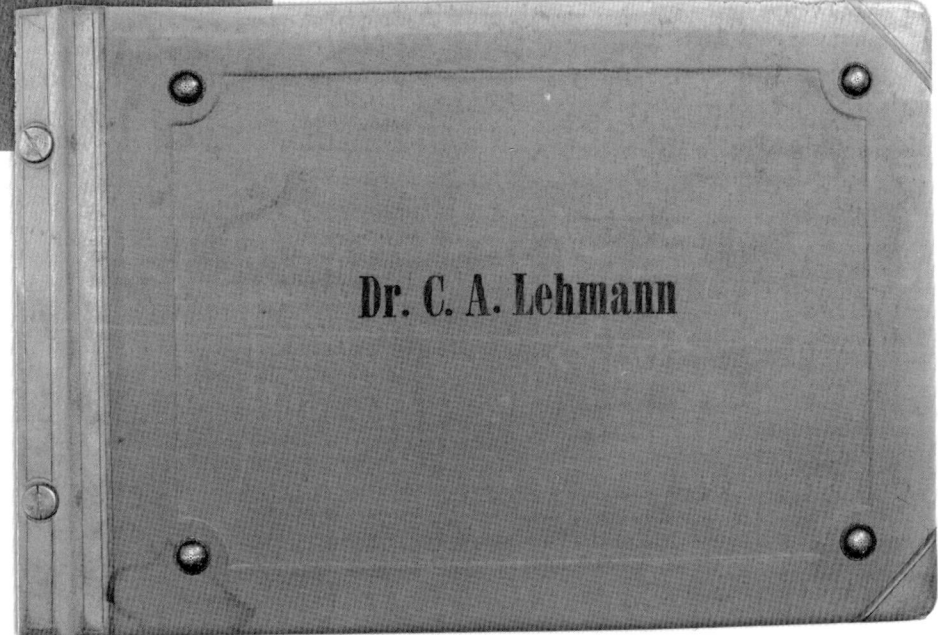

Dr. C. A. Lehmann

der Leitung. Mara war nach ihrer Heirat sehr katholisch geworden und hatte sieben Kinder bekommen. Leider vernichtete sie am Ende ihres Lebens ihre gesamte Korrespondenz mit der Mutter. Mit einer der Enkelinnen, Clelia Maggiolo de Cabuto Etchegaray , trat ich in eine rege Korrespondenz ein und sie schickte einige bemerkenswerte Fotos. Sie verriet auch, dass die streng katholische Familie in Montevideo mit der höchst fortschrittlichen Hope Adams Lehmann noch heute einige Probleme hatte: Hope war geschieden und wieder verheiratet, und sie hatte als Ärztin Abtreibungen vorgenommen; doch, so Clelia Maggiolo de Cabuto Etchegaray, Mara habe immer versichert, dies sei nur bei Gefahr für das Leben der werdenden Mütter geschehen. Als ich dann wieder einmal gründlich im Internet alle Nennungen des Namens Bridges Adams durchsah, stieß ich auf eine weitere Nachkommin aus dieser Familie. In den geneaologischen Anzeigen fand ich den Eintrag: „Who knows my Great-Grandmother Hope Bridges Adams Lehmann?" Dies war eine Enkelin von Mara, die Tochter des Mormonenbischofs. Sie schickte mir noch digital einige Bilder von Hope und ihren Freunden in der von Hope und ihrem Mann gegründeten Lungenheilanstalt im Schwarzwald.

Zu den Fotografien

Ein besonderer Strang meiner Suche galt den Fotos: Gerda Walther hatte in einem Brief berichtet, Hope habe nach dem Tod ihres Mannes Carl im Ersten Weltkrieg drei große Fotoalben über sein Leben zusammengestellt: Eines für den Alpenverein, in dem Lehmann Mitglied war, eines für ihren Sohn aus erster Ehe, Heinz Walther, eines für Carls Nichte Elisabeth Oréans. Als ich in der Sektion Oberland des Deutschen und Österreichischen Alpenvereins fragte, stieß ich auf Ratlosigkeit: Die Geschäftsstelle war im Zweiten Weltkrieg ausgebombt worden und danach umgezogen, von einem Album sei nichts bekannt. Ein Archiv gebe es auch nicht. Ich blieb hartnäckig: Vielleicht existiere ein Schrank oder eine Truhe, in der alte Unterlagen liegen könnten? Um mich zu überzeugen, führte mich der Geschäftsführer Konrad Ott an einen unscheinbaren Ikea-Schrank: Dort sei alles, aber doch kein Album. Ich begann auszuräumen: einige alte Hüttenbücher, ein Ordner mit Notariatsakten, eine Kiste mit Glasnegativen … und dann erschien ein großes und fest gebundenes Fotoalbum. Auf dem Deckel stand: Dr. C. A. Lehmann. Da war es, das erste Album. Herr Ott gab es mir sogar mit nach Hause. Aus einer sorgfältigen Analyse der Fotos konnte ich viele Geflechte rekonstruieren. Und ich hatte eine Fotodokumentation einer für diese Zeit höchst ungewöhnlichen Symbiose zwischen Wanderbewegung und Sozialdemokratie.

Um das zweite Album zu finden, wendete ich mich an die Stadt Gengenbach: Dort hatte Elisabeth Oréans gewohnt. Sie war jedoch längst gestorben. Die Friedhofsverwaltung konnte mir auch nicht weiterhelfen. Doch Gengenbach ist klein und so bekam ich dann doch den Kontakt zur Tochter von Elisabeth Oréans, Carola Schwarz. Das Album war aber zwischen ihr und einer anderen alten Dame verloren gegangen. Beide wollten besonders gut darauf aufpassen. Als ich einen Monat vor unserer Ausstellung noch einmal in Gengenbach anrief, lautete die frohe Botschaft: Der Käufer des Hauses der einen verstorbenen alten

Dame hatte das Album auf dem Dachboden hinter zwei Balken versteckt gefunden und der Familie wieder gegeben. Und da war es nun, ein festes Album mit „Dr. C. A. Lehmann" auf dem Umschlag, genau gleich gestaltet wie das erste.

Das dritte Album wiederum, das Heinz Walther gehört hatte, tauchte auf einer Auktion auf; es hatte entgegen allen Beteuerungen offensichtlich einen Bombenangriff auf Heinz Walthers Wohnhaus in Darmstadt überstanden und war nun auf nicht mehr nachvollziehbaren Wegen zum Verkauf gekommen. Das Monacensia Literaturarchiv der Münchner Stadtbibliothek erwarb das Album, das äußerlich den anderen gleicht. Aus diesem großen Schatz an Fotos kann mein Buch schöpfen.

Die Fotos dokumentieren eine besondere Facette des geselligen Lebens im München der Jahrhundertwende, mit den Spitzen der nationalen und lokalen Sozialdemokratie, mit Wanderfreunden in den Bergen und mit Radtouren nach Italien. Sie zeigen auch ein selbstverständliches Nebeneinander von Sozialdemokratie und Katholizismus in der Wanderbewegung.

Es fotografierte Hope Adams Lehmanns Mann Dr. Carl Lehmann, und so spielte sein Blickwinkel für die Fotos eine zentrale Rolle. Es war jedoch sie, die die Alben nach seinem Tod und kurz vor ihrem eigenen zusammenstellte, um sein Leben zu dokumentieren; ihre Beschriftungen aus den Alben wurden in die Bildunterschriften meines Buches übernommen. In diesen Lebensbüchern tritt sie ganz hinter ihm zurück, es lässt sich sogar von einer „Selbstauflösung" sprechen: Es gibt von ihr keine Jugendbilder, keine Fotos ihrer Eltern; selbst ein Bild von ihr als Studentin fand ich nicht in diesen Alben, ich erhielt es von der Enkelin aus Montevideo. Sie erscheint gewissermaßen nebenbei auf den Fotos. Dies stimmt mit einer Schilderung von Lida Gustava Heymann, einer der Führerinnen der Frauenbewegung, überein, die Hope Adams Lehmann, diese engagierte und zupackende Frau, als „schüchtern" beschreibt, als sehr wenig bereit, sich selbst in den Vordergrund zu spielen. Diese Grundhaltung zu sich selbst zeigte sich noch nach dem Tod: Ihrem Mann Carl ließ sie einen prächtigen Grabstein setzten, sie selbst wünschte sich, dass ihre Asche in der Isar verstreut würde. Dies war nicht erlaubt, doch ihre Urne wurde nie beigesetzt und verschwand in den vierziger Jahren. Vielleicht hat ihr ihre Schwägerin Marie Blei, die die Urne besaß, den Wunsch noch erfüllt.

Eine Erklärung für diesen scheinbaren Gegensatz könnte lauten: Sie verstand sich stets als Kämpferin für ein großes Anliegen. Es ging ihr nicht um Selbstdarstellung, sondern um eine Verwirklichung ihrer Ziele, sie sah sich als Mittlerin und Anregerin, nicht als Zentrum ihrer Welt. Sie blickt auch meist leicht verlegen in die Kamera und setzte sich nie in Pose. Ihren Mann Carl hingegen stellte sie in den Mittelpunkt. So stoßen die Fotos manche Überlegungen an, die durch die schriftlichen Quellen allein nicht sichtbar geworden wären.

Eine Biografie und ihre Geschichte

Eine Biografie ist immer ein Stück Rekonstruktion und ein Stück Imagination. Es geht um eine Einzelperson, um ihr besonderes Leben, aber auch um ihre Auseinandersetzung mit der umgebenden Welt, ihre Wahrnehmung und Verarbeitung des Zeitgeschehens. So verbindet sich das Singuläre und das Allgemeine. Gelingt die Zusammenführung zwischen dem Besonderen und dem Allgemeinen, so profitieren beide davon: Durch das Biografische leuchtet ein neue Dimension und das Zeitgeschehen erhält ein menschliches Antlitz. Das ist eine Chance für die Biografie. In vieler Hinsicht setzt natürlich auch die Auswahl der Biografin Akzente, die das Damals mit dem Heute verbinden und eine historische Figur gewissermaßen in die Jetztzeit transponieren.

Es war anfangs nicht einfach, die Biografie dieser besonderen Frau öffentlich zu machen. Alle großen Publikumsverlage winkten ab: zu unbekannt! Und dann der komplizierte Name! Letztlich konnte ich im Jahr 2002 einen kleinen Verlag gewinnen, der mein Buch „Die Frau der Zukunft. Dr. Hope Bridges Adams Lehmann (1855–1916), Ärztin und Reformerin" begleitend zu einer großen Ausstellung herausbrachte; es ist inzwischen vergriffen. Die Ausstellung wurde von der Stadt München, Kulturreferat und Stadtbibliothek, finanziert und von mir und meinem Mann Erich Kasberger für das Münchner Gasteig umgesetzt. Sie umfasste rund 160 Tafeln mit Fotos, Quellen und Informationstexten und wurde von vielen tausend Menschen gesehen. Wir konnten sie 2005, zu Hopes 150. Geburtstag und zur 125. Wiederkehr ihres medizinischen Staatsexamens, nochmals im Operativen Zentrum der Universität Leipzig zeigen. Im Begleitprogramm beider Ausstellungen fanden Workshops statt, in denen sich engagierte Ärztinnen mit „Reformbestrebungen und Alternativen von Frauen im Gesundheitswesen", mit „Reformideen, Veränderungsprozessen und Hindernissen einst und jetzt", mit Frauenheimen, Versuchsschulen und dem Krankenhaus im Wandel beschäftigten. Hopes Ideen erwiesen sich dabei heute noch als höchst aktuell, wie auch eine Podiumsdiskussion zu „Utopien von heute im Dialog mit Utopien von Hope Adams Lehmann" ergab. Diskutiert wurden Lebensentwürfe von Studentinnen um 1900 und heute, es ging um Ärztinnen im deutschen Kaiserreich, um Berufsziele und Karrierewege von Ärztinnen und um die Ungleichbehandlung von Männern und Frauen im Gesundheitssystem. Auf den Podien saßen Doktorinnen und Professorinnen, darunter mit Prof. Dr. Marion Kiechle die seit dem Jahr 2000 deutschlandweit erste Direktorin einer Universitäts-Frauenklinik. So lange hat dieser Weg der Frauen in der Medizin gedauert. Und wir veranstalteten eine „Historische Revue um 1900" mit vielen Originaltexten von Hope Adams Lehmann. Hope wurde kurz darauf als erste Frau auf dem Deckblatt des Münchner Ärzteblattes präsentiert, das bedeutende Ärzte dort vorgestellt – endlich hatte sie es dorthin geschafft, wo sie schon seit hundert Jahren hingehörte. Dr. Heike Bretschneider drehte eine Dokumentation über Hope Adams Lehmann für das Bayerische Fernsehen, die wir auch in einer Preview zeigten. Nach vielen Anläufen, u. a. von Maxi Besold, konnte in München eine Adams-Lehmann-Straße benannt werden. Ich selbst verfasste zwei halbstündige Hörfunkfeatures für den Bayerischen und für den Mitteldeutschen Rundfunk und hielt in den letzten 14 Jahren rund dreißig Vorträge über Hope in München, Bremen, London, Leipzig, Berlin, Magdeburg, bin also längst eine Art Wanderpredigerin in Sachen Hope. Und nun erscheint mein Buch neu, ergänzt um die Funde der letzten Jahre. Denn ich konnte es natürlich auch weiterhin nicht lassen, nach Hope zu forschen. Gleichzeitig hat sich ein Projekt realisiert, das ich nicht ohne Sorge verfolgte: Der „Stoff" wurde mit Heike Makatsch in der Hauptrolle als ZDF-Zweiteiler verfilmt und kommt auch als Roman auf den Markt. Die Drehbuchautoren bedienten sich dafür meines Buches und der Ausstellung. Die unnötig verfälschende Fiktionalisierung für ein breites Publikum hat der Geschichte dieser Frau nicht gut getan. Daher ist es umso wichtiger, ihre Biografie neu zur Verfügung zu stellen: Die komplexe Wirklichkeit ist hier aufregender als jede Fiktion, vor allem bei dieser stets überraschenden, immer noch unbequem modernen und zukunftsorientierten Frau.

Wie ist das Leben und Wirken von Hope Bridges Adams Lehmann auf knappem Raum unterzubringen? Es gibt sehr wenig Quellen zu ihrer Jugend, einiges ließ sich jedoch über ihren Vater und den nonkonformistischen englischen Familienhintergrund herausfinden. Ihr außergewöhnlicher Studienweg in London und ab 1876 Leipzig ist gut zu dokumentieren. Ein weiteres Feld ist ihr Beruf: Seit 1881 praktizierte sie als die dritte akademisch qualifizierte Medizinerin in Deutschland. Sie war aber von Anbeginn an mehr als „nur" Ärztin: Sie gehörte, zunächst zusammen mit ihrem ersten Mann Dr. Otto Walther, später mit ihrem zweiten Mann Dr. Carl Lehmann, zum Kreis der engagierten sozialdemokratischen Ärzte, die sich besonders der Verbesserung einer medizinischen Versorgung für die Arbeiterbevölkerung annahmen; der Weg zur Armenärztin, den sie nach der Jahrhundertwende immer stärker beschritt, war damit vorgezeichnet.

Einen zentralen Platz nehmen in ihrem Leben die zwanzig Jahre ein, die sie mit ihrem zweiten Mann seit 1896 in München verlebte. Das facettenreiche München der Jahrhundertwende wurde ihr zur zweiten Heimat. In dem Kapitel „Ein politisches Paar und seine Freunde" wird das politische und personelle Koordinatensystem sichtbar, in dem die Aktivitäten der beiden Lehmanns stattfanden. „Mann und Weib und Weib und Mann" beschreibt Adams Lehmanns Analysen und Konzeptionen der Alltagsreform für beide Geschlechter. Auch die beiden großen institutionellen Projekte „Frauenheim" und „Versuchsschule" werden vorgestellt. Das Kapitel „Hope im Kreuzfeuer" zeigt Umfeld und Ablauf der Anklage wegen Schwangerschaftsunterbrechung in den Jahren 1914/15. Das letzte Kapitel stellt Hope Adams Lehmanns Friedensmission im Ersten Weltkrieg in den Mittelpunkt.

Die Biografie will das Leben dieser ungewöhnlichen Frau sichtbar machen, ihre Lebensentwürfe und Konzepte vermitteln. Es soll ein Leben aus der Vergessenheit ans Licht heben, das uns in vieler Hinsicht heute näher ist als das bürgerlicher Frauen um die Jahrhundertwende, für die nicht der Konflikt zwischen Ehe, Mutterschaft und Beruf so sehr im Mittelpunkt stand wie für Hope Adams Lehmann. Es ist aber nicht nur das: Ihr Denken in die Zukunft kann uns ermutigen, nicht dem von ihr kritisierten „Kleinmut" und der „Phantasielosigkeit" anheimzufallen, das Bestehende als unveränderbar anzusehen, sondern auch in unserer Zeit mit mehr Mut Zukunft zu denken.

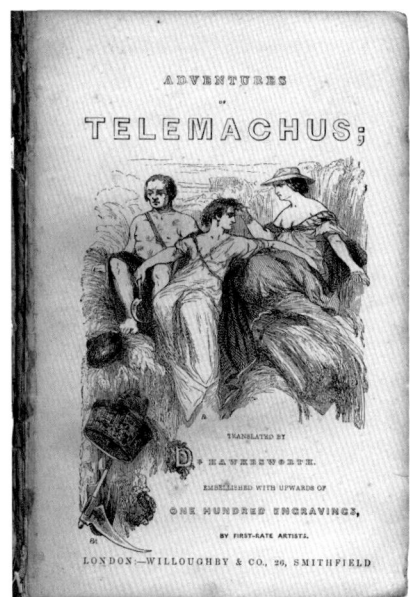 

△ „*Adventures of Telemachus*". Geschenk von William Bridges Adams an seine Tochter, gewidmet „*Hope Adams from her father, Dec. 17. 1863*".

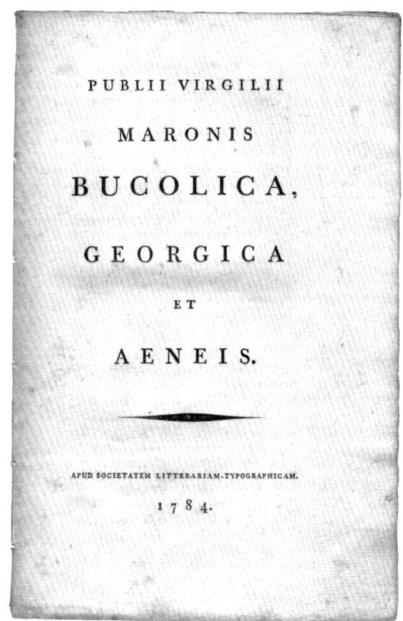 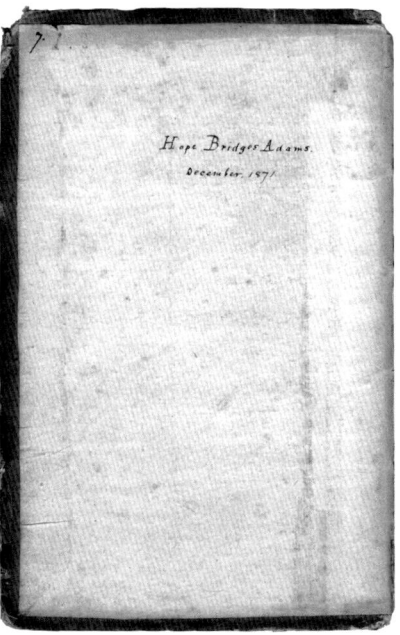

△ Vergilübersetzung Latein-Englisch mit dem Besitzvermerk von Hope Bridges Adams, datiert Dezember 1871.

Vater und Tochter

William Bridges Adams, seine Tochter Hope und ihr Weg zum Arztberuf

Hope Bridges Adams kam am 17. Dezember 1855 als jüngstes Kind des englischen Eisenbahningenieurs, Erfinders und Publizisten William Bridges Adams in Hallifort bei London auf die Welt; der Beiname „Bridges" stammt von ihrem Großvater, der nach England zurückgekehrt war, als Amerika unabhängig wurde. Ihre Mutter Ellen Adams, geborene Rendall, stammt ebenfalls aus einer politischen Familie. Sie war selbst auch literarisch sehr interessiert, wie die wenigen überlieferten Briefe zeigen.

Wenn Hope Bridges Adams später so viele Dinge völlig selbstverständlich erschienen, von denen ihre deutschen Geschlechtsgenossinnen oft nicht einmal zu träumen wagten, so liegt das sicherlich an ihrem Familienhintergrund und ihrer ungewöhnlichen Erziehung, vor allem durch den Vater. Von der Mutter ist kaum etwas bekannt. Die wenigen überlieferten Briefe zeigen die Mutter als warmherzig, liebevoll und unkompliziert. Daher konzentriert sich das Interesse auf den Vater, der seiner Tochter bereits mit acht Jahren den gesellschaftskritischen französischen Abenteuerroman „Die Abenteuer des Telemach" schenkte, mit ihr Latein übte und ihr eine für Mädchen damals eigentlich nicht zugängliche Schulausbildung im ersten englischen Frauen-College, in Bedford, ermöglichte. An fehlenden Lateinkenntnissen scheiterten noch bis zur Jahrhundertwende alle Studienwünsche von Frauen: Ohne Latein kein Abitur, ohne Abitur kein Studium. Doch Latein lernen durften Mädchen nicht. Daher hat Hope diesem hoch gebildeten und unkonventionellen Vater viel zu verdanken. Doch es war mehr als das: Er gab ihr das Selbstvertrauen mit auf den Lebensweg, dass sie als Frau ebenso viel wert war wie ein Mann, dass sie gleich viel leisten konnte ohne dabei ihre Weiblichkeit zu verlieren. William Bridges Adams, der bei Hopes Geburt bereits 58 Jahre alt war, sah die Begabungen seiner jüngsten Tochter, förderte sie nach Kräften und gab ihr die Freude am Lernen, am Wissen und am praktischen Tun mit. Sie bewunderte vermutlich auch die unerschöpfliche Phantasie und den reformerischen Impetus, die ihn auszeichneten. Kurz: Er wurde ihr in vieler Hinsicht ein Vorbild. Daher ist als erstes sein abenteuerlicher Lebensweg nachzuzeichnen.

William Bridges Adams – der Vater

Hopes Vater William Bridges Adams könnte der Held eines historischen Romanes sein. Ein Romanautor schleust gerne einen sympathischen, authentisch wirkenden Augenzeugen in geheime Zirkel ein, führt ihn durch Glanz und Elend von Boom und Krise, konfrontiert ihn mit den verschiedensten gesellschaftlichen, politischen und sozialen Umwälzungen und stattet ihn mit einem historisch glaubwürdigen, herzbewegenden persönlichen Schicksal aus.

Eben so eine Figur war William Bridges Adams. Sein unkonventionelles Leben, seine Ansichten und Einsichten bildeten den zentralen Ausgangspunkt für das Leben seiner Tochter Hope und sind damit für ihre Biografie unverzichtbar. Leider gilt für ihn, wie für die fiktive Romanfigur, dass es keinen Nachlass gibt, keine Briefe, nicht einmal ein Porträt. Es existiert jedoch eine Fülle von Artikeln und Pamphleten, die er zu unterschiedlichsten Themen schrieb; zusammengerechnet machen sie ein stattliches Oeuvre aus. Er hat ein Buch geschrieben, das 1971 unverändert nachgedruckt wurde, und in etlichen wissenschaftlichen Publikationen der verschiedensten Provenienz – von der Eisenbahngeschichte bis zur feministischen Literatur – wird er erwähnt oder in der Fußnote genannt.

In englischen biografischen Lexika erscheint Bridges Adams als Erfinder, als Techniker und als Mann der Eisenbahn, des von England maßgeblich mitbestimmten aufregenden Abenteuers der Mobilität. Unter dem Pseudonym „Junius Redivivus" veröffentlichte er aber auch politische Pamphlete. Über „Junius Redivivus" führt die Spur zu einer Gruppe von „early radical feminists", also „früher radikaler Feministen" der 1830er Jahre. Es muss ein stimulierender Zirkel talentierter Publizisten, Künstler und Musiker gewesen sein, mit besten Kontakten zu den radikalen Politikern der Zeit. Das Publikationsorgan dieser Gruppe war der „Monthly Repository", ein unitarisches, also nonkonformistisches Blatt. Unitarier leugneten die Trinität und standen damit außerhalb der englischen Staatskirche, lange auch außerhalb staatlicher Stellen und Pfründe. Ihr Starprediger war William Johnston Fox. Seine unitarische Congregation in „South Place Chapel" wurde zum intellektuellen Anziehungspunkt. Die Vorstellungen dieser Radikalen zur Frauenemanzipation schockierten die Öffentlichkeit: Sie forderten Reformen für Frauen im privaten wie im öffentlichen Leben, wollten Frauen rechtlich besser stellen, sie von ihrem Ehepartner wirtschaftlich unabhängiger machen, ihnen das Recht auf Scheidung erkämpfen, und sie zu gleichberechtigten Partnern machen. Zwar standen die Unitarier traditionell der besseren Ausbildung und befriedigenden Tätigkeit von Frauen wohlwollend gegenüber und aus unitarischen Kreisen stammten auch viele der innovativen britischen Frauen des 19. Jahrhunderts bis hin zu Florence Nightingale, doch dies war zuviel: Reverend Lant Carpenter aus Bristol, ein führender Unitarier, bestellte wie viele andere die ehemalige Hauszeitschrift ab.

Den am heftigsten umstrittenen, 15-seitigen Leitartikel zur Frauenfrage schrieb „Junius Redivivus", also William Bridges Adams: „On the Condition of Women in England" erschien im April 1833 im „Monthly Repository". Er vergleicht darin die englischen Frauen seiner Zeit mit türkischen Haremsinsassinnen – sie würden letztlich als Arbeitsklavinnen oder als Unterhalterinnen missbraucht, erhielten aber keine vernünftige Ausbildung. Heirat sei für sie ein Handel, keine Herzensangelegenheit – für Bridges Adams eine Art legaler Prostitution. Hier sei ein vollständiger Systemwechsel angesagt: Frauen sollten als den Männern gleichwertig betrachtet und behandelt werden. Dafür müsse aber die Heirat zu einem zivilen Vertrag werden, der wie jeder andere Vertrag auflösbar sei.

Hier werden viele Bezüge sichtbar, die später auch die Schriften seiner Tochter Hope Bridges Adams prägten. Sie hat sie in ihrem „Frauenbuch" von 1896 und in vielen Artikeln vertreten. Im Mittelpunkt stand die Reform des privaten Lebens, des Verhältnisses von Mann, Frau und Kindern. Gleiches Recht für Mann und Frau sowie gleichwertige Berufstätigkeit werden hier eng mit einer Veränderung im innersten Bereich des Privaten verknüpft, da nur so Wandel zu erhoffen ist. Vor dem Hintergrund der Schriften und des Lebens ihres Vaters wird auch die höchst ungewöhnliche Tochter verständlicher.

William Bridges Adams sah immer auch die praktischen Probleme und suchte sie auf höchst moderne Weise zu lösen. So erkannte er als Voraussetzung für die Emanzipation der Frauen wie der Dienstboten die Entlastung von der Hausarbeit, und zwar durch technischen Fortschritt, aber auch durch neue Architektur- und Wohnformen sowie ein Servicesystem, in dem Dienstbotenarbeit von Subunternehmern für mehrere Haushalte geleistet werden konnte. Damit hoffte er, die „Herrschaft der Menschen über den Menschen" aufzubrechen, wie sie in der Dienstboten-, vielfach auch der Frauenexistenz enthalten sei.

Wer war dieser William Bridges Adams? Er wurde 1797 in Soho geboren. Williams Vater hatte in Long Acre die größte Kutschenbau-Firma Europas aufgebaut. Kutschenbau, das bedeutete in diesen Zeiten fast ausschließlich Arbeit für die höheren Gesellschaftsschichten, denn nur wer viel Geld besaß, konnte sich eine eigene Kutsche leisten. Alle anderen gingen zu Fuß. Der Sohn William war als Nachfolger vorgesehen. Aber die Routine seiner Ausbildung langweilte ihn. Er kam in Verbindung mit dem bedeutenden Ingenieur John Farey, dem Pionier der Dampfmaschine. Alles interessierte ihn mehr als die Kutschenmacherei und er wurde schwer krank in diesem Konflikt.

Doch er verliebte sich: Elizabeth Place war eine der Töchter des einflussreichen unitarischen Reformers Francis Place. Zu Places Freunden gehörten Politiker, Sozialreformer, Parlamentarier. Dem jungen Kutschenmacher William Bridges Adams erschloss sich eine neue Welt. Elizabeth und William heiraten und reisen 1819 nach Chile. Bridges Adams wurde zunächst für zweihundert Pfund im Jahr nahe Valparaiso Gutsverwalter. 1821 kam der älteste Sohn William Alexander auf die Welt, zwei Jahre später starb Elizabeth Place Adams nach der

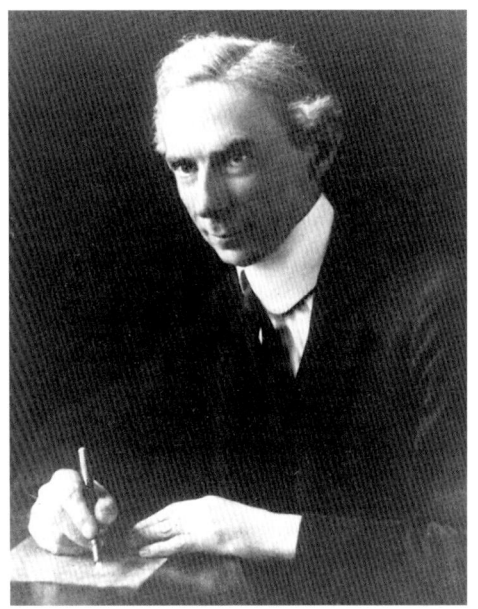

Der nonkonformistische Hintergrund der
Familie Bridges Adams wird daran erkennbar,
mit wem William Bridges Adams, u. a. in der
„South Place Chapel", diskutierte. Zu nennen sind der Nationalökonom John Stuart
Mill (oben) und seine spätere Frau Harriet
Taylor Mill, Verfasser des zentralen Buches
zur Frauenfrage. Zentrum des Kreises war
der unitarische Starprediger William Johnston Fox (unten).

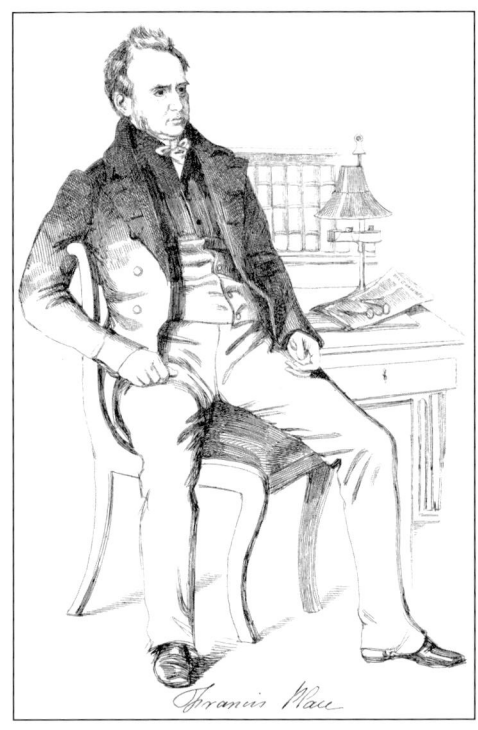

△ Francis Place, englischer Reformer, war
der Vater von William Bridges Adams erster
Frau Elizabeth. Gemälde von Daniel Maclise,
1830.

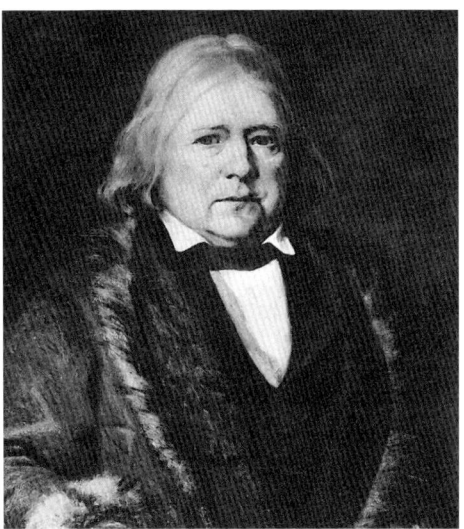

Geburt eines zweiten Kindes, das nicht überlebte. William Bridges Adams ließ sich nach weiteren großen Reisen um 1829/30 wieder in London nieder. Neben seinen beiden Brüdern stieg nun auch er wieder in die väterliche Kutschenmacherfirma ein.

Der „frühe radikale Feminist"

Das England, in das er zurückkehrte, befand sich in einer Phase des Umbruchs und der politischen Hochspannung. Es war das London des Charles Dickens: Brachliegende Felder, Kuhställe, Dunghaufen und Schuttgruben bestimmten die Vorstädte; Fabriken, Werkstätten, Arbeitersiedlungen, Tavernen und Bäckereien drängten in die ländliche Umgebung Londons und verwandelten ihr Gesicht. Charles Dickens schildert auch den Einbruch der Moderne: 1834 begannen die Arbeiten an der Eisenbahnlinie London-Birmingham und innerhalb weniger Jahre überzog die Eisenbahnwelle London mit Schienen, Bahnhöfen, Maschinenschuppen, Reparaturwerkstätten. Und es war eine Zeit der politischen Umbrüche. 1832 kam, begleitet von gewalttätigen Protesten, der erste Reform Act zustande, der das Wahlrecht für die Mittelklassen erweiterte.

Mitten in diesem Kampf treffen wir wieder auf unseren Helden William Bridges Adams; unter seinem Pseudonym „Junius Redivivus" war er einer der wichtigsten Beiträger des „Monthly Repository" von William Johnston Fox. Fox, Bridges Adams und der bedeutende Philosoph und Nationalökonom John Stuart Mill entwickelten ein umfängliches politisches und gesellschaftliches Reformprogramm: Ausdehnung des Wahlrechts, geheime Wahlen; die Einrichtung eines nationalen Erziehungssystems ohne finanzielle Barrieren und ohne kirchliche Kontrolle; Reform des Zivil- und des Strafrechts, Abschaffung der Todesstrafe; Kirchenreform; Verbesserung der Situation der Armen durch Abschaffung vor allem des Getreidemonopols; Abschaffung von Sklaverei, von Militäraushebung; Reduzierung der Armee. Dieses Programm liest sich wie eine Vorschau der wichtigsten politischen Initiativen der kommenden Jahre und Jahrzehnte.

Der „Monthly Repository" war viel mehr als nur eine politische Bühne, er entwickelte sich zusammen mit Fox radikalem Salon in Craven Hill zu einem Diskussionsforum für Politik und Literatur, Theater und Musik; zu dem illustren Kreis um Fox gehörten neben John Stuart Mill, der durch Fox seine große Lebensliebe Harriet Taylor kennenlernte, der junge Dichter Robert Browning, Schriftstellerinnen, Schauspieler, Künstlerinnen sowie die beiden begabten Mündel des Predigers, Eliza und Sarah Flower, Töchter des Herausgebers des „Cambridge Intelligencer". Auch Charles Dickens wurde von dem Kreis angezogen.

Sarah Flower und ihre ältere Schwester Eliza waren charmant, gebildet und begabt, Sarah dichtete, Eliza komponierte. Sarah wurde vor allem als Autorin zahlreicher Balladen, Gedichte und Hymnen berühmt, darunter der Choral „Nearer, my God to Thee". – Auf der Titanic wurde er übrigens 1912 als letzte Hymne gespielt, bevor das Schiff sank. – Aus gegenseitiger Bewunderung und einer Romanze wurde die große Liebe: William Bridges Adams und Sarah Flower heirateten 1834.

Damit bewegte sich Brigdes Adams im Herzen eines Londoner Gesellschaftsskandals: Sarahs Schwester Eliza Flower und ihr verheirateter Vormund W.J. Fox hatten sich verliebt. Fox verließ ihretwegen seine Familie und lebte nun mit ihr zusammen – platonisch, wie beide sagten. Vor seiner Congregation stellte Fox sein Verhalten in den Kontext seiner feministischen Auffassung von Heirat. Viele seiner unitarischen Kollegen ächteten ihn und sein Kreis wurde zum Inbegriff von Unmoral. Man kritisierte den Ton dieser „freidenkerischen und freizügigen Clique." Denn es bewegten sich ja nicht nur Fox und Eliza Flower auf unkonventionellen Wegen. In seinen Erinnerungen gibt der älteste Sohn von William Bridges Adams einer sicherlich damals weitverbreiteten Ansicht Ausdruck, wenn er schreibt: *„Alle Freunde meines Vaters und meiner Stiefmutter waren Literaten oder Künstler, und sie verhielten sich sehr merkwürdig. W.J. Fox platonisierte mit Miss Flower, Dr. Southwood Smith, auch ein verheirateter Mann, mit der Künstlerin Miss Margaret Gillies, der Autor und Theaterschriftsteller R.H. Horne wiederum mit Mary Gillies, die ihrerseits ein bißchen als Autorin herumprobierte. John (Stuart) Mill … lebte jahrelang mit Mrs. Taylor, der Frau von John Taylor, und nach seinem Tod heiratete er sie .. Miss Helen Taylor … war eine Tochter von Mrs. Taylor und da Mrs. Taylor's Arrangements mit John Mill platonisch waren, vermute ich, daß dies auch die Tochter von John Taylor war … Seltsam genug, meine gute Stiefmutter konnte in diesen seltsamen Vorgängen nichts Falsches sehen, aber alles war falsch an meinem Wunsch, Fische zu fangen. "*

Es ging dem Kreis um Fox und Bridges Adams, und das ist das Besondere, um die Stellung der Frauen in der Öffentlichkeit, in der Welt der Beschäftigung, der Erziehung und Gesetzgebung, aber eben auch um Reformen in der privaten Beziehung zwischen Männern und Frauen. Einige der genannten Paare versuchten neue gemeinsame Wohnmodelle – ein Vorgriff auf die 1968er Jahre. Doch die Zeit war noch lange nicht reif dafür: Für die betreffenden Frauen kam dieses Leben in einer prüden und streng moralischen Gesellschaft einer öffentlichen Entehrung gleich. Wenn man die klugen und begabten Frauen dieser Kreise aber wiederum nur als Opfer männlicher Willkür bedauert, tut man ihnen sicherlich Unrecht.

Bridges Adams, unser Protagonist sah in der Auseinandersetzung mit Wohnen und Haushalt eine der wichtigen Vorbedingungen gesellschaftlicher Reformen; seine Vorschläge sollten die Frauen von der täglichen Hausarbeit entlasten und die Kosten der Haushaltsführung halbieren. In einem ausführlichen Artikel im „Monthly Repository", „Housebuilding and Housekeeping", stellt er sein Konzept vor. Dieser Essay – der vielfach von radikalen Zeitschriften der unitarischen intelligentsia als vorbildlich zitiert wurde –, ist charakteristisch für Bridges Adams, für seine Mischung von sozialer Utopie und technisch visionärer Umsetzung. Darin fehlte nichts, bis hin zur dampfkraftbetriebenen Geschirrspülmaschine, einer Schuhputzmaschine oder einer Kleiderbürstmaschine. Er schrieb: *„In einer Gemeinschaft, in der Verstand und Wissen aller gleich sind, wird niemand gerne Dienstbote sein … Die Überfülle an untergeordneten Leuten, die man zur Zeit finden kann, um häusliche Dienstbotenarbeit zu verrichten, ist ein Hemmnis für den Erfindungsgeist. "* „Social living" sollte hier Abhilfe schaffen. „Social living" bedeutete für ihn jedoch doch mehr als nur einen ökonomisch zweckmäßigen Zusammenschluss: *„Wie es um die Gesellschaft zur Zeit bestellt ist, kann der intellektuelle Austausch nur mit einem großen Aufwand an Zeit, Mühe und Geld aufrechterhalten werden … Wenn es leicht* *zu haben wäre, dann könnten diejenigen, die sich schätzen, zu verschiedenen Zeiten am Tag zusammenkommen und ihren Verstand im Gespräch schärfen."*

Die Verbindung von Privatheit und Gemeinschaft, von unternehmerischer Initiative, technisch höchst fortschrittlicher Einrichtung und gesellschaftlichen Anliegen, wie sie in diesem Projekt zum Ausdruck kommt, findet sich bei Bridges Adams an vielen Stellen. Es fällt auch seine unerschöpfliche praktische Phantasie auf, die ein Problem wie das Geschirrspülen oder Schuheputzen mittels Maschinen sofort bis in technische Details zu durchdringen versucht.

Bridges Adams schrieb insgesamt fast dreihundert Seiten im Monthly Repository. John Stuart Mill bestätigte ihm hohe Originalität. Dieses Lob adelt ihn und hebt ihn aus der Anonymität. Und Mill konnte 1833 den zweiten Teil von Bridges Adams Originalität noch gar nicht kennen. Denn Bridges Adams war keineswegs nur „homme de lettre" und Sozialreformer; er war auch Techniker, Ingenieur, Erfinder, eben ein Mann „mit praktischer Erfahrung". Dieses „zweite Leben" lief neben dem anderen her. Als der Kreis um Fox Ende der 1830er Jahre immer mehr auseinanderdriftete und auch der Monthly Repository aus Fox' Händen glitt, wuchs für Bridges Adams die Bedeutung dieser zweiten Lebensleidenschaft. Viele seiner Artikel aus den späteren Jahren weisen weit in die Zukunft.

Kutschenbau und Eisenbahn

Als sein Vater 1836 starb, übernahm Bridges Adams zusammen mit seinem jüngeren Bruder Samuel die Firma. Er entwickelte ein sehr erfolgreiches neues Kutschenmodell, die „Equirotal Droitzschka" und veröffentlichte 1837 ein Buch über „English Pleasure Carriages", das 1971 unverändert nachgedruckt wurde. Das Besondere: Der Straßenverkehr wird hier vor dem Hintergrund der Eisenbahnentwicklung behandelt. Noch ging es jedoch um Kutschen. Da Kutschen Luxus waren – sie kosteten zwischen 400 und 650 Guineas -, konnten sie sich nur reiche Leute leisten. In Adams angesehener Firma in Long Acre kauften daher die Spitzen der englischen Gesellschaft: Wir treffen den Duke of Wellington, der sich nach dem Prinzip des equirotalen Systems 1841 eine Spezialkutsche bauen lässt, mit der er bis zu seinem Tode täglich fährt, den Duke of Portland, den Marquis of Stafford, Mr. Asheton Smith und andere Adelige. Die Kutsche des Duke of Wellington konnte in rund einer Minute in zwei zerlegt werden: War die ganze Kutsche ein Zweispänner, so war die kleinere Version als Einspänner zu benutzen. Auch der Duke of Portland erhält eine Spezialanfertigung.

Bridges Adams fehlen jedoch die entscheidenden Merkmale eines harten Geschäftsmannes, der Sinn für Profit, die ökonomische Strategie. Er bleibt ein Schöngeist, ein Erfinder. Der Sohn William Alexander, der bald auch Partner in des Vaters Geschäften wurde, schreibt: *„Mein Vater war zu allen Zeiten ein großer Plänemacher (schemer), und da Plan um Plan durch seinen klugen Kopf floss, war er immer zufrieden in dem Gedanken, dass das Vermögen innerhalb der nächsten sechs Monate kommen würde … Etliche der Pläne meines Vaters waren originell und verdienstvoll, aber er schien nicht die Fähigkeit zu haben, sie in praktische Ergebnisse umzusetzen und seine Liebe zum Plänemachen war so groß, dass ich sicher bin, hätte ihm ein gelungener Plan 10.000*

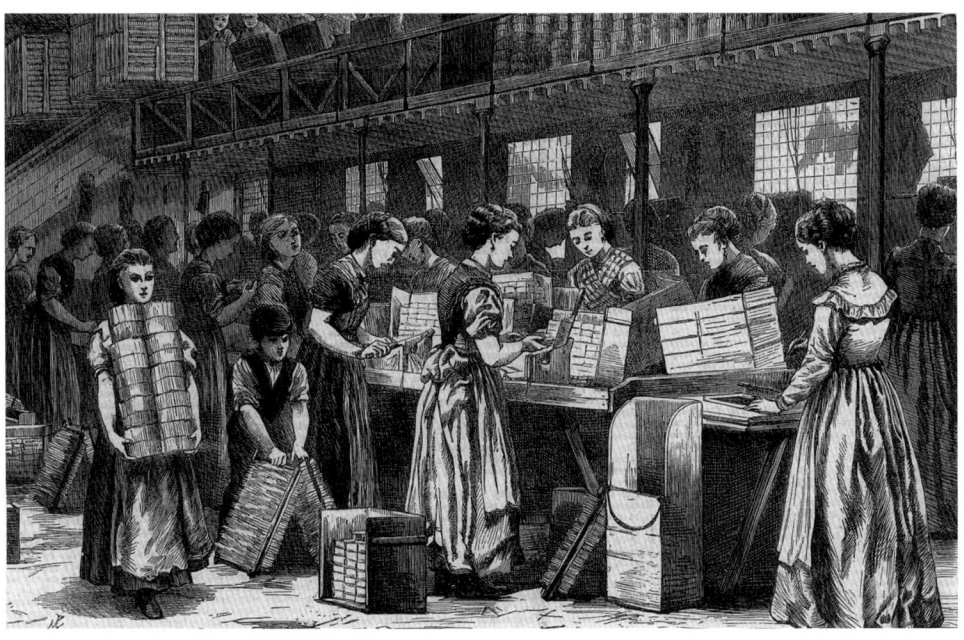

W. Bridges Adams

ENGLISH PLEASURE CARRIAGES

with an Introduction by Jack Simmons

◁ William Bridges Adams, English Pleasure Carriages. Hopes Vater William Bridges Adams, von Beruf Kutschenbauer, schrieb 1848 ein Buch über englische Kutschen, das 1971 nachgedruckt wurde. Es ist die einzige Publikation, in der bekannte Kutschentypen wie Phaeton, Karriol oder Barutsche auch mit technischen Zeichnungen abgebildet werden.

△ In die Räume der Eisenbahnfabrik von William Bridges Adams, die Fairfield Works in Bow, zog nach Adams Konkurs die später weltgrößte Streichholzfabrik ein, Bryant & May. Im Bild Mädchen, Frauen und Kinder bei der Arbeit im Jahr 1871. Hier begann mit dem „match girl strike" 1888 die Suffragetten-Bewegung. Stich aus „The New Illustrated London News", 1871.

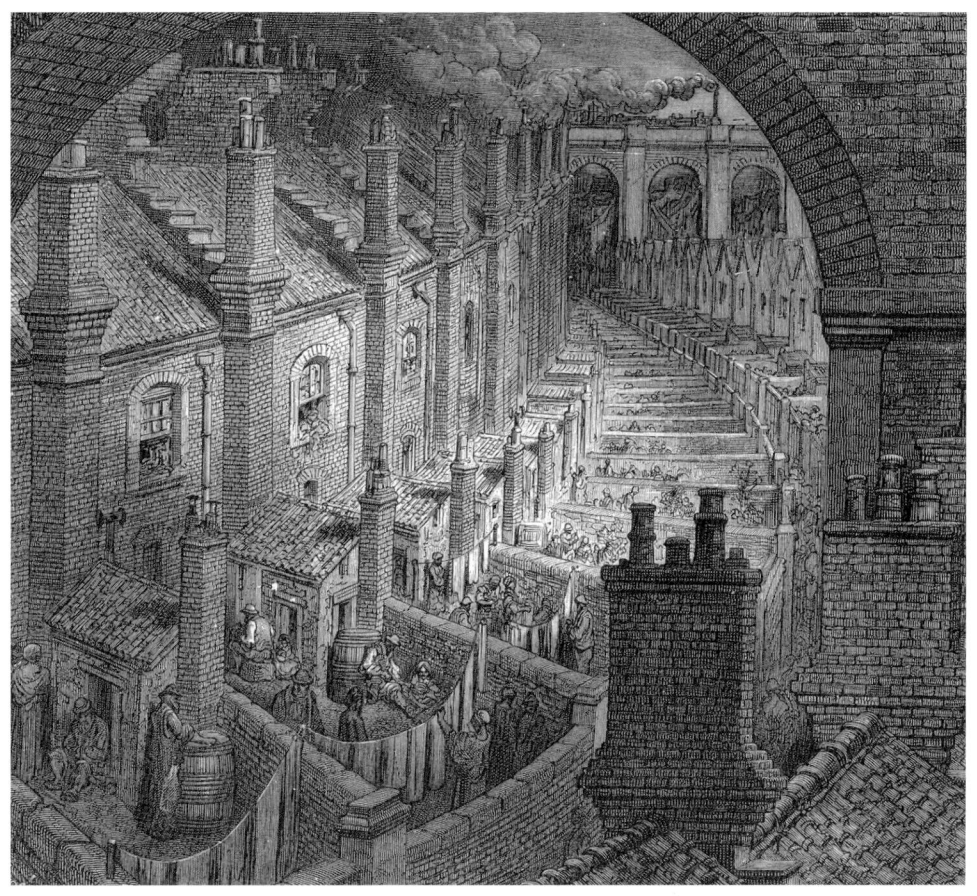

△ „*Über London – mit dem Zug*". Blick auf das London, in dem Hope Bridges Adams auf-wuchs. Stich von Adolphe Francois Pannemaker, 1872.

Pfund im Jahr eingebracht, hätte er keinen Moment gezögert, an etwas anderem zu arbeiten, selbst wenn dadurch der ganze Erfolg des Vorhergehenden verloren gegangen wäre."

Schon bald ging es nicht mehr nur um Kutschen: So ließ sich Bridges Adams „Bogenfedern" patentieren, die sich auch für Eisenbahnwaggons bewährten. Diese spezielle Federung wurde auch in der deutschen Eisenbahnlinie Hamburg-Bergedorf und in etlichen anderen deutschen Linien verwendet. Da die Eisenbahn boomte, lösten die Brüder Adams die Kutschenmacherfirma auf und Bridges Adams stieg endgültig in das Eisenbahngeschäft ein, das ihn den Rest seines Lebens nicht mehr loslassen sollte. Zum Bedauern seines praktischer veranlagten Sohnes war er jedoch zu wenig Geschäftsmann, um auf dem Kontinent einen Agenten zu beschäftigen, zu reisen und das Geschäft zu vergrößern.

Zunächst errichtete er eine große Maschinenfabrik in Bow, East London. Wiederum verband er mit dieser Gründung programmatische Ideen: Er war der Überzeugung, dass Arbeiter vom industriellen Fortschritt profitieren, nicht unter ihm leiden sollten. Daher stattete er seine Fabrik mit Schulen, Bibliotheken und Lesesälen aus und gründete eine Versorgungskasse. In unitarischen Kreisen wurden diese Konzepte viel diskutiert und galten als vorbildlich; der höchst einflussreiche Schriftsteller Thomas Carlyle und andere kamen, um sich das Musterprojekt anzusehen.

Wir sehen in diesen Jahren Bridges Adams als etablierten Fabrikbesitzer, der im Eisenbahngeschäft trotz großer Konkurrenz an vorderster Front mitwirkt. Privat sind es schwierige Jahre: Eliza Flower erkrankt an Tuberkulose und wird von Sarah Adams aufopfernd gepflegt; Eliza stirbt 1847, Sarah, die sich angesteckt hat, ein Jahr später. Bridges Adams ist wieder Witwer. Er hat eine Frau verloren, die für ihn eine kongeniale Lebenspartnerin gewesen war, eine Frau mit wenig praktischem Sinn, dafür umso mehr Herzenswärme, unkonventionellem Geist und sensibler literarischer Begabung.

Doch in diesen Jahren gelingt Bridges Adams auch seine wichtigste Erfindung. Nach Federungen, Radaufhängungen und Bremsen ging es ihm nun um die Gleisverbindung: Da das Material der Schienen sich im Sommer und Winter unterschiedlich ausdehnte, erfand er eine spezielle seitliche „schwebende Stoßverbindung", die diese Unterschiede ausgleichen konnte. Dieser fish joint, den er 1847 patentierte, blieb durch das ganze 19. Jahrhundert die Basis der Verbindung von Eisenbahnschienen.

Bridges Adams konnte aber wieder einmal keinen Profit daraus ziehen: Durch geschäftliche Manipulationen, die er nicht zu verantworten hatte, ging seine Firma 1850 Bankrott; auch das Patent für den fish joint glitt aus seinen Händen: Er hatte es seinem Bruder Charles als Sicherheit für Schulden übergeben müssen und dieser verkaufte es für 2500 Pfund weiter. Mit nun 53 Jahren war er an einem Tiefpunkt seiner Karriere angekommen: Die Firma des Vaters und die eigene gab es nicht mehr, seine geliebte zweite Frau war tot und auch seine bahnbrechende Erfindung war für ihn verloren.

Doch Bridges Adams gab nicht auf. In Nachrufen wird das Verantwortungsgefühl gelobt, mit dem er alle Schulden auf sich nahm. Es bleibt unklar, von was er in den folgenden 22 Lebensjahren seinen Unterhalt bestritt; am Ende seines Lebens hatte er jedenfalls gerade noch 1000 Pfund zu vererben. Etwas brachten ihm wohl auch seine weiteren über dreißig

▷ Brief der 16-jährigen Hope Adams an den Holzschneider William Linton zum Tod ihres Vaters: „*Broadstairs, 23. Juli 72. Lieber Willie, sie werden mit uns fühlen. Papa ist uns genommen worden. Er starb heute um etwa 1.30 Uhr an einem Tumor. Unser Bruder Willie ist bei uns. Herzlich Ihre Hope B. Adams.*"

MS 1698/103

Cuthbert House.
Broadstairs.
July 20/72

Dear Willie
    You will sym-
-pathise with us. Papa
has been taken away.
He died today, about 1 1/2.
of a tumour. Our brother
Willie is with us.
Your affectionate
    Hope B. adams.

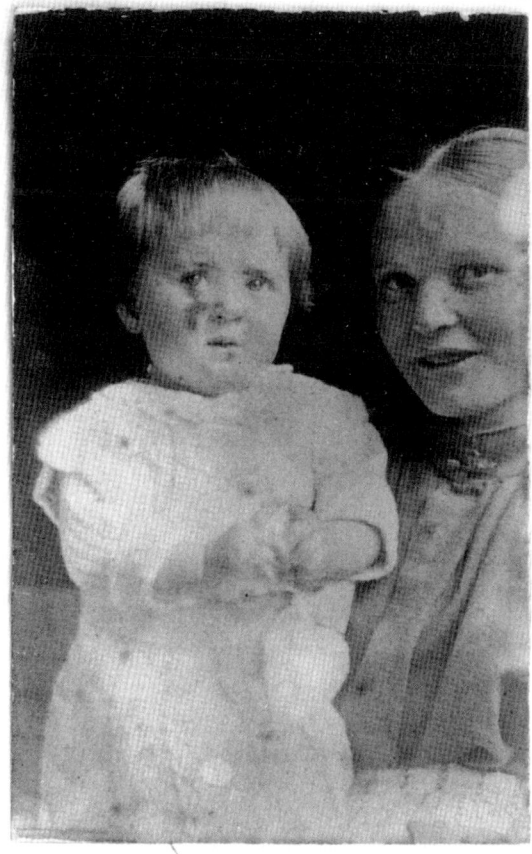

◁ „*Hope and her sister Mary*". Auf diesem einzigen überlieferten Jugendfoto von Hope, das von einer Enkelin aus Montevideo stammt, ist Hope rechts zu sehen. Es ist nicht bekannt, dass es eine kleine Schwester gegeben hätte.

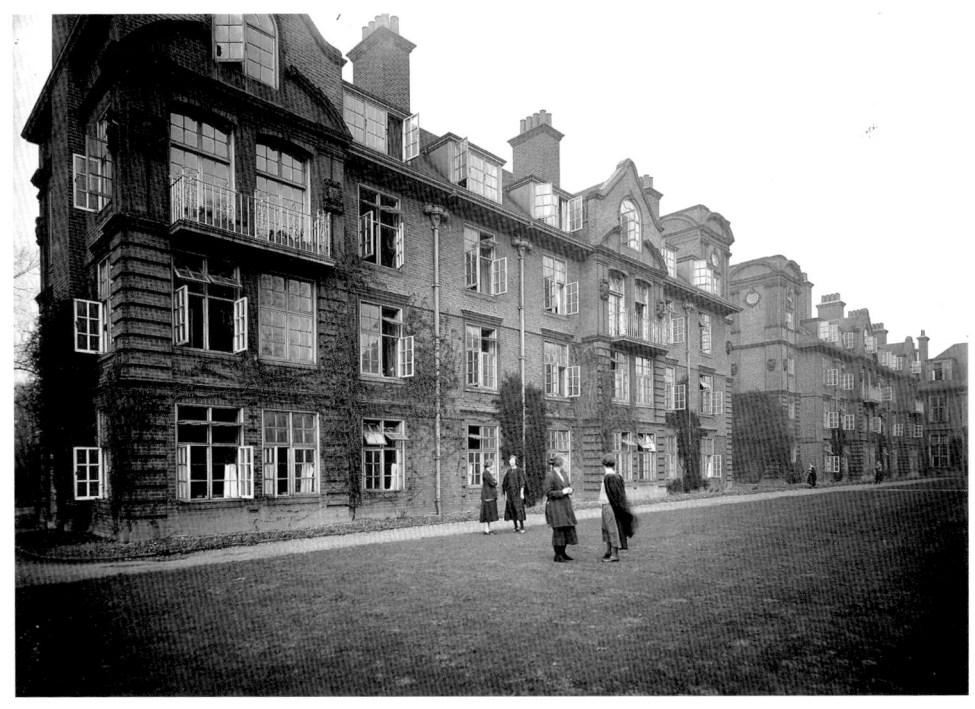

△ Bedford College in London, in dem Hope zwischen 1870 und 1873 studierte, undatiert.

Patente ein, doch er schaffte es nicht, sie wirklich gewinnbringend zu vermarkten. In diesem letzten Lebensdrittel sehen wir William Bridges Adams in der Welt der wissenschaftlichen Gesellschaften, in denen er regelmäßig verkehrte und seine technischen Erfindungen und zukunftsweisenden Projekte diskutierte. Sie lesen sich teilweise wie „science fiction": Er besaß eine unerschöpfliche kreative Phantasie, die weit über rein Technisches hinausging. Allein in dem „Journal of the Royal Society of Arts" publizierte er in diesen Jahren über siebzig Beiträge. So schrieb er 1855 über ein Fitnessstudio für Frauen, im Sinne eines antiken „Gymnasiums", kombiniert mit einem Bildungsinstitut, und – aufbauend auf Justus Liebig – über chemische Kläranlagen für Abwässer in den großen Städten. 1857 beschäftigten ihn die Ursachen der Langlebigkeit in den USA. 1865 schlug er begrünte, teilweise als Wintergärten genutzte Flachdächer vor, um das Londoner Stadtklima zu verbessern. Er arbeitete diese Vorschläge mit genauen technischen Details aus.

Auch an dem berühmten Kristallpalast der Weltausstellung von 1851 hatte er offenbar maßgeblichen Anteil: Auf seinem Artikel vom April 1850 basierten die Pläne, die Sir Joseph Paxton zeichnete und im Juli 1850 zu aller Überraschung präsentierte. Bridges Adams wirkte in den 1850er Jahren aktiv an der Einführung der Tramway in England mit, der er mit Recht eine große Zukunft voraussagte. In seinem Buch „Roads and Rails" von 1864 zeigte er sich als weitsichtiger Planer, der immer betonte, Straße und Schiene müssten sich gegenseitig entlasten und ergänzen. Kurz vor seinem Tod experimentierte er noch mit Planungen für das, was einmal das Auto werden würde. Sein Interesse an allen sozialen und hygienischen Fragen seiner Zeit blieb ebenfalls bestehen und er stand in engem Kontakt zu englischen Sozial- und Gesundheitsreformern.

In den fünfziger Jahren hatte William Bridges Adams ein drittes Mal eine Familie gegründet. 1853 wurde der Sohn Walter geboren, 1855 die Tochter Hope, an deren Erziehung der Vater regen Anteil nahm. William Bridges Adams starb am 23 Juli 1872 mit 75 Jahren; er erhielt schmeichelhafte Nachrufe, die seine Bedeutung würdigten.

Dem berühmten Holzschneider, Reformer und Autor William James Linton, einem engen Freund William Bridges Adams aus dem Zirkel um Fox und den „Monthly Repository", schrieb die 16-jährige Hope Bridges Adams nach dem Tod des Vaters: „Broadstairs 23. Juli 72. Lieber Willie, Sie werden mit uns fühlen. Papa ist uns genommen worden. Er starb heute um 1 ½ Uhr an einem Tumor. Unser Bruder William ist bei uns. Mit herzlichen Grüßen Hope B. Adams." Hope, die jüngste Tochter, besaß vielfach eine ebenso visionäre Kraft wie ihr Vater und in ihr lebte seine kreative Phantasie weiter.

Hope Bridges Adams – begabte Tochter ihres Vaters

Die Familie lebte in London. Von ihrem 15. bis zum 18. Lebensjahr, 1870 bis 1873, besuchte Hope Bridges Adams das Bedford College in London, ein College, das mit Unterstützung eines der Freunde ihres Vaters 1849 für die Ausbildung von Frauen gegründet worden war. Um die Mitte des 19. Jahrhunderts waren im englischen Bildungswesen mit Hilfe der Reformbewegung eine Reihe neuer Universitäten, Colleges und Bildungsinstitutionen für das Bürgertum entstanden, die dem Frauenstudium weniger Hindernisse in den Weg legten als die Eliteuniversitäten Oxford oder Cambridge. Dazu gehörte Bedford College.

Unterrichtet wurde Hope im ersten Semester in Alter Geschichte, Mathematik, Geografie, Englischer Literatur, Französisch, Latein, Musik und Zeichnen. Besonderen Eindruck machten ihr drei ihrer Lehrer; so schrieb sie dreißig Jahre später in der Zeitschrift des Bedford College: Mr. Hales, der Literaturprofessor, habe es verstanden, in allerkürzester Zeit die Geheimnisse der Grammatik verständlich zu machen. Der Lateinlehrer, Mr. Beesly, wird von ihr weniger wegen seines Unterrichts erwähnt, sondern wegen seiner öffentlichen Verteidigung der Pariser Commune: *„Er weckte unser revolutionäres Blut ... Zumindest erkannten wir schemenhaft die Existenz politischer und ökonomischer Umstände, von denen wir vorher nicht einmal geträumt hatten und diejenigen unter uns, die heute noch am 18. März einen der heldenhaftesten Kämpfe der modernen Emanzipationsgeschichte feiern, erinnern sich, dass wir Mr. Beesley unsere erste Erweckung verdanken. "*

Den tiefsten Eindruck empfing sie jedoch von Samuel Rawson Gardiner, Oxford-Absolvent, Professor für Moderne Geschichte sowohl am King's wie am Bedford College. Er wird von ihr als weder besonders pädagogisch noch als revolutionär beschrieben; er hatte wohl eher einen Hang, die Geschichte auf Handlungen „großer Männer" zurückzuführen und dabei wirtschaftliche Faktoren zu vernachlässigen, wie die kritische Schülerin dreißig Jahre später anmerkte. Und doch schreibt sie, „Dankbarkeit" sei ein zu kleines Wort, um sein Wirken zu ehren. Sie nennt drei Beispiele für seine Haltung, die gleichzeitig ein helles Licht auf die Schreiberin selbst werfen. Zu den Preußen in der Schlacht von Waterloo bemerkte Gardiner: *„Sie glaubten an die Pflicht der Unbesiegbarkeit".* Dazu Hope: *„Diese Worte ... repräsentieren etwas, das man besser tut als darüber spricht, und das doch, wenn getan, so gut ist, dass es die gesamte Pflicht der Menschheit summiert".* Das zweite Beispiel, an das sie erinnert, kam aus der Antike; es ging um den Moment, als in Rom die Niederlage von Cannae mit den Worten verkündet wurde: „Wir sind in einer großen Schlacht geschlagen worden" – eindeutig, ohne feiges Ausweichen vor der bitteren Wahrheit. Hopes Kommentar: *„Ich vermute, dass ich nicht die einzige seiner Klasse bin, die seitdem die Gelegenheit hatte zu sagen: Ich bin in einer Schlacht – sei sie groß oder klein – geschlagen worden, im Bewusstsein, dass offenes Eingeständnis die Garantie dafür enthält, dass Abhilfe geschaffen werden kann. "* Das dritte Beispiel bezog sich auf Alfred den Großen (einen angelsächsischen König des neunten Jahrhunderts), dessen Größe darin bestand, dass ihn keine Arbeit erniedrigte, *„er war groß genug, um kleine Dinge wichtig zu nehmen, groß genug, die Grenzen zwischen möglichen und unmöglichen Dingen zu erkennen, groß genug sich selbst für andere zu verströmen, ein lebendiges Beispiel für das Gebot: ‚Lasst ihn, der der Größte unter Euch ist, den Diener aller sein.'"*

„Er erweckte unser ethisches Empfinden. Er brachte uns bei, auf Geschichte als auf etwas zu blicken, das vom Willen, der Güte, den sozialen Instinkten und der intellektuellen Entwicklung derer bestimmt werden kann, die in einer Epoche leben. "

In diesen Kommentaren zu ihren Lehrern wird vieles von den Idealen und Lebensmaximen der erwachsenen Hope Adams sichtbar. Die englische Collegeausbildung war also neben ihrem familiären Hintergrund und der vermutlich höchst unorthodoxen Erziehung durch den Vater sicherlich ein wichtiger Baustein ihrer Entwicklung. Sie hatte erfahren, dass sie eine komplizierte Struktur wie die der Grammatik erfassen konnte, sie war für die Anliegen des Sozialismus und für ethische Fragen von Selbstdisziplin, Mut zur Offenheit auch in der Niederlage, von Größe durch Dienst an der Sache und am Menschen erweckt worden. Als Hope das Bedford College als 18-Jährige verließ, waren wichtige Lebensvorstellungen bei ihr geprägt.

Der Weg nach Deutschland, der Weg zum Studium

Nach dem Tod des Vaters waren Hope und ihre Familie von der Gnade des sehr viel älteren Halbbruders William Alexander Adams abhängig, der mit seinem Vater lebenslang in Zwiespalt und Konkurrenz gelebt hatte. Er war offenbar durchaus schadenfroh, dass jetzt seines Vaters Witwe von ihm abhing. Dies dürfte den Entschluss von Ellen Adams, andere Wege zu beschreiten, beschleunigt haben. Die beiden Frauen verließen 1873 England, um sich in Dresden niederzulassen. Zwischen 1875 und 1879 lebte Ellen Adams als „Rentiere" in der Dresdner Mathildenstraße 53/III; das war eine sehr gute Wohngegend. Vielleicht steckte hinter der schnellen Abreise der Frauen nach Dresden auch noch mehr: Laut Familienüberlieferung liebte Hope einen „Vetter", den sie aufgrund der engen Verwandtschaft glaubte nicht heiraten zu dürfen. Es könnte sich dabei um einen der fünf Söhne ihres Halbbruders gehandelt haben, meist etwas älter als Hope. Dieser Ingenieur und Geschäftsmann war sicherlich nicht daran interessiert, dass seine mittellose Halbschwester in die Familie einheirate. Der Kontinent war bei solchen Affären traditionell in England ein beliebter Verbannungsort.

In Dresden verbesserte Hope ihr Deutsch und erweiterte ihr Wissen. Es war für englische Frauen nicht unüblich, an einer deutschen Schule Englisch zu unterrichten und dabei gleichzeitig Deutsch zu lernen. Der Beruf der Lehrerin galt überdies in diesen Jahren immer noch als der wichtigste gesellschaftlich akzeptierte Frauenberuf, den gebildete, aber mittellose Frauen ergreifen konnten. Vielleicht hatte auch ihre Familie diesen Weg für das junge Mädchen im Kopf, als Mutter und Tochter nach Dresden zogen. Sie selbst engagierte sich lebenslang für Erziehung und Schulreform. Auch ihr Bruder Walter, zwei Jahre älter als Hope, wurde „Tutor", also Privatlehrer, in Harrow, einer der wichtigsten Knabenschulen in England.

Doch es kam anders: Zum Wintersemester 1876/77 schrieb sie sich an der Universität Leipzig als Gasthörerin in Medizin ein. Wie es dazu kam, wer sie ermutigte und ihr das Studium bezahlte, bleibt unklar. Möglicherweise hatte der englische Verleger Alexander McMillan, ein bekannter Förderer der Ausbildung für Frauen, eingegriffen? Auch die Zeitschrift der „Society of Civil Engeneering" hatte nach William Bridges Adams Tod zur Unterstützung für seine Familie aufgerufen. Oder war es Frances Lord, die Hope zum Studium ermutigte? Frances Lord war eine der bemerkenswerten Londoner Schulvorsteherinnen und Sozialarbeiterinnen der siebziger und achtziger Jahre und Hope erwähnte deren Anteilnahme an ihrem Studienentschluss in einem Brief. Hope Adams stammte aus einer Familie von Ingenieuren und Technikern. Ihr Vater verfügte über Erfindungsgeist, soziales Engagement und publizistische Fähigkeiten. So mag ihr die Medizin letztlich als das bessere Feld erschienen sein, um ihre große menschliche Hilfsbereitschaft und ihre noch unklaren sozialen Anliegen praktisch umzusetzen, Erkenntnis und Handeln zu verbinden.

Die tieferen Ursachen sind jedoch sicherlich in ihrem radikal reformfreudigen und emanzipationsbejahenden familiären Umfeld zu suchen. Auch ihr Bruder Walter heiratete eine Frau, deren Wirken in der Öffentlichkeit Aufsehen erregte: Mary Bridges Adams war frühes Mitglied der „Fabian Society" und eine wichtige englische Schulreformerin. Es zeigen sich in Hope Adams späteren Schriften immer wieder Parallelen zu englischen Reformkonzepten, so z.B. zu denen des englischen Sozialisten und Industriellen Robert Owen, der auch zum Bekanntenkreis ihres Vaters gehört hatte. Es ist überdies nicht ausgeschlossen, dass in den reformerischen Kreisen von Hopes Vater William Bridges Adams die erste englische Ärztin, Elizabeth Garrett, oder die ersten amerikanischen Ärztinnen bei Besuchen in London verkehrten. Mit deren Bruder Edmund war sie später gut befreundet. Es gab auch Berührungspunkte zwischen den mit Hope Adams Vater gut vertrauten unitarischen Frauenrechtlerinnen und Sophia Jex-Blake, die letztlich in England das Frauenmedizinstudium durchsetzte. Hier könnten also weibliche Vorbilder eine Rolle gespielt haben.

Selbstverständlich oder naheliegend war der Schritt zum Medizinstudium keineswegs: Unter den Leipziger Gasthörerinnen dieser Jahre gab es außer Hope Adams nur noch eine einzige weitere Medizinerin. Vielleicht hatte Hope diese Marie Oertel aus Odessa, die ab dem Wintersemester 1875/76 in Leipzig Medizin hörte, auch bereits früher kennengelernt; jedenfalls bezog sie am Beginn ihres Studiums ein Untermietzimmer unmittelbar neben dem, das Marie Oertel schon seit einem Jahr bewohnte. Ab Winter 1878/79 wich Marie nach Bern aus, um dort weiter zu studieren.

Nach Zürich und Bern gingen eigentlich alle die Frauen, denen in ihren eigenen Ländern das Studium untersagt war. Dort standen die offiziellen Stellen dem Frauenstudium offen gegenüber. Dazu ein Briefwechsel zwischen dem Dekan der medizinischen Fakultät in Bern und dem Berner Erziehungsdirektor, im Juli 1868: *„Hochgeehrter Herr. Es hat in diesen Tagen eine Dame aus Deutschland sich zur Immatriculation an der Hochschule gemeldet. Dieselbe gedenkt in die medizinische Facultät einzutreten. Ich bitte Sie deshalb um Anweisung, ob einem derartigen Gesuche auf Grundlage des Hochschulgesetzes zu entsprechen sei oder nicht. "„Auf Ihre Anfrage … erwidere ich Ihnen …, daß ich gegen die verlangte Immatriculation einer Dame … nichts einzuwenden habe. "* Auch die Wege in der Stadt schienen den Studentinnen angenehm. Käthe Schirrmacher schreibt: *„Oft wurde es spät, aber das konnte uns wenig kümmern, gingen wir doch auch nachts unseren Weg nach Hause mit eben dem Gefühl des Hausrechts wie am Tage, denn das gehetzte Hinschießen, das weibliche Wesen gemeinhin befällt, sowie es dunkel auf den Straßen ist, dies Gefühl der Unsicherheit, das kennt die Züricher Studentin nicht. "* Dennoch blieb Hope Bridges Adams vielleicht auch aus finanziellen Gründen zum Studium in Leipzig.

„Man denke sich nur die junge Dame im Seziersaal ...“
Argumente gegen das Frauenstudium

Es gab viele Argumente gegen Frauen in der Medizin: Sie waren angeblich unfähig zu schnellen Entscheidungen, physisch und geistig den Männern weit unterlegen und durch ein Medizinstudium in ihrem Schamgefühl tief zu verletzen. In diesem Sinne äußerte sich Johannes Orth, Pathologe aus Berlin, in einer Sammlung von Stellungnahmen über die akademische Frau, die Arthur Kirchoff 1897, also noch mehr als zwanzig Jahre nach Hopes Studienbeginn, herausgab: *„Man denke sich nur die junge Dame im Seziersaal mit Messer und Pincette vor der gänzlich entblößten männlichen Leiche sitzen und Muskeln und Gefäße und Nerven oder Eingeweide präparieren, man denke sie sich die Leichenöffnung eines Mannes oder einer Frau machen und zur notwendigen Aufklärung der Krankheitserscheinungen die Beckenorgane mit allem was dazu gehört untersuchen ... man berücksichtige, daß das alles in Gegenwart der männlichen Studenten vor sich geht, daß die männlichen wie die weiblichen in der ersten Zeit der Mannbarkeit stehen, wo die Erregung der Sinnlichkeit ganz besonders leicht und gefahrvoll ist, - man stelle sich das einmal so recht lebhaft vor und dann sage man, ob man junge weibliche Angehörige der eigenen Familie in solchen Verhältnissen sehen möchte! Ich sage nein und abermals nein!“* Die aufgeklärte Frau, die ohne Scheu und Scham auch über den nackten männlichen Körper verfügte, widersprach diametral dem bürgerlichen Frauenbild und weckte überdies tief sitzende männliche Ängste.

Die Diskussionen um das Medizinstudium und um die Berufsausübung durch weibliche Ärzte, mit der sich Hope Adams lebenslang teils aktiv, teils passiv auseinandersetzen musste, zeigten deutlich eine Polarisierung: Krankenpflege galt als biologische Pflicht der Frauen, die Behandlung erwachsener Kranker dagegen sollte durch den Arzt erfolgen. *„Die Frau eignet sich vorzüglich zur Krankenpflegerin, zur Heilgehilfin, zur Hebamme; daß sie aber den Bildungsgang des Arztes durchmachen und voll und ganz ein practischer Arzt sein kann, und zwar nicht nur in Ausnahmefällen, das hat die Erfahrung bislang nicht erwiesen“*, hieß es noch 1898 in einem Ärzteblatt. Und, ein Jahr später: *„Es wird kaum geleugnet werden können, daß von dem heutigen Geschlechte junger Mädchen aller Stände nur eine verschwindende Mindestzahl den Anstrengungen - nicht einmal des ernsten Studiums, keineswegs den Strapazen ärztlicher Praxis - gewachsen sein wird.“*

Hope Adams nahm in ihren späteren Schriften dieses Argument sehr ernst. Es bildete einen der Ausgangspunkte ihres Plädoyers gegen Korsett und langen Frauenrock, für Frauensport, Radfahren und tägliche Spaziergänge. Sie selbst hatte in England viel freier heranwachsen dürfen als ihre deutschen Geschlechtsgenossinnen. Auch andere Engländerinnen stellten vor allem im Bereich der körperlichen sportlichen Betätigung einen großen Unterschied zur deutschen Mädchenerziehung fest.

Doch es ging nicht nur um körperliches Training. Theodor Bischoff führte 1872 das geringere Gehirngewicht der Frauen gegen ihre Studienbestrebungen an und Paul Möbius konstatierte den angeblichen „physiologischen Schwachsinn des Weibes“. Dr. phil. und Dr. med. G. Buschan schrieb 1896 im Ärztlichen Vereinsblatt: *„Die Entscheidung der Frage der Zulassung der Frauen zum medizinischen Beruf hängt meines Erachtens in erster Linie von der Beantwor-*

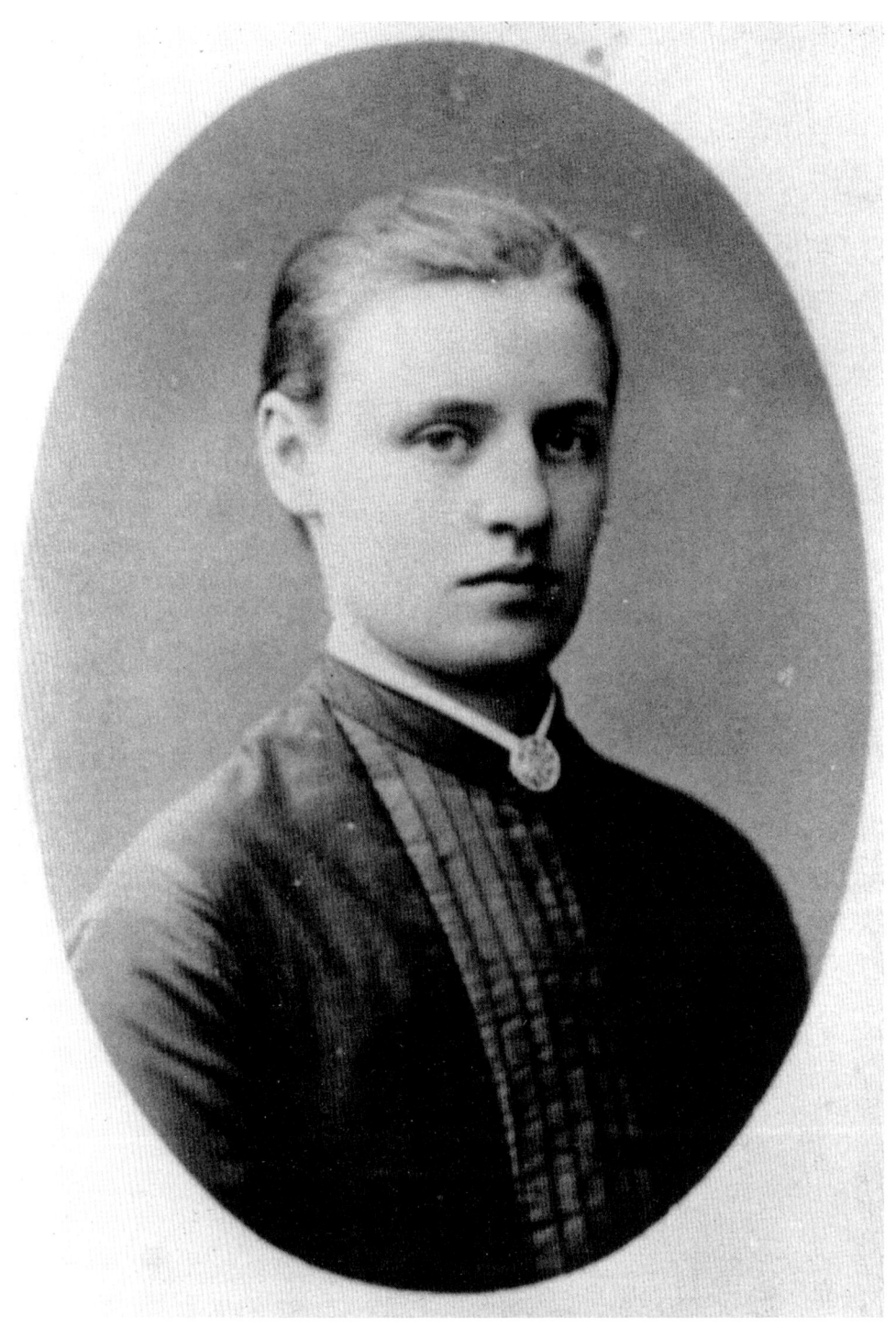

△ Hope Bridges Adams als Studentin in Leipzig, undatiert.

"Warum weist ihr uns immer auf die Natur und habt doch selbst so wenig Vertrauen zu ihr? Ihr dürft ohne Sorge sein. Wir werden nicht aufhören, euch zu lieben, wir werden nicht aufhören, Kinder zu gebären, Kinder zu säugen, Kinder zu erziehen. Wir werden auch nicht aufhören, mit Mann und Kind ein Heim zu begehren ... Der Kleinbürger, in seiner ganz richtigen Wertschätzung dieser Urgesetze ..., in seiner Unfähigkeit, sich einen besser organisierten Betrieb als den heutigen vorzustellen, in seinem mangelhaften Verständnis des weiblichen Geistes, und in dem eng umgrenzten Egoismus, der ihm verbietet, im Weib etwas anderes als eine Dienerin zu sehen, kommt unvermeidlich zu dem Schluß, daß die Frau von der Natur auf Haus- und Kinderpflege in alle Ewigkeit angewiesen ist. Mit einem Körnchen mehr Intelligenz würde er ... begreifen, daß die reife Frau nicht anders denkt und handelt als der reife Mann, daß die Unterschiede zwischen den Geschlechtern Erziehungsunterschiede sind; daß der Frau derselbe Drang innewohnt, wie dem Mann, nach Tätigkeit, nach Freiheit, nach neuen Bahnen, nach Ausleben des eigenen Wesens, nach Mitarbeit an der Lösung der Welträtsel. "

Hope Bridges Adams Lehmann

tung der Frage ab, ob die Frau vermöge ihrer geistigen Disposition dem wissenschaftlichen Berufe überhaupt gewachsen ist, mit anderen Worten, ob ihre Hirnbeschaffenheit durchschnittliche Leistungen voraussetzen läßt, wie wir sie beim Manne zu finden gewohnt sind ... Vorliebe für's Kurieren haben die Frauen von jeher an den Tag gelegt, und ein jeder Kollege weiß aus der Praxis sicherlich manches Liedchen davon zu singen; allein die wahre Heilkunst ist bisher, Gott sei es gedankt, immer nur ein heiliges Privilegium der Männer geblieben." Wo nicht unmittelbar auf die Physis der Frau Bezug genommen wurde, erschien zumindest die schillernde Formel „der weiblichen Natur gemäß", die eine scheinbar biologische und eine de facto gesellschaftlich bestimmte Dimension enthielt. Sie erwies sich als äußerst dehnbar und vielfach einsetzbar. Deshalb bemühte sich Hope Adams in ihren Schriften später immer wieder darum, eben diese scheinbar wissenschaftliche, biologische Argumentation zu entkräften und in ihren sozialen Einbindungen sichtbar zu machen.

Ein anderer Argumentationsstrang gegen das Medizinstudium für Frauen rankte sich um die Veränderungen, die man bei den Frauen selbst befürchtete; ungeschönt wurde die Männerperspektive formuliert. Der Arztberuf, so die Besorgnis der Kritiker, vermännliche die Frauen. Es „eignet sich nun einmal die Fülle von unangenehmen, widerlichen Situationen, welche dem Arzt nicht erspart bleiben, nicht für die Frau; sie kann sie aushalten, aber sie werden auf ihren Charakter einwirken müssen ... sie werden aus der Frau den Mann machen, das Weib wird zurücktreten. Das mag von den verhärtetsten Frauenrechtlerinnen vielleicht als Vorteil angesehen werden, von denen, welchen an der Erhaltung der Eigenschaften gelegen ist, welche die Frau charakterisieren und auszeichnen, die wir an ihr suchen und finden wollen, nicht." Eigenschaften wie Entschlossenheit, Selbständigkeit oder Ausdauer waren so eng mit der Vorstellung von Männlichkeit verbunden, dass eine Frau durch sie als „vermännlicht" galt.

Auch hiergegen stellte sich Hope in ihren späteren Schriften, sie sah in Frauenbildung eben die Möglichkeit, Frau und Mann einander näher zu bringen. Sie wollte Frauen nicht ihrer Weiblichkeit entkleiden, diese im Gegenteil fördern und entwickeln. Doch viele Studentinnen, so auch Hope, gaben dem Vorurteil der „Vermännlichung" durch Kurzhaarschnitt und der männlichen angeglichene Kleidung selbst Nahrung. Dies hatte oft andere Gründe als die Kritiker meinten. Gerda Walther, Hopes Stieftochter, schrieb rückblickend: „Ein weibliches Wesen im Hörsaal erregte großes Aufsehen unter den Studenten, Hope hatte deshalb ihr Haar kurz geschnitten und trug männliche Westen und Jacken über der Hemdbluse (wenn auch keine Hosen), um als Frau möglichst unkenntlich zu sein. Auch ihre Hüte glichen denen der Männer ... Diese Art sich zu kleiden, behielt sie im Wesentlichen bis an ihr Lebensende bei." Die Ablehnung von „Putz und Tand", vor allem aber all dessen, was oberflächlich betrachtet weiblich, diesen Frauen aber nur als weibchenhaft galt, enthielt immer auch programmatische Züge.

Lösen konnten sich kaum jemand aus dem zeitgenössischen Geschlechterbild. So bezogen sich auch die männlichen wie weiblichen Befürworter weiblicher Ärzte meist auf einen angeblichen weiblichen Geschlechtscharakter. Man sprach Medizinerinnen weibliches Einfühlungsvermögen, Mütterlichkeit oder größere Hilfsbereitschaft zu, alles Eigenschaften, die mit dem gesellschaftlichen Frauenbild in Einklang standen. Vertreterinnen der bürgerlichen Frauenbewegung forderten „weibliche Ärzte für weibliche Patienten". Während dies zwar der Medizinausbildung für Frauen Türen öffnete, stieß es gerade bei denjenigen auf Gegenliebe, die weiterhin der Prüderie des 19. Jahrhunderts anhingen.

Es ging bei dieser Abwehrhaltung gegen das Eindringen von Frauen in den Ärzteberuf jedoch auch um Konkurrenz: Dem Ärztestand war es im 19. Jahrhundert gelungen, sich zu professionellen Experten mit hohem Sozialprestige zu entwickeln. Eine „Verweiblichung", so die Sorge, könnte Prestige und Einkommen senken. Eine schlagkräftige Standesorganisation sollte die Abwehr gegen Kurpfuscher, Gesundbeter, Naturheilkundige, Krankenkassenvorstände und auch gegen Frauen organisieren.

Und sie hatten Recht mit ihrer Sorge. Wie die dänische Lehrerin Kristine Frederiksen 1884 mit milder Ironie formulierte: *„Es waren die gebildeten Frauen der mittleren Klassen, die nach besseren Ausbildungsmöglichkeiten und besser bezahlten Arbeitsstellen für ihr Geschlecht verlangten, und man meinte, die Bewegung würde sich darauf beschränken. Doch Frauen sind wie andere Menschen: Wenn sie einmal gebildet und kompetent sind, wollen sie auch alles Übrige haben."*

Die Universität Leipzig – eine offene Tür für Gasthörerinnen

Vor dem Hintergrund dieser Diskussion traf Hope Bridges Adams an der hoch renommierten Universität Leipzig eine für diese Zeit bemerkenswert vorurteilslose Professorenschaft an. 1873 hatte die medizinische Fakultät sogar an den Rektor den Antrag gestellt, immatrikulierte Studierende ohne Rücksicht auf ihr Geschlecht zu medizinischen Veranstaltungen zuzulassen, nicht immatrikulierte Frauen immerhin mit Zustimmung der jeweiligen Professoren. Dies war wohl der früheste Vorstoß einer deutschen Fakultät zugunsten der Immatrikulation von Frauen. Er wurde vom Senat der Universität zurückgewiesen. Vorher hatten sich die Senatoren an anderen Universitäten kundig gemacht. Die Antworten zeigten, dass Berlin sehr restriktiv, München und Heidelberg nach anfänglicher Großzügigkeit auch wieder abweisend auf Gasthörerinnen reagiert hatten.

Frauen fanden in Leipzig also durchaus entgegenkommende Aufnahme. Eine amerikanische Studentin schilderte Ende 1878 im „Atlantic Monthley", wie es ihr dort ergangen war. Ähnlich hatte es vielleicht Hope zwei Jahre früher erlebt. Die Amerikanerin wollte Philologie studieren. Der entscheidende Unterschied war ihr bekannt: Frauen konnten keine immatrikulierten Studierenden werden und sie konnten keine Examina ablegen. Sie war daher verpflichtet, jeden Professor, dessen Kurse sie besuchen wollte, einzeln aufzusuchen, um eine Unterschrift unter eine entsprechende Genehmigung zur Hörerschaft zu bekommen. Keiner der sechs Professoren, deren Lektionen sie in ihrer Zeit in Leipzig besuchte, hatte gezögert, ihr diese Unterschrift zu geben und sie wurde durchaus mit Freundlichkeit empfangen. *„Ich habe in meinen Kursen nur eine andere Dame getroffen, aber es sind, soweit ich das erfahren habe, insgesamt acht an der Universität."*

Eine dieser acht war Hope Adams, die einzige Medizinerin unter den Gasthörerinnen. Regulär immatrikulieren konnten sich diese Frauen – 34 waren es insgesamt von Wintersemster 1873/74 bis Wintersemester 1879/80 an der Universität Leipzig – nicht, da sie nicht

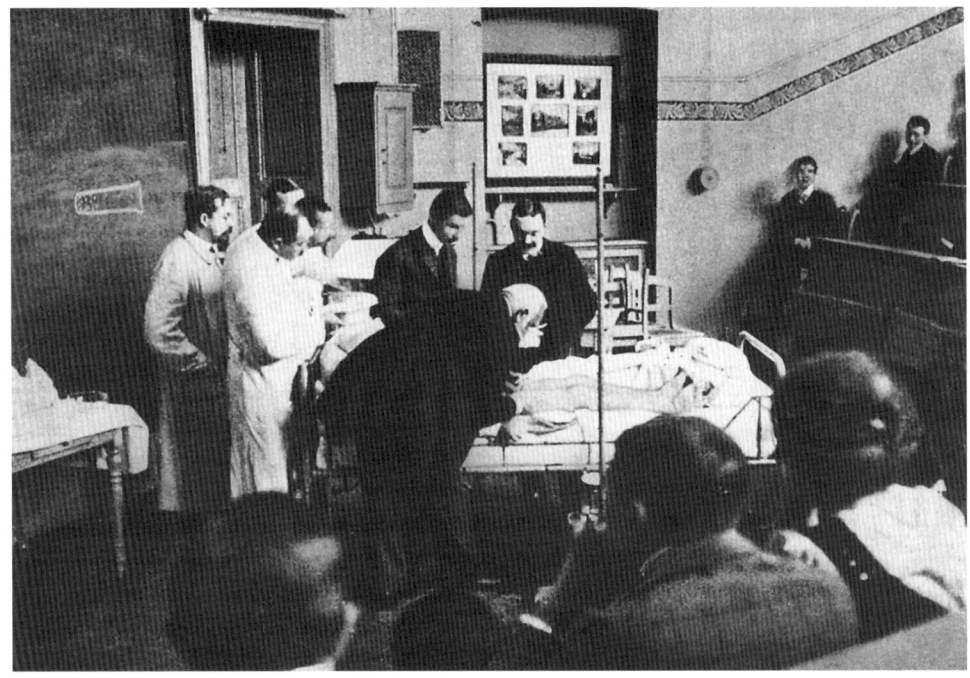

△ Prof. Dr. Heinrich Cruschmann bei der Demonstration einer Drainage in der Medizinischen Klinik Leipzig, undatiert.

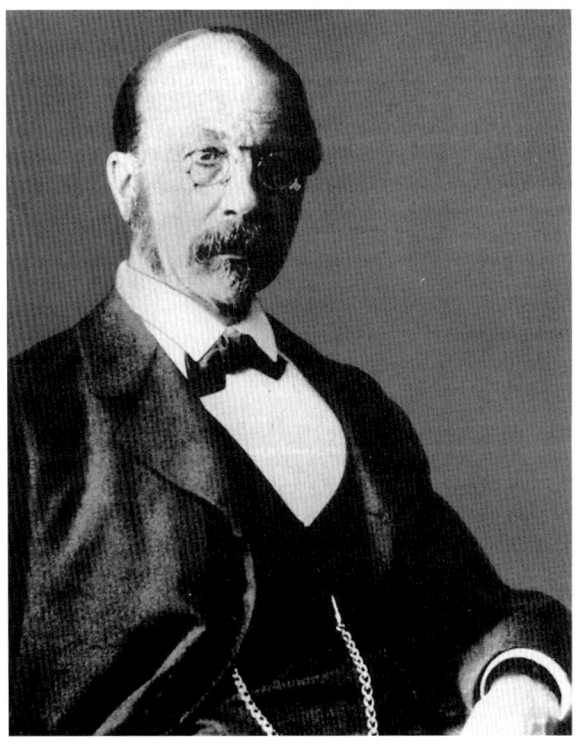

◁ Prof. Dr. Wilhelm His (1831-1904), Schüler von Virchow, Leipziger Anatom und Lehrer von Hope. Er beglaubigte Hope 1903 ihre Zeugnisse aus Leipzig für das Physicum und das Staatsexamen, die sie ihrem Anerkennungsantrag von 1903 beilegen konnte, undatiert.

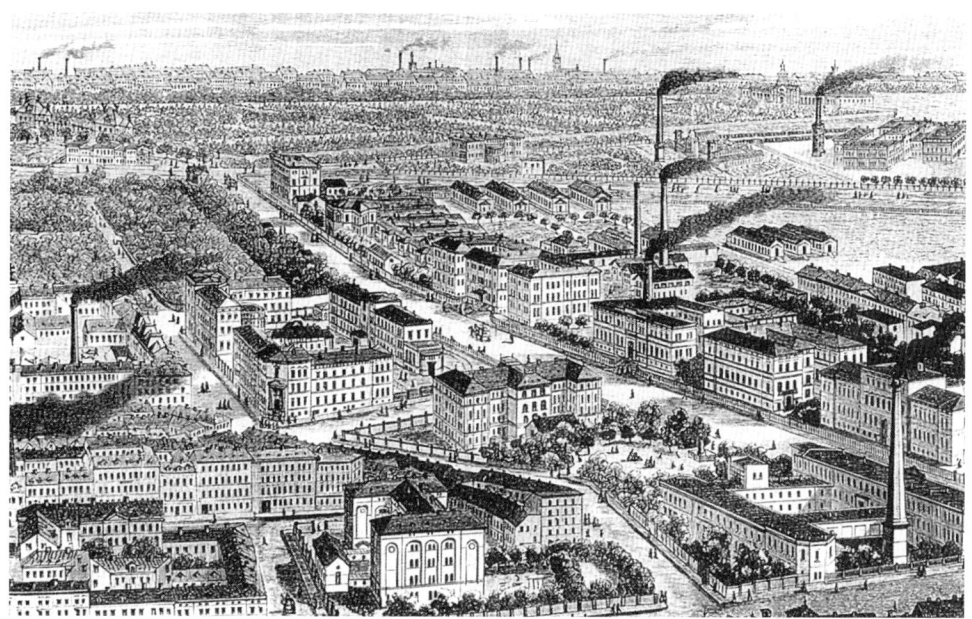

△ Das Klinikviertel
in Leipzig zu Hopes
Studienzeit, um 1878.

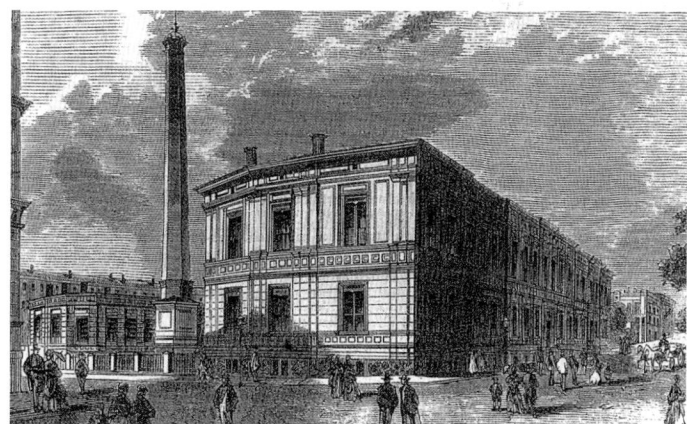

▷ Das Anatomische
Institut der Universität
Leipzig, 1876.

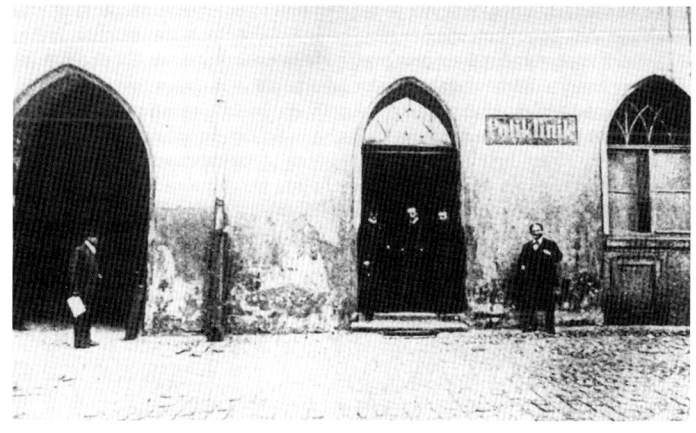

◁ Unterkunft des
Chirurgisch-poliklini-
schen Instituts im alten
Paulinum, 1880.

über ein Abiturzeugnis verfügten. Ein Gymnasium durften sie jedoch nicht besuchen, da dies den Knaben vorbehalten war. Hopes Adams Studienkollegin Marie Oertel versuchte 1877 in Sachsen das Abitur als Externe abzulegen und wurde abgewiesen. Ebenso erging es Hope.

Obwohl die Professoren in Leipzig den Gasthörerinnen also nicht generell ablehnend gegenüberstanden, mussten diese manchen Spott von ihren männlichen Mitstudenten ertragen. So berichtet die Familienüberlieferung beispielsweise, Hope Adams Hut sei am Ende mancher Vorlesung mit Gips gefüllt gewesen. Von dezidierten Protesten gegen die weiblichen Studenten wie in Großbritannien ist in Leipzig jedoch nichts überliefert: In Edinburgh hatten die Kommilitonen erfolgreich gegen die Anwesenheit von Frauen in Medizinvorlesungen gestimmt, da man in ihrer Anwesenheit keine „delikaten" Themen behandeln könne; die Kurse für Frauen mussten daraufhin separat abgehalten werden. Als es um die Zulassung zu Praktika in der Klinik ging, kam es nach einer weiteren Petition in Edinburgh zunächst zu kleineren unangenehmen Zwischenfällen und schließlich zu einem regelrechten Aufstand der männlichen Studenten gegen die sieben Studentinnen, die aus Sicherheitsgründen ohnehin nur noch gemeinsam zu den Veranstaltungen kamen: Mehrere hundert Studenten hatten sich vor dem Krankenhausgebäude versammelt, pfiffen, johlten und versuchten die Frauen daran zu hindern, das Gebäude zu betreten und ihr Aufnahmeexamen zu schreiben. Doch andere Studenten und auch der Dozent unterstützten die Frauen. Das Eindringen in eine Männerdomäne erforderte also viel Mut.

Wie ihre englischen Schicksalsgenossinnen schlossen sich auch in Leipzig einige der Gasthörerinnen enger zusammen. So wohnten Hope Bridges Adams, Marie Oertel und Mathilde Hagen, eine studierende Leipziger Lehrerin, in den ersten Semestern zunächst gemeinsam in der Sidonienstraße 39/40, dann in der Nürnberger Straße 55 in Untermiete; Hope zog später in die Sternwartenstraße 26, wo sie für den Rest ihres Studiums blieb. Diese Straßen lagen in unmittelbarer Nachbarschaft der Universitätskliniken. In dieser Zeit besuchte Hope wohl in Dresden und Leipzig auch Veranstaltungen von August Bebel, ebenso Vorträge des damaligen Schriftleiters der Dresdener Volkszeitung und späteren Vorsitzenden der bayerischen Sozialdemokratie, Georg von Vollmar, der 1878 in Dresden über die „Emanzipation des weiblichen Geschlechts, ein Hauptbestandteil der sozialen Frage" sprach.

Über Hope Adams vermutlichen Studienverlauf sind wir durch einen Artikel informiert, den sie im Oktober 1881 in der renommierten englischen Fachzeitschrift „The Lancet" veröffentlichte: Zunächst ging es in Leipzig in den ersten beiden Jahren, bis zum Physikum, neben den klassischen medizinischen Disziplinen auch um Chemie, Naturphilosophie, Botanik und Zoologie. Im Physikum, der ersten großen Prüfung, wurden dann jeweils zwei Studenten von fünf Professoren nacheinander einen Nachmittag lang geprüft. Danach begann das eigentliche Medizinstudium mit Praktika und Spezialkursen. Es dauerte ebenfalls zwei bis drei Jahre. Beide Studienphasen wurden durch Vorbereitungskurse in Pathologischer Anatomie und mikroskopischer Histologie verbunden, ebenso in Arzneimittelkunde und Chirurgie. Ansonsten waren beide Studienphasen streng getrennt, die erste diente der wissenschaftlichen Vorbereitung, die zweite der praktischen Umsetzung.

Die Hörerinnen durften das Physikum nicht ablegen. Dennoch beantragte Marie Oertel 1877 die Zulassung zum Physikum. Zwar wurde der Antrag abgewiesen, doch offensichtlich gelang es ihr und wenig später auch Hope, dennoch die entsprechenden Physikums-Prüfungen abzulegen, auch wenn diese nicht offiziell anerkannt wurden. Ohne Physikum wäre es ihnen nicht möglich gewesen, in die zweite Studienphase einzutreten.

In diesem klinischen Teil ihres Studiums besuchten die Studenten in Leipzig Vorlesungen und Patientendemonstrationen im Großen Hörsaal des Universitätsklinikums, die der Professor und Klinikchef abhielt, der auch eine ausgedehnte Privatpraxis führte. Unter seiner Ägide lebten vier Assistenzärzte in der Klinik, von denen jedem zwei oder mehr Häuser mit je zwanzig bis fünfundzwanzig Betten unterstanden, die sie morgens und abends visitierten. Der Professor machte täglich eine große Visite, nur von seinem Assistenten begleitet. Die Patienten wurden unter den Studenten verteilt, etwa zehn oder mehr pro Student im Semester. Der Student musste diese Patienten täglich sorgfältig untersuchen, alle dazu verfügbare Literatur lesen, Urin, Sputum etc. am Mikroskop untersuchen. Wenn einer dieser Fälle in der großen Runde vorgestellt wurde, trug der Student dem Professor und den Studenten die Fallgeschichte vor. Der Professor hörte zunächst zu, fragte und erklärte dann alle Aspekte des Falles. Interessante gynäkologische Fälle und Kehlkopfspiegelungen wurden später von den Assistenten demonstriert und jeweils eine kleinere Gruppe von Studenten hatte die Möglichkeit der Untersuchung. In Spezialkursen lernten Studierende Abhorchen und Abklopfen, Urintests oder medizinisches Basiswissen. Bei den Nachtvisiten der Assistenten hatten die Studenten freien Zugang, so dass jederzeit die Möglichkeit bestand, interessante Fälle weiter zu verfolgen und dazu Fragen zu stellen. Es handelte sich also um eine Kombination von klinischen Lektionen und Unterricht am Krankenbett. Dieser fand meist im großen Hörsaal statt. Hope betont die Vorteile dieses Systems, da dort jeder gut sehen und hören könne.

In der Poliklinik der Universität untersuchten Studenten Patienten in eigenen kleinen Zimmern und führten sie danach dem Professor und den übrigen Studenten vor. Der Professor untersuchte dann selbst, stellte Fragen, erklärte und diskutierte die Behandlung. Der Student erstellte eine schriftliche Verordnung, die vom Assistenten überprüft und abgezeichnet wurde, bevor sie der Patient erhielt. Auf diese Weise konzentrierte der Student seine ganze Kraft auf die Praxis, da jeder sich durch richtige Diagnosen profilieren und Fehler vermeiden wollte. Dies fand Hope Adams besonders motivierend. Der zweite Professor der Poliklinik war überdies gleichzeitig Distrikt-Armenarzt und fortgeschrittene Studenten wurden für Hausbesuche und kleinere Behandlungen unter Aufsicht herangezogen, sie mussten dem Professor berichten und mit ihm die Fälle besprechen. Dazu Hope: *„Der große Wert dieser Visiten liegt darin, dass sie die Studenten mit den Patienten in ihren eigenen Heimen in Kontakt bringen, ihnen so einen Einblick in die Schwierigkeiten privater Behandlung geben und sie fast mit jeder Krankheit vertraut machen, mit der sie später oft umgehen müssen."* Im Chirurgie-

und im Geburtshilfepraktikum konnten die Studenten unter Anleitung der Assistenten oder Professoren bereits Operationen durchführen.

Der Stundenplan eines Sommertages sah etwa so aus: 7 bis 8 Uhr morgens: Geburtshilfepraktikum; 8 bis 9.30 Uhr: Chirurgisches Praktikum; 9.30 bis 11 Uhr: Internistisches Praktikum; 11 bis 12 Uhr: Chirurgische Poliklinik; 12 bis 13 Uhr: Ophthalmologisches Praktikum; 13.45 bis 15 Uhr: Internistische Poliklinik. Der Rest des Tages war mit theoretischen Lektionen und praktischen Kursen in Spezialfächern ausgefüllt, die die Studenten nach eigenen Bedürfnissen und Wünschen besuchen konnten oder nicht.

Franz von Winckel in Dresden – ein Hofrat ohne Vorurteile

Neben der Theorie war es vor allem diese Praxis, die für die Medizinstudentinnen jener Jahre außer in den USA und der Schweiz kaum zugänglich war: Die deutschen Universitätskliniken lehnten Frauen als Praktikantinnen ab. Doch auch hier hatte Hope Adams Glück. Zwei Mal praktizierte sie in diesen Jahren in der Dresdener Klinik von Franz von Winckel, der als einziger Klinikchef in diesen Jahren Frauen als Volontärinnen zuließ. 1897 schrieb Franz von Winckel rückblickend über seine Praktikantinnen: *„Ich habe während 21 Jahren in Dresden und in München gegen 40 weibliche Ärzte als Volontärassistentinnen in den von mir dirigierten Frauenkliniken beschäftigt, meist Ausländerinnen, einige auch aus Deutschland, die aber auf außerdeutschen Universitäten studiert hatten. Ich muß allerdings bemerken, daß ich es mit einem auserlesenen Material zu tun hatte … Pflichtgetreu, fleißig, gewissenhaft und aufs Eifrigste bemüht, all ihre Zeit bestens auszunutzen, habe ich die Leistungen der meisten dieser Schülerinnen mit Freuden als mindestens gleichwertig mit denen ihrer Mitvolontärärzte anerkennen müssen.“*

Die erste in Deutschland praktizierende Ärztin, Franziska Tiburtius, hatte nach ihrem Studium in Bern 1876, also ein Jahr vor Hope, bei Winckel volontiert. In ihren Erinnerungen zitiert sie aus einem Brief, den sie damals aus Dresden an ihren Bruder schrieb. Ganz ähnlich wird Hope ihr Praktikum erlebt haben: *„Man kommt nacheinander auf alle Stationen, Kinder, gesunde und kranke Wöchnerinnen, gynäkologische Station, Privatklinik, anstrengend ist eigentlich nur, wenn man Wachhabender im Entbindungssaal ist, da kann es kommen, daß man mehrere Nächte nicht aus den Kleidern kommt und acht Tage nicht sich aus der Anstalt entfernen darf. Zweimal nachmittags ist Poliklinik, zu der auch Leute aus der Stadt kommen, für die der Hofrat die Medikamente aus eigenen Mitteln bezahlt; wir stellen Diagnose, es geht mit Frage und Antwort ganz wie in Zürich. Winckel ist ein sehr anregender und guter Lehrer. Am Sonnabendnachmittag geht man zur „Besprechung“, d.h. die ganze Schar der Assistenten und Internen begibt sich in die im Seitenflügel des Gebäudes liegende Wohnung des Hofrats, wo bei einem Glase Wein besondere Vorfälle in der medizinischen Welt erörtert, die neuesten Broschüren und Fachschriften verteilt werden, über die dann das nächste Mal zu referieren ist. Ich habe jetzt zwei französische Dissertationen zu verarbeiten. Zeitweise hat man auch eine Abteilung der Lehrtöchter zu unterrichten und lernt selbst viel dabei, weil man ja, um zu lehren, die Sache dreimal so gut innehaben muß, als wenn man selbst lernt. Die größeren Operationen werden natürlich immer frühmorgens gemacht. Die Erfol-*

ge sind durchschnittlich günstig, die Antisepsis wird sehr streng durchgeführt; die kleinen Operationen werden von den Volontärärzten gemacht, der Hofrat übernimmt dabei die Assistenz und gibt, wo es notwendig ist, die Anleitung. Die beiden Assistenzärzte, Dr. Osterloh und Dr. Mewes, sind sehr tüchtige Leute.

Der Hofrat erschien auch mitten in der Nacht immer *„im sorgfältig gewählten Anzug mit Zylinder und Handschuhen"* in der Klinik. Wenn hoher Besuch, z.B. ein Minister, angekündigt wurde, hatten alle im Frack, die Damen im schwarzseidenen Schleppkleid zu erscheinen. Nach einem komplizierten Vorstellungszeremoniell *„ging es durch alle Säle, der Hofrat gab die Erklärungen, und wir trabten hinterher!"*

Das Staatsexamen – selbst die Kaiserin bittet vergebens

Hope Adams hatte es geschafft, die nötigen Vorlesungen zu besuchen, das Physikum und auch die Praktikumsscheine zu bekommen. Doch nun ging es um die schwerste Hürde: das deutsche Staatsexamen. Es stand am Ende dieser vier bis fünf Jahre Studium, bestand aus einem mündlichen, einem schriftlichen und einem praktischen Teil, verteilt über zwei bis drei Monate. Vier Studenten wurden jeweils zusammen geprüft. Aber es war nicht nur die Schwere der Prüfung selbst: Frauen durften dieses Examen nicht ablegen, formal wiederum deshalb nicht, weil sie über kein Abiturzeugnis verfügten. De facto war in Deutschland dieses Examen das Eintrittsbillett für die Berufsausübung als Arzt, da damit die Approbation verbunden war. Der Erfolg des ganzen Studiums hing also in mehrfacher Hinsicht davon ab.

Die Situation für eine solche Zulassung war nicht günstiger geworden: Ende der achtziger Jahre wehte auch in Sachsen ein rauherer Wind. 1878 war das Reichsgesetz „Gegen die gemeingefährlichen Bestrebungen der Sozialdemokratie", das Sozialistengesetz, erlassen worden. In diesem Kontext nahm man die Universitäten enger an die Leine des Kultusministeriums. Konkret geschah dies durch eine neue Immatrikulations- und Disziplinarordnung für die Universität Leipzig. Kultusminister J.W. von Gerber, ein Gegner des Frauenstudiums, nützte diese Gelegenheit, um gegen die Hörerinnen in Leipzig vorzugehen: Unter Übergehung der Hochschulautonomie verlangte er, dass jede einzelne Hörerin nicht mehr bei der Universität, sondern beim Sächsischen Kultusministerium einen Antrag stellen müsse, wenn sie zugelassen werden wolle. Rückendeckung erhielten die Studentinnen überraschenderweise durch den Rektor der Universität Leipzig, L. von Lange, ebenso durch einige Professoren. Im Dezember 1879, nach wohl der ersten Landtagssitzung zum Frauenstudium in Deutschland, wurden der Universität jedoch ihre bisherigen Spielräume genommen. Jede Hörerin musste nun vom Kultusminister persönlich genehmigt werden. Diese Genehmigung erhielten nur noch die bisher Gemeldeten, neue Hörerinnen gab es erst wieder in den neunziger Jahren.

Unter den wenigen, die weiter studieren durften, befand sich als einzige Medizinerin Hope Bridges Adams. Das bedeutete jedoch nicht etwa, dass sie zum Examen zugelassen wurde. Daher unternahm sie weitere Vorstöße, nun in Berlin: Im November 1879 erbat der

Britische Konsul in Dresden beim Reichskanzler-Amt, *„der britischen Unterthanin Miß Bridges Adams"* die Zulassung zum Staatsexamen zu ermöglichen, da sie lediglich in England und nicht in Deutschland zu praktizieren gedenke. Das Gesuch wurde abgelehnt.

Als nächstes gelang es ihr, die deutsche Kaiserin Auguste Victoria für ihre Sache zu interessieren – laut Familienüberlieferung mit Hilfe der Frau Trömel, Wirtin der Bahnhofsrestauration in Fulda, bei der die Kaiserin auf ihrer Fahrt nach Baden-Baden umzusteigen und Kaffee und Kuchen zu nehmen pflegte; diese Restaurateurin war die Großtante ihres Studienkollegen Otto Walther, den Hope zwei Jahre später heiraten sollte. Am 3. Februar 1880 leitete jedenfalls der Kabinettssekretär der Kaiserin eine Eingabe von Hope Bridges Adams an das Reichskanzleramt weiter. Doch selbst dies war vergebens. In der ausführlichen Antwort an die Kaiserin vom April 1880 wurde wieder das Fehlen der „Vorbildung" – also des Abiturzeugnisses – als Haupthinderungsgrund genannt.

Dennoch absolvierte Hope Bridges Adams 1880, mit 25 Jahren, ohne offizielle Erlaubnis oder Anerkennung, aber unter den gleichen Bedingungen wie ihre männlichen Kommilitonen das medizinische Staatsexamen. Wie das in der Praxis ablief, lässt sich nur erraten: Vermutlich erlaubten die Professoren ihr einfach in eigener Machtvollkommenheit, das Schriftliche mitzuschreiben und an den mündlichen Abschnitten wie die männlichen Studierenden teilzunehmen. Sie gaben ihr dafür sogar schriftliche Bestätigungen, die zwar zunächst nicht galten, aber letztlich doch die Grundlage einer späteren Anerkennung bildeten.

Und dennoch: der lange Weg zur Anerkennung

Obwohl der Ausgang klar war, stellte Hope das Gesuch, in Leipzig promovieren zu dürfen. Es wurde erwartungsgemäß abgelehnt. Daher ging sie nun doch nach Bern und promovierte dort über die „Hämoglobinausscheidung in der Niere". Im Anschluss hospitierte sie in Wien und London. Am 8. April 1881 wurde Hope im „Kings and Queen's College of Physicians in Ireland" (heute: Royal College of Physicians) in Dublin als Lizentiatin zugelassen. Dieses College war die erste medizinische Institution der Britischen Inseln, die Frauen zu Examina und Diplomata zuließ und ihnen so den Zugang zum „Medical Register" und legalem Praktizieren ermöglichte. Die ersten fünf Frauen, einschließlich Sophie Jex-Blake, wurden 1877 zugelassen. Nach einer britischen Prüfung erhielt Hope als 23. Frau Großbritanniens ihre englische Approbation.

Nachdem 25 Jahre später, seit 1901 in Baden und seit 1903 in Bayern, für Frauen die Möglichkeit bestand, offiziell ein medizinisches Staatsexamen abzulegen, stellte Hope Bridges Adams Lehmann den Antrag auf nachträgliche Anerkennung der inoffiziellen Examina, die sie 1880 hatte in Deutschland ablegen können. Hier wird ihre besondere Mischung von Bescheidenheit und Selbstbewusstsein gut sichtbar. Sie schilderte zunächst ihren beruflichen Weg; dann fügte sie hinzu: *„Nachdem ich den größten Teil meines Lebens in Deutschland zugebracht, über zwanzig Jahre als Arzt hier gewirkt habe und mit einem deutschen Arzt verheiratet bin,* nachdem auch die Behörden sowohl des Reiches als der Einzelstaaten die Zulassung der Frauen zum medicinischen Beruf theoretisch zugestanden und practisch verwirklicht haben, kann es kaum als unbescheiden aufgefaßt werden, wenn ich nun endlich die Anerkennung der von mir rite bestandenen Examina anstrebe. Ich bin nicht im Besitze eines Maturitätszeugnisses, weil dies für mich zu meiner Studienzeit unerhältlich war, aber in jeder anderen Beziehung – Studium, Examen, Praxis, Staatsangehörigkeit – stehe ich den deutschen Ärzten durchaus ebenbürtig da. Es ist aber ein allgemein geübter Brauch, in Übergangszeiten für ältere Jahrgänge einen modus vivendi zu schaffen. In Deutschland sind jetzt zwei Arten von Ärztinnen, solche, welche studierten, als ihnen in der Heimat Alles verschlossen war und solche, welche studierten, nachdem ihnen Alles erschlossen war. Auch die ältere Kategorie hat redlich gearbeitet und dem Vaterland gute Dienste geleistet. Soll sie deshalb jetzt zum alten Eisen geworfen werden? Unter diesen bin ich die Einzige, welche die medicinischen Examina – dank der Güte und, ich darf vielleicht auch sagen, Achtung meiner Lehrer – in Deutschland bestanden hat. Wenn der Bundesrat mir auf Grund dieser Examina, unter Erlassung des für mich damals, ohne mein Verschulden, unerreichbaren Maturitätszeugnisses, nachträglich die Approbation als Arzt erteilt, so wird damit keine Precedenz geschaffen, denn der Fall ist nicht wieder vorgekommen und kann sich auch nicht wiederholen, sondern es würde sich lediglich um einen Akt der Courtoisie und der Gerechtigkeit gegen eine Einzelne handeln. " Dass Hope Adams Lehmann dieser Weg auch wirklich gelang, ist eine weitere Besonderheit dieses ungewöhnlichen Lebens.

Sie konnte ihrem Antrag 1903 unter anderem beilegen: Eine von Prof. Wilhelm His, Leipzig, beglaubigte Kopie der Zeugnisse vom Physikum und vom Staatsexamen; das Collegienheft aus Leipzig mit Originalunterschriften ihrer dortigen Lehrer; ein Zeugnis von Geheimrat Prof. von Winckel über die Tätigkeit als Volontärin in Dresden und München, ihr Doktordiplom aus Bern, ihre Approbation als praktische Ärztin für Großbritannien. Das bayerische Obermedizinalcollegium befürwortete ihren Antrag wärmstens und nachdem eine vorsichtige Anfrage in Sachsen ergebnislos verlaufen war, beantragte die bayerische Regierung unter dem Vorsitzenden des Ministerrats Clemens von Podewils für Hope Bridges Adams Lehmann die nachträgliche Anerkennung ihres Staatsexamens beim Bundesrat in Berlin. Fast ein viertel Jahrhundert nach ihrem Studienabschluss, 1904, wurde ihr Staatsexamen durch einen Bundesratsbeschluss anerkannt. Sie erhielt die deutsche Approbation und durfte nun auch ihren Doktortitel führen. Damit war sie die erste und bis zur Jahrhundertwende einzige Frau, die in Deutschland ein medizinisches Staatsexamen abgelegt hatte.

In mancher Hinsicht hatte Hope Bridges Adams damit einen Lebensweg eingeschlagen, der zu dieser Zeit weder in Deutschland noch in England möglich war. Es ist auch bemerkenswert, dass sie im Gegensatz zu anderen Studentinnen beispielsweise in der Schweiz, diesen Weg geradlinig und ohne Umwege ging: Sie war bei ihrem Examen nicht älter als ihre männlichen Kommilitonen. Die Unbeirrbarkeit, mit der sie alle Hebel bis hinauf zur deutschen Kaiserin in Bewegung setzte, um ihr Examen ablegen zu können, spricht für ihren unbedingten Wunsch, den Beruf als Ärztin auch ausüben zu können. Es zeigt sich darin aber auch ein Grundvertrauen auf den Sieg der Vernunft über die Unvernunft, das Hope Adams ihr ganzes Leben begleiten sollte.

ROLL OF LICENTIATES IN MEDICINE.

No.	NAME.	RESIDENCE.	DATE.
2169	Edalji Dorabji Patel	Bombay	11th February 18
2170	Edmund Joseph Thunder	6 Upper Mount Street	11th February 188.
2171	James Stuart Brooke	Castleblayney	14th March 1881
2172	Harry Lyscaght Hoops	4 Mc Essax Terrace Bradley	11 March 1881
2173	James Quirke	Wallslough	11 March
2174	Henry James Wyate	3 Herbert Road	11 March 1881
2175	Francis John Roberts Russell	48 Lupus St London SW	April 8th 1881
2176	John Laird	206 Stafford Place London SW	April 8th 1881
2177	Hope Bridges Adams Lehmann Aug 12 1896 Hope Bridges Adams Name changed or married as above	47, Norland Square, Notting Hill, London W.	April 8. 1881

△ *„Roll of Licentiates in Medicine."* Mit dem Eintrag in die „Roll", das „Medical Register", des „Kings and Queen's College of the Physicians in Ireland" in Dublin erhielt Hope nach einer Prüfung 1881 die Approbation, in Großbritannien als Ärztin praktizieren zu dürfen.

▷▷ *„Dr. med. Agnes Bluhm. Dr. Rosa Kerschbaumer. Dr. Elisabeth Winterhalter. Dr. Henriette Tiburti-us-Hirschfeld (Zahnärztin). Dr. Franziska Tiburtius. Dr. Adams Walther. Dr. Anna Kuhnow. Dr. Emilie Lehmus."* Verschiedentlich wurden Blätter gedruckt, auf denen die ersten promovierten deutschsprachigen Medizinerinnen abgebildet waren, hier in der Deutschen Illustrierten Zeitung von 1891. Die einzige, die von diesen Frauen in Deutschland studiert hatte, war Dr. Hope Bridges Adams Walther (Mitte unten), später Adams Lehmann. Das wurde im Text auch ausdrücklich hervorgehoben.

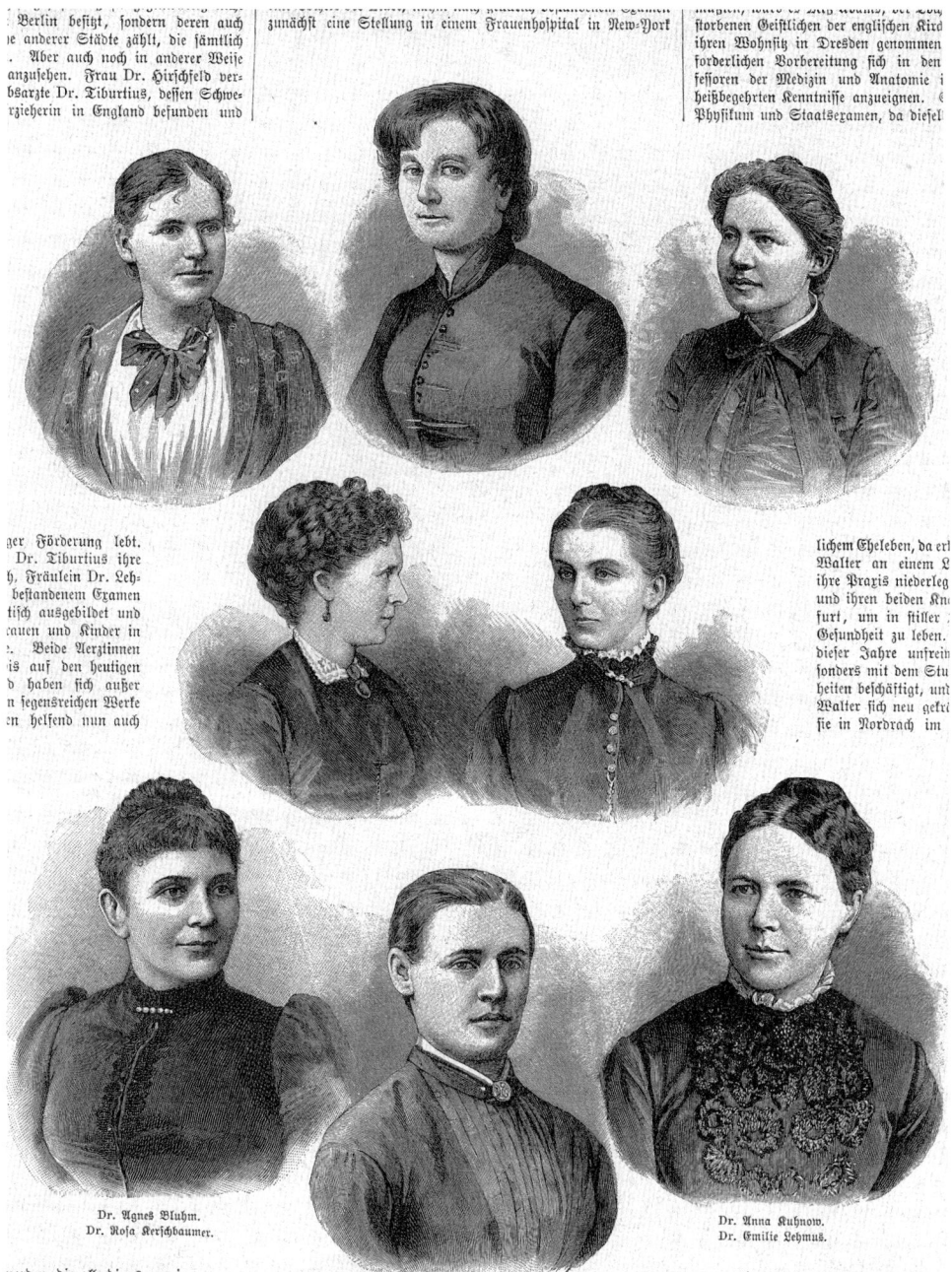

Dr. Agnes Bluhm.
Dr. Rosa Kerschbaumer.

Dr. Anna Kuhnow.
Dr. Emilie Lehmus.

Dr. Elisabeth Winterhalter.

Dr. Henriette Tiburtius-Hirschfeld   Dr. Franziska Tiburtius.
(Zahnärztin).   Dr. Adams Walter.

Weibliche Aerzte in Deutschland.

Berlin besitzt, sondern deren auch e anderer Städte zählt, die sämtlich . Aber auch noch in anderer Weise anzusehen. Frau Dr. Hirschfeld ver= bsärzte Dr. Tiburtius, deffen Schwe= rzieherin in England befunden und

zunächst eine Stellung in einem Frauenhospital in New=York

magen, ...b es ... , bei ... storbenen Geistlichen der englischen Kirche ihren Wohnsitz in Dresden genommen forderlichen Vorbereitung sich in den fefforen der Medizin und Anatomie i heißbegehrten Kenntnisse anzueignen. Physikum und Staatsexamen, da diesel

ger Förderung lebt. Dr. Tiburtius ihre h. Fräulein Dr. Leh= bestandenem Examen tisch ausgebildet und rauen und Kinder in . Beide Aerztinnen is auf den heutigen b haben sich außer n segensreichen Werke en helfend nun auch

lichem Eheleben, da er... Walter an einem L... ihre Praxis niederleg... und ihren beiden Kn... furt, um in stiller... Gesundheit zu leben. dieser Jahre unfrei... sonders mit dem Stu... heiten beschäftigt, un... Walter sich neu gefr... fie in Nordrach im

vorden, die allerdings nur in n zahlreichen Anforderungen n beiden älteren Aerztinnen 1890 eine jüngere Kollegin Agnes Bluhm, die Tochter afcha, welche in Konstanti= Berlin erzogen ist. Auch fie Tiburtius, zuerst dem Lehrfach zu= acht und unterrichtet, sich aber gleich= ludium vorbereitet. Zürich hat auch

an und hat sich, von dort zurückgekehrt, um die Niederlassung in Leipzig beworben, die ihr unter den bekannten Beschränkungen gemährt morden ist.

dings scheint jedoch eine Wendung z zu sein, denn der Kaiser hat F baumer das Recht zur Ausüb zur Leitung einer Augenklinik in Dame ist eine Russin aus alt hat in Zürich und Bern studirt promovirte fie auch, kam dann na klinik des Professors Arlt und besuchte von Billroth und die Kurse von Sot

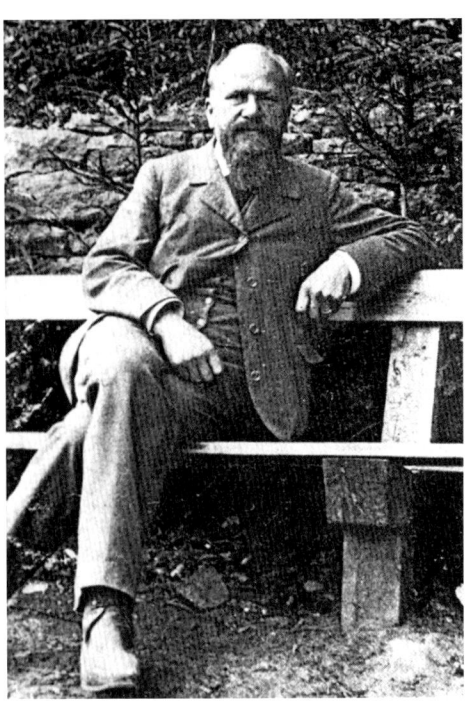

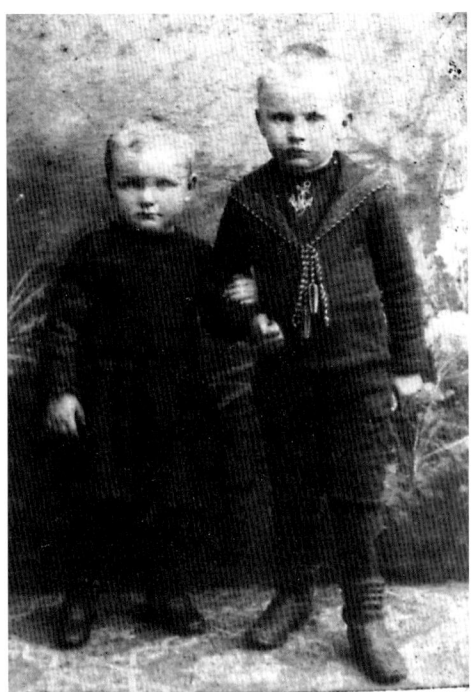

△ Der Arzt Dr. Otto Walther, Hopes erster Ehemann, undatiert.

△ Mara und Heinz, Hopes Kinder, in Offenburg 1889. Hope und ihr Mann Otto Walther lebten in Nordrach bei Offenburg.

Beruf, Liebe, Politik
Frankfurt am Main, Nordrach, München

Hope Bridges Adams hatte Medizin studiert, nun wollte sie auch als Ärztin arbeiten. Zunächst hatte sie offenbar vor, nach England zurückzukehren: So bemühte sie sich erfolgreich um die englische Approbation, das heißt sie ließ sich in das „Medical Register" in Dublin eintragen.

Doch schon am 12. Juli 1881 wandte sie sich mit einem anderen Anliegen an die preußische Staatsregierung: *„Von Fräulein Hope Bridges Adams, welche sich zum Zwecke der Ausübung der ärztlichen Praxis in Frankfurt a.M. niederzulassen beabsichtigt, sind mir die beiliegenden Zeugnisse zur Einreichung an die königliche Regierung übergeben worden mit dem Ersuchen sie zu bescheiden, ob sie sich ‚in England approbierte und in der Schweiz promovierte Ärztin' bezeichnen dürfe."* Was war geschehen?

Ein Verehrer war Hope nach England nachgereist, wo er einige Monate in einem Hospital arbeitete. Otto Walther, ein halbes Jahr älter als Hope, hatte zusammen mit ihr in Leipzig studiert. Nach Aussage seiner jüngsten Tochter Gerda war er damals *„ein großer, stattlicher Mann, mit einer Mähne von rötlichblondem Haar und ebensolchem Bart … Mit strahlenden, blauen Augen war der aus Limbach im sächsischen Erzgebirge Stammende ein richtiger Germane, was ihn jedoch nicht hinderte, Antisemiten gegenüber auf seine Nase zu deuten und zu fragen, ob sie nicht gemerkt hätten, daß er Jude sei? … Mein Vater hatte viel Humor, er war eine sehr suggestive, starke Persönlichkeit und mutete sich, solange er gesund war, auch körperlich sehr viel zu: strahlende Lebens-*

freude und Zuversicht gingen von ihm aus, wahrscheinlich beruhten hierauf zu nicht geringem Teil seine Heilerfolge." Angeblich drohte er, sich in die Themse zu stürzen, wenn ihn Hope nicht erhörte.

Wie dem auch immer gewesen sein mag: Hope war seit dem 15. Juni 1881 in Frankfurt am Main gemeldet und bereits im Oktober zog Otto Walther bei ihr ein. Ein halbes Jahr später, am 6. Januar 1882, heirateten die beiden in Frankfurt.

Als Ärztin in Frankfurt

„Dr. med. Adams" stand seit 1882 in Frankfurt am Main als „praktische Ärztin und Geburtshelferin" im Adressbuch. Ein kleines, aber bedeutsames Detail zeigt Hope Adams Eigenständigkeit: Ab 1883 stand dort: „Dr. med. Adams Walther"; ein solches Beibehalten des Mädchennamens war im Deutschen Reich nicht vorgesehen. Wie provozierend das darin sichtbare Selbstbewusstsein noch zwanzig Jahre später wirkte, macht eine Gerichtsverhandlung von 1903 sichtbar: Hope musste sich wegen unbefugter Führung des Namens Adams Lehmann vor Gericht verantworten und erhielt einen symbolischen Strafbefehl über eine Mark. Das hinderte sie nicht, ihren Antrag auf Anerkennung ihres Examens ebenfalls mit „Adams Lehmann" zu unterzeichnen.

Nun kamen auch Kinder: 1884 wurde der Sohn Heinz, 1886 die Tochter Mara geboren. Hope übte weiterhin ihren Beruf aus. Doch ihre akademische Qualifikation bedeutete nicht Gleichheit mit ihren männlichen Kollegen. Ohne deutsche Approbation musste sie offiziell als „Kurpfuscherin" arbeiten, sie durfte entsprechend der Gewerbeordnung von 1871 wie eine Naturheilkundige praktizieren, hatte aber nicht das Recht, ihren Titel zu führen und ärztliche Funktionen wahrzunehmen. Hope Adams ließ sich daher Rezepte, Impf- und Totenscheine von ihrem in Deutschland approbierten Mann unterschreiben, mit dem sie eine Doppelpraxis führte. Das war bis weit ins 20. Jahrhundert hinein bei Ärztepaaren üblich, auch wenn viele Frauen dabei als eine Art gehobene Sprechstundenhilfen ihrer Männer tätig wurden. Von Hope Adams Walther ist dies jedoch nicht anzunehmen.

Frankfurt war nicht nur familiärer Lebensmittelpunkt und berufliches Wirkungsfeld für die beiden Ärzte: Sie waren aktive Sozialdemokraten und gerieten während des Sozialistengesetzes unter beträchtlichen Druck. Dr. Otto Walther kandidierte 1884 und 1886 für den Stadtrat und wurde als einer der profilierten Sozialdemokraten von der Polizei beobachtet. Zum Freundeskreis gehörten bereits damals wichtige Führer der Sozialdemokratie, darunter Wilhelm Liebknecht, Ludwig Opificius und August Bebel, dessen zentrales Buch „Die Frau und der Sozialismus" Hope Adams ins Englische übersetzte. Damit begann sein Siegeszug in der anglo-amerikanischen Welt. Sie vermittelte auch den Druck des Werkes in England; Bebel schrieb an Friedrich Engels, dass sie dafür sogar mitbezahlte. Hope besuchte auch selbst Friedrich Engels in England.

Und sie bemühte sich um die sozialistische Bildung von Frauen: Zu einem Frauenlesezirkel, den Hope in Frankfurt leitete, gehörten rund 15 Frauen, die meisten davon Lehrerinnen, die

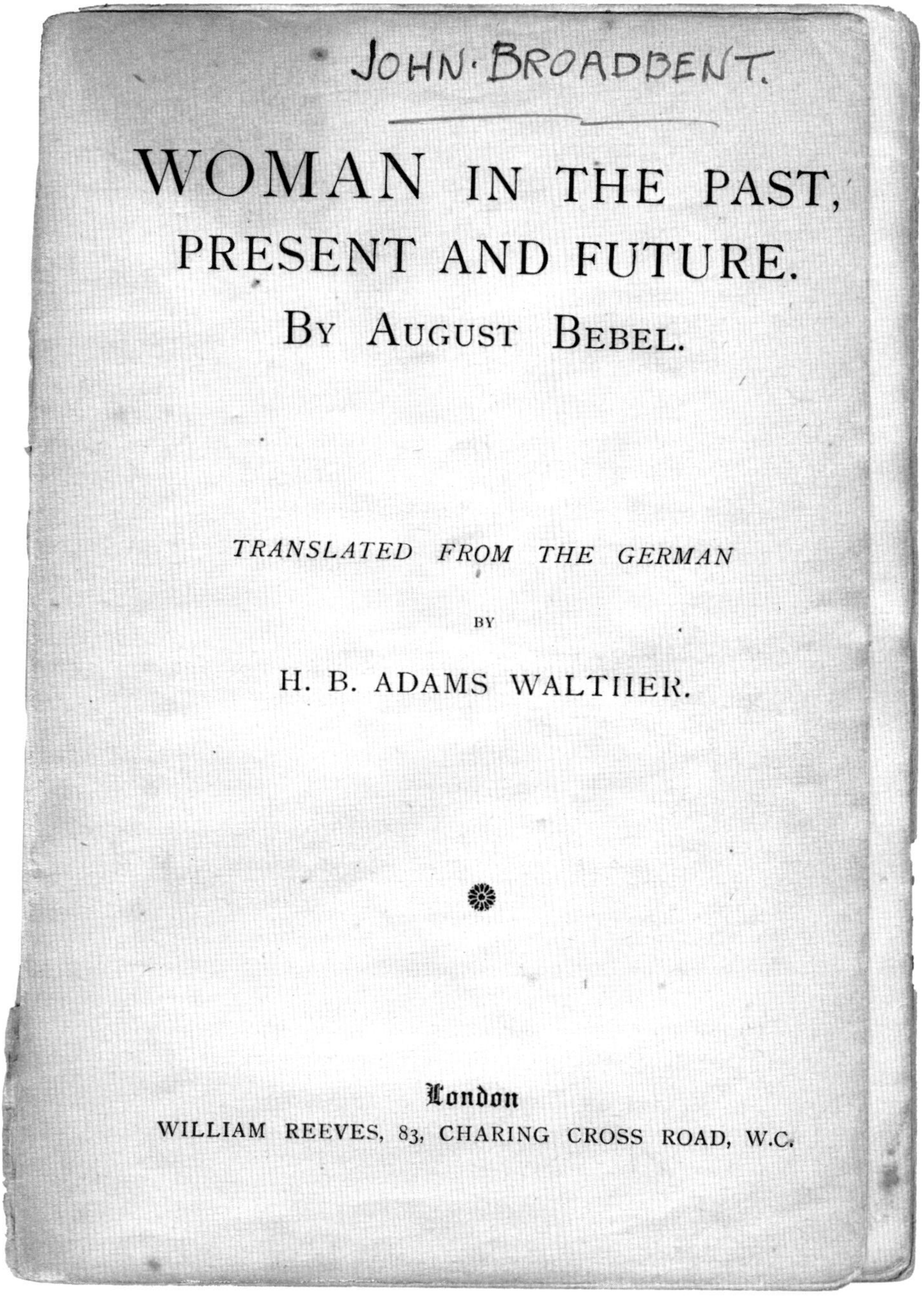

JOHN·BROADBENT.

WOMAN IN THE PAST, PRESENT AND FUTURE.

By August Bebel.

TRANSLATED FROM THE GERMAN

BY

H. B. ADAMS WALTHER.

✳

London

WILLIAM REEVES, 83, CHARING CROSS ROAD, W.C.

△ „*August Bebel, Woman in the Past, Present and Future. Translated from the German by H.B. Adams Walther, London Reeves*" o. J. (ca. 1890). August Bebels Buch „Die Frau und der Sozialismus" wurde von Hope Bridges Adams Walther ins Englische übersetzt. Sie verhalf Bebel auch zur Publikation in England.

"Mit dem Verstand allein ist noch keine Revolution gemacht worden und auch die Revolution, welche die Frau von ihrer Schwäche befreien soll, braucht als bewegende Kraft den Schmerz, den Groll und die Empörung der von der Schwäche geknechteten Frau."

sich mit Werken zur Frauenfrage und zur Volkswirtschaft beschäftigten, so mit der „Nationalökonomie" von John Stuart Mill. Dieser weltberühmte Mann war ein guter Bekannter ihres Vaters William Bridges Adams gewesen. Da die politische Polizei diesen Lesezirkel aushob, ist die Lektüre der Damen akribisch überliefert.

Nach der Geburt ihres zweiten Kindes erkrankte Hope Adams Walther an Lungentuberkulose. Die TBC gehörte damals zu den verbreitetsten Volkskrankheiten in Deutschland. Da es kein wirkliches Heilmittel dagegen gab, lag die Sterblichkeitsrate hoch. Normalerweise galt die TBC als „Proletarierkrankheit", da die Infektionsmöglichkeit in den engen und oft schmutzigen Wohnungen der Arbeiter besonders groß war. Erst nach dem Zweiten Weltkrieg fand man mit den Antibiotika ein wirksames Heilmittel. Bis dahin wurde vieles probiert. Eine große Bedeutung bei der TBC-Bekämpfung kam der Verbesserung der sanitären Bedingungen in den Großstädten und der individuellen Hygiene zu. Doch Ärzte hatten ein besonders großes Ansteckungsrisiko.

Ein sozialistischer Zauberberg: die Brandeck im Schwarzwald

Die Chancen für Hope Adams Walther standen also nicht gut. Mit Hilfe sozialdemokratischer Freunde fand die Familie auf der Brandeck in der Nähe von Offenburg im Schwarzwald Zuflucht, 550 Meter hoch gelegen. Die beiden Ärzte erprobten an der kranken Hope eine neue Kur: viel frische Luft, Bewegung, sorgsame Schonung und eine gezielte Gewichtszunahme. In einem Nachruf heißt es über diese Zeit: *„Der heilkräftigen Höhenluft …, der bewundernswerten Energie der Patientin in der Durchführung der Heilkur und der aufopfernden Pflege des Gatten war es zu danken, wenn es gelang, die schwere Krankheitsgefahr zu bannen und der Leidenden an physischer Gesundheit wenigstens so viel wieder zu geben, daß sie auf volle 30 Jahre hinaus ohne allzu schlimme Beschwerden, wenn auch unter äußerster Ökonomie der Kräfte, ihren an geistiger Arbeit und Anforderungen an Herz und Gemüt so überaus reichen Beruf weiter auszuüben vermochte."* Nach vier Jahren hatte Hope die Krankheit weitgehend überwunden. Ihre Kur war die Grundlage der später vielfach kopierten TBC-Heilmethode, die zunächst auf der Brandeck praktiziert wurde.

Vor allem die kleine Mara litt jedoch darunter, dass ihre Mutter sie in diesen Jahren kaum in die Arme zu nehmen wagte, um sie nicht anzustecken. Der etwas ältere Heinz war davon weniger betroffen. Zeitlebens stand Mara ihrer Mutter mit einer gewissen Distanz gegenüber. Hopes Genesung hatte damit auch einen hohen Preis.

Für mehrere jungen Männer aus der Gegend bildete Hope immer mehr den bewunderten Mittelpunkt: Das waren Eugen und Oskar Geck, Anton Fendrich und Carl Lehmann, rund zehn Jahre jünger als die etwa dreißigjährige Hope und ihr Mann. Anton

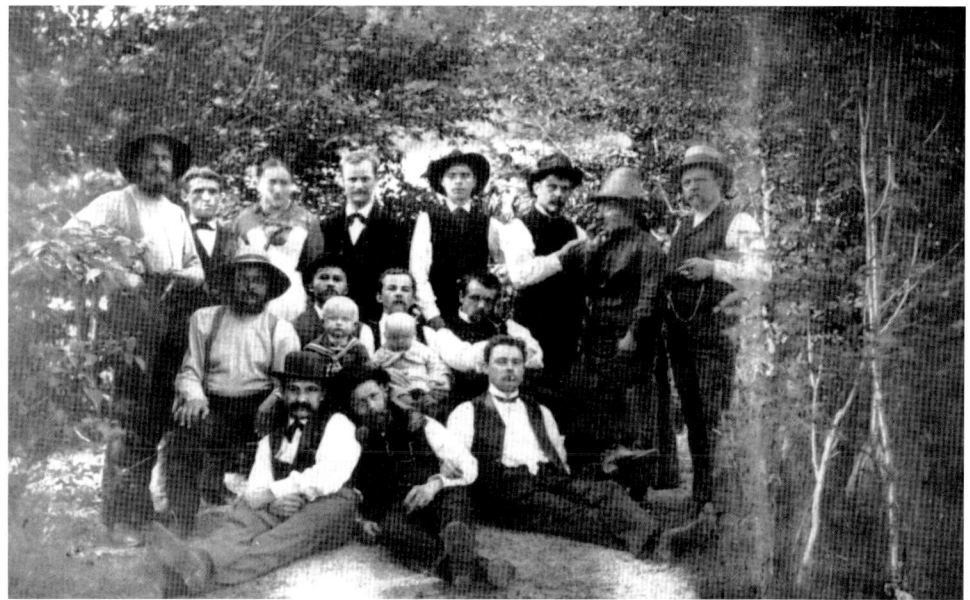

△ Freundesgruppe auf der Brandeck. Ganz rechts Dr. Otto Walther, Hopes erster Ehemann, daneben Hope mit Hut. Ein junger Mann steckt ihr gerade eine Zigarette an. Zwei Männer in der zweiten Reihe haben die Kinder Mara und Heinz auf dem Schoß, um 1887.

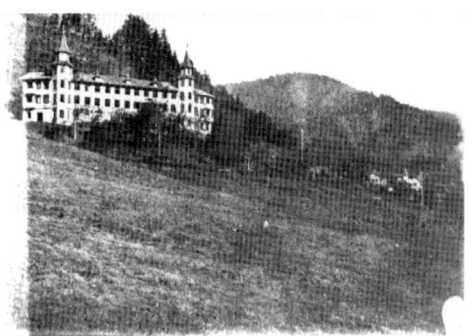

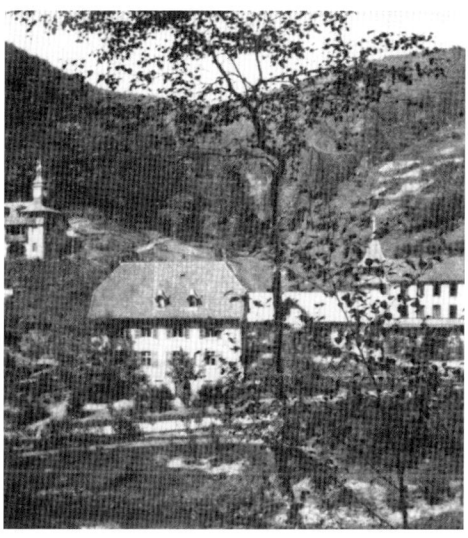

Die Lungenheilanstalt Nordrach, undatiert. In Nordrach entwickelten Hope Adams Walther und ihr Mann eine Lungenheilmethode, die auch in England vielfach kopiert wurde.

Fendrich berichtet darüber: „*Uneinig waren wir Jungen nur über die Erscheinung der Hope, die doch langsam in den Rang einer Familienheiligen aufrückte. Ihr ruhiges Gesicht entzog sich jedem raschen Urteil. Die lebendige Ebenmäßigkeit ihrer Züge gab Rätsel auf. Wenn man sich ihr Gesicht manchmal lebhafter wünschte, dann war doch die verborgene Würde der echten Frau jeden Augenblick in ihrer Nähe fühlbar. Mit dem vom Nacken her kurzgestutzen Haar und den unauffällig über die Stirn sich legenden Locken fehlte ihrer mittelgroßen Gestalt die eigentlich weibliche Anmut. Ihre Vorliebe zu Lodenkleidung stand im Gegensatz zu ihrer leichten Erscheinung. Aber aus diesem Antlitz voll Güte und Takt blickten die Augen so zuversichtlich, als ob nichts in der Welt anders als schließlich gut ausgehen könnte. Das waren nicht Signale vorübergehender Stimmungen bei ihr. Es war das Licht eines unveränderlichen Herzenszustandes. Das war ihre Schönheit.*"

„*Es ist wohl möglich, daß die Eröffnung des Feldzuges gegen ein System, welches die heutige Frau zur Untauglichkeit verdammt, der Initiative von weiblichen Ärzten vorbehalten ist, weil sie nicht nur mit dem Verstand, sondern auch mit dem Gefühl erfahren haben, was not tut.*"

Fendrich schreibt, Hope habe ihnen ein von ihr selbst geschriebenes Buch gezeigt, „Ein Winternachtstraum", der eine romantische Vision der Zukunft enthielt: „*Es war mit vielen Bildern und Plänen geschmückt, die sie im Haus in Aquarell malte und zeichnete. Das waren die Gesichte einer Fabierin, die ihr, im Winter, im Pelzsack in der Hängematte ruhend, über die Zukunft der Menschheit gekommen waren. Denn sie meinte nicht nur die Arbeiter, sondern alle Menschen, alle. Und wenn es auch nur Erfüllung in einem Buch war, daß die Großstädter nur noch in Bezirken lebten, die von Parkanlagen umschlossen waren, die Fabrikschornsteine nur noch weitab von menschlichen Wohnungen rauchten und kein Land der schmucken Arbeiterdörfer ohne Weizenland und Obstbau dastand, es riß uns fünf junge Weltverbesserer mit, und das Herz ging uns auf, auch wenn die Hope sagte, daß sie mit hundert Jahren rechne, bis es so weit sei. Bebel war entrüstet über unsere Schwärmerei für Hopes Buch. Er nannte es eine romantische Flausenmacherei und nahezu Verrat am Prinzip. Aber wir glaubten lieber an die warmherzig gesehenen hundert Jahre der Hope als an das kalt ausgerechnete Jahrzehnt Bebels.*"

Sie suchte auch ihre jungen Bewunderer zu verstehen und zu beraten. Es sei „*eine seltene Form von Selbsterhaltungstrieb bei ihr gewesen*", so Fendrich, „*die Gedanken anderer zur Reife zu bringen*". Dies galt auch für den bärenstarken, abenteuerlustigen und freiheitsdurstigen Carl Lehmann, dem Hope Englisch beibrachte und dessen beste Seiten sie auch in anderer Hinsicht zu wecken suchte. Gerda Walther schrieb: „*Immer wieder erzählte man mir, es sei erstaunlich gewesen, wie dieser Hüne sich von der kleinen Frau leiten ließ*".

Die badischen Sozialdemokraten, so vor allem Adolf Geck, waren engste Freunde des Arztehepaares. Es kamen aber auch immer wieder sozialdemokratische Freunde wie Wilhelm Liebknecht, Karl Grillenberger und August Bebel mit ihren Familien auf die Brandeck. Der Ort war sicher und die verfolgten Sozialdemokraten konnten sich hier etwas erholen. Bebels Tochter Frieda blieb wiederholt längere Zeit, ebenso später in Nordrach Clara Zetkins Söhne Maxim und Kostja.

Der große Freiburger Sozialistenprozess

Die Brandeck war also zum konspirativen Treffpunkt geworden. Im Mittelpunkt der Aktivitäten stand in dieser grenznahen Gegend der Schmuggel der verbotenen Zeitung „Der Sozialdemokrat" zunächst aus Zürich, später aus England über die Schweiz ins Deutsche Reich. Adolf und Josef Geck sowie Carl Lehmann hatten an Transport und Verbreitung großen Anteil.

Anfang September 1888 stand die Polizei vor der Tür. Sie durchsuchte die Brandeck, wo alle Betroffenen aus und ein gingen. Otto Walther wurde verhaftet, ebenso Adolf Geck, Carl Lehmann und 13 weitere. Otto Walther kam nach sechs Wochen Untersuchungshaft frei, die übrigen mussten noch länger warten, bevor ihr Prozess stattfand: Das war der große „Freiburger Sozialistenprozess". Es ging dabei um Schmuggel und Verbreitung sozialdemokratischer Schriften, besonders des „Sozialdemokrat".

Mit Blick auf den bevorstehenden Prozess schrieb Hope für Adolf Geck zusammen, was sich so in den letzten Monaten des Jahres 1888 auf der Brandeck ereignet hatte. Es wird ein reger freundschaftlicher Austausch sichtbar, der jedoch politisch eher harmlos wirkt: *„Mai, 31. Donnerstag. Fronleichnamsfest. Du kamst mit einem Wagen zu Haber Lenz und fuhrst mich, die Tante und die Kinder nach Gengenbach. Am selben Tag machte Otto mit Carl und einigen anderen Bekannten eine Partie nach der Moos, und Carl verstauchte sich den Fuß und blieb oben … Juni, 13. Mittwoch. Carl ließ ein Faß Bier heraufschicken. Du, Eugen, Börner, Schürmann und Hansert waren den Abend auf der Brandeck und gingt erst den nächsten Morgen herunter … 24. Sonntag. Otto fuhr nach Baden-Baden … 30. Samstag. Bebel war in Offenburg. Juli. 1. Bebel, du und Carl kamen früh zusammen auf die Brandeck. Nachmittags gingst du allein nach Durbach zum Buchdruckerfest. 2. Montag. Bebel reiste ab und traf dich, glaube ich, noch in Offenburg … 31. Dienstag. Frau Bebel und Frieda kamen an … 5. Sonntag. Nachmittags gingen wir mit dir, Carl, Frau Bebel und Frieda und den Kindern nach Reichenbach. Es war eine sehr schöne Partie …"*

In der Anklageschrift des Prozesses ging es dann zur Sache. So heißt es hier, die Angeschuldigten, darunter Carl Lehmann, seien hinreichend verdächtig, dass sie *„Mitte Juli d. J. in Lörrach bzw. in Offenburg verbotene socialdemokratische Druckschriften, insbesondere die Zeitung ‚Socialdemokrat' und eine Reihe von Heften der Socialdemokratischen Bibliothek … in gemeinschaftlicher Ausführung … im Gebiet des Deutschen Reiches verbreiteten, indem (sie) … infolge eines ihnen über Zürich zugegangenen Auftrages im Einverständnis der angeführten Offenburger Personen etwa 40 Kilo solcher verbotener Druckschriften zu verschiedenen Malen aus Basel über die Grenze zunächst in die Wohnung der … Eheleute in Lörrach schafften, dort in einem von M. beigeschafften Koffer des K. … verpackten, und indem sodann die Ehefrau P. mit Wissen und Willen der übrigen Beteiligten am 17. Juli den genannten Koffer im Gewicht von 50 kg als Passagiergut im Bahnhof von Lörrach nach Offenburg aufgab u. am selben Tage den Kofferschlüssel, sowie den von ihr seitens der Bahn behändigten Gepäckschein in Gemeinschaft mit Orgelbauer Bickel in einem eingeschriebenen Brief von Basel aus an die ihnen über Zürich zugegangene Adresse der Frau Zwick nach Offenburg übersandte, woselbst sodann der Inhalt des Koffers von Geck,*

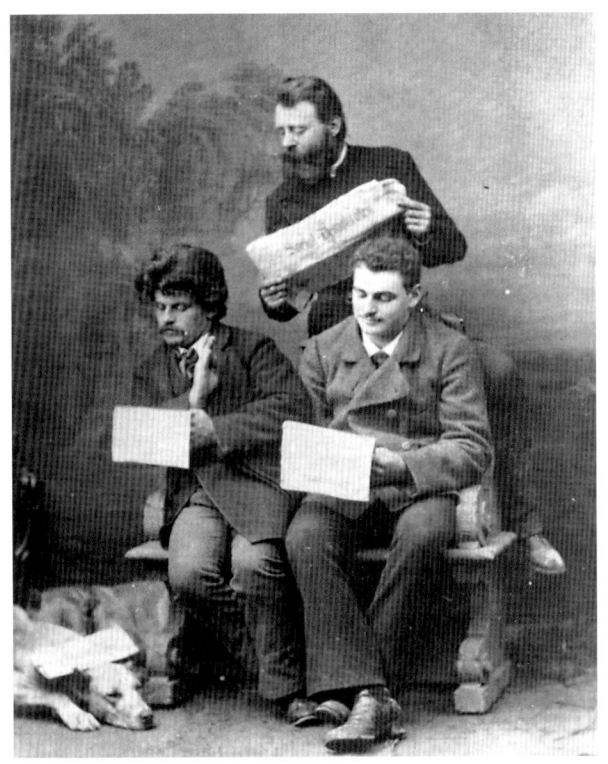

◁ „Adolf Geck mit Anzeiger, Oberleutnant Strehlen von der Villa Brandeck mit dem Social-Demokraten (Zürich, Socialistengesetz). C. mit dem Offenburger Volksfreund, Offenburg 1885". Die Offenburger Freunde machten sich einen Spaß daraus, die Zensurmaßnahmen zu ironisieren: Der Bezug der Zeitung „Der Sozialdemokrat" stand unter Strafe.

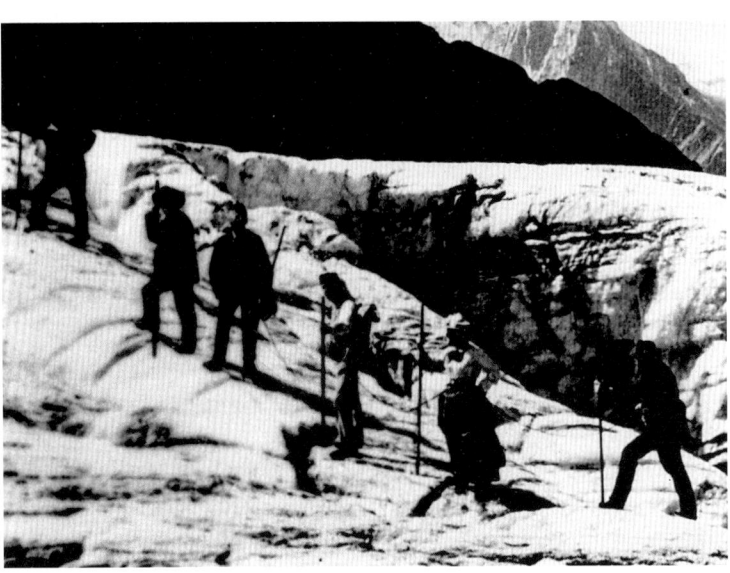

△ „Tour auf den Glarnisch nach dem Internationalen Congress in Zürich, 1893. C., Clara Zetkin, Dr. Marx aus Stuttgart, Ingenieur Bock, Lux". Die Schweiz war ohne eine Bergbesteigung offenbar auch für Sozialisten nicht vollständig. Clara Zetkin, mit Hut und langem Rock, war mit von der Partie.

Frau Zwick, Basler und Lehmann in Empfang genommen und weiter, besonders nach Stuttgart verbreitet wurde. "

Die Verhandlung dauerte mehrere Tage und einige der Angeklagten erhielten mehrmonatige Gefängnisstrafen, darunter auch Adolf Geck. Carl Lehmann gelang es, sich herauszuwinden. Nach der Verhandlung erklärte er seinen Freunden, „er habe selbst nicht gewußt, daß er so unschuldig sei". Eugen Geck schrieb viele Jahre später, gerade Lehmann habe sehr viel auf dem Kerbholz gehabt, es sei ihm jedoch gelungen, dies den Richtern zu verheimlichen. Adolf Geck musste seine Haft teilweise in Freiburg absitzen; seine Freunde von der Brandeck schrieben ihm regelmäßig. Nach seiner Freilassung reisten er und auch Lehmann im Juli 1889 zum Internationalen Arbeiterkongress nach Paris, angeblich fuhr Lehmann danach noch nach London. Er war schon damals bergbegeistert und führte später eine ganze Gruppe von Sozialdemokraten, darunter Clara Zetkin, in der Schweiz auf den Gletscher.

Nordrach – berufliche Erfolge und das Scheitern einer Ehe

Nach langer Suche fanden Hope und ihr Mann den richtigen Ort für ein großes Unternehmen: Sie errichteten im nahe gelegenen Nordrach nach Hopes Genesung ein großes Lungensanatorium. Die Patienten waren nicht in einer zentralen Klinik, sondern in Einzelhäusern, viele davon aus Holz, untergebracht. Die beiden Ärzte wandten sich gegen Liegekuren; sie fürchteten, damit das Herz zu schwächen, das später den Anstrengungen eines Berufsalltags nicht mehr gewachsen sei. Sie setzen auf das Wandern, legten Wanderwege an und verteilten Wanderkarten an ihre Patienten. Hygiene und Ernährung nahmen ebenfalls einen wichtigen Platz ein: So war jedes Zimmer mit eigener Dusche ausgestattet, es herrschten Alkoholverbot und klare Diätvorschriften. Wer dagegen verstieß, musste heimfahren.

Clara Zetkin besuchte, so die Information ihres Sohnes Maxim, aus Paris kommend das Sanatorium auf Empfehlung Bebels Ende 1890 als Patientin und lernte dort Hope kennen. Nordrach erwarb sich bald einen guten Ruf. Es kamen viele internationale Gäste, vor allem auch aus England und Frankreich. 1892 besuchte die englische Ärztin Dr. Jane Walker das Sanatorium, die eine wichtige Rolle in der „Socialist Medical Association" spielte und 1892 die erste moderne englische Heilstätte in Downham in Norfolk gründete. Acht der 18 ersten englischen Lungenheilanstalten wurden von Ärzten geführt, die Nordrach besucht hatten, drei von ihnen waren dort selbst wegen Lungentuberkulose behandelt worden. Auch in der Namensgebung wurde dies sichtbar: Die Sanatorien hießen „Nordrach on-Mendip ", „Nordrach-on-Dee " oder „Nordrach-in-Wales ". Dr. Hope Adams Walthers gute Kontakte nach England waren dafür ausschlaggebend. Otto Walther wiederum war die dominante Person in dem Sanatorium in Nordrach. Seine Tochter Gerda schreib später dazu: *„,Der Dr. Walther ist zwar ein Sozialdemokrat, und was für einer!' sagten manche Leute, ,aber hinten in der Nordrach, in seiner Heilanstalt, ist er der absoluteste Herrscher, den man sich nur denken kann!' Ja, so war es ... Der Vater schaffte Ordnung in seinem Reich, ,wie ein brüllender Löwe, der umhergeht und sucht, wen er*

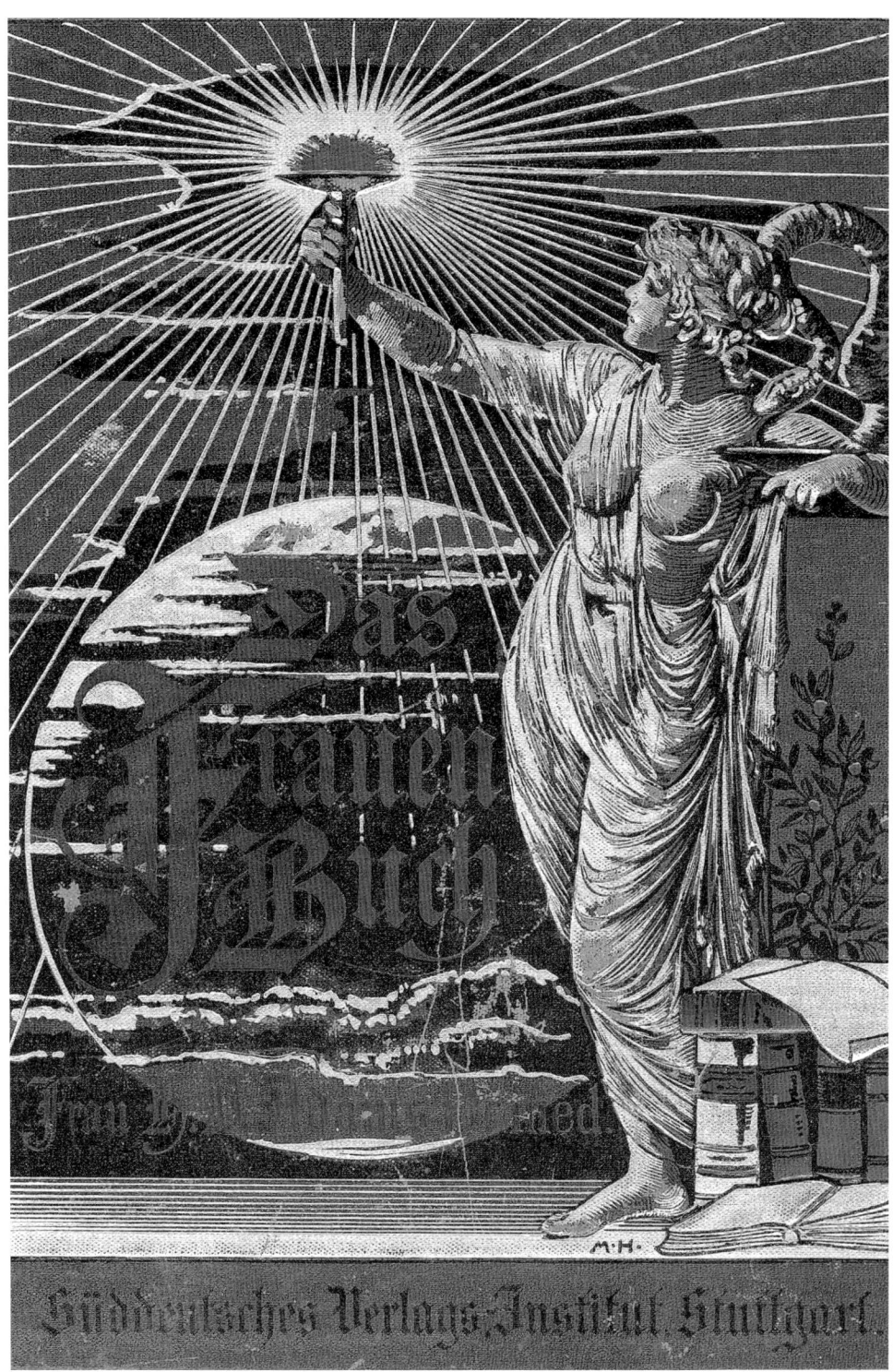

Das
Frauen
Buch

Süddeutsches Verlags-Institut Stuttgart.

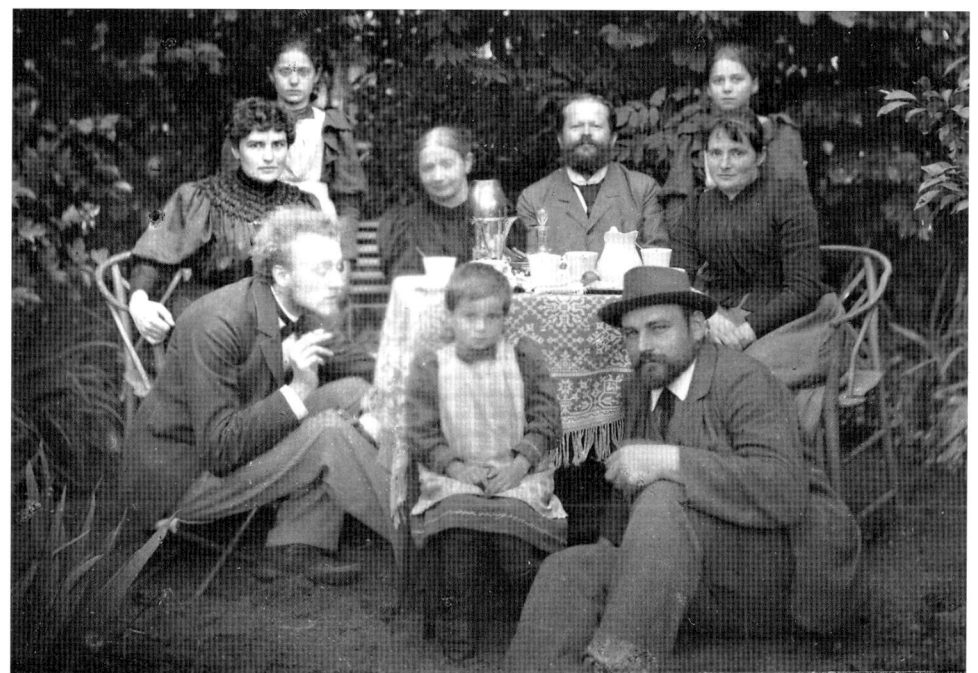

△ *„Gengenbach Villa Oréans. Elisabeth, Loge, Maria, Marie Oréans, Mutter, Carl Oréans, Clara Oréans, Bertha Oréans, C. 1894. "* Carl Lehmanns Familie, von der Mitte ausgehend im Uhrzeigersinn benannt; Maria Blei und Bertha Oréans waren seine Schwestern, „Loge" Franz Blei sein Schwager.

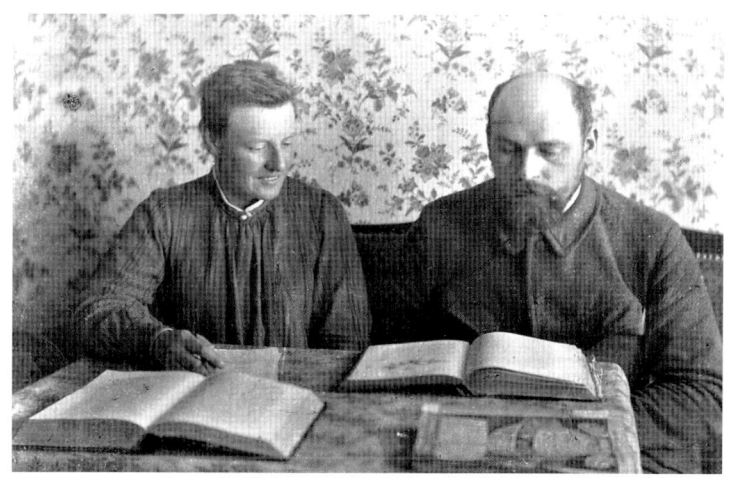

◁ *„H. und C. Schönwald 1895".* Das unverheiratete Liebespaar Hope Adams Walther und Carl Lehmann im Urlaub.

◁◁ *„Dr. med. Hope Bridges Adams, Das Frauenbuch. Ein ärztlicher Ratgeber für die Frau in der Familie und bei Frauenkrankheiten",* 2 Bände, Stuttgart 1896. Hope schrieb einen vielgelesenen Gesundheitsratgeber für Frauen, der neben medizinischen Erklärungen auch weitreichende Vorschläge für eine Alltagsreform enthielt.

verschlinge' (Wie denn auch die Sonne des am 1. August Geborenen im Löwen stand – doch was wußte man damals von solchen Dingen?! Er hätte sie mit Entrüstung abgelehnt.) Seine Heftigkeit war gefürchtet, und doch konnte er auch äußerst zart und liebevoll sein und von größter Hilfsbereitschaft. Das erfuhren so manche, die er umsonst oder fast umsonst in sein Sanatorium aufnahm. Gerade die Unmöglichkeit, viele seiner Kranken zu heilen, weil sie dazu die Mittel nicht hatten, obwohl es medizinisch möglich gewesen wäre, war einer der Beweggründe, die ihn zum Sozialismus geführt hatten."

Carl Lehmann wurde Verwalter in Nordrach. Wann genau aus kameradschaftlicher Verbundenheit und vertrautem täglichen Umgang zwischen Hope und Carl Lehmann Liebe wurde, ist nicht überliefert. Der kraftvolle und lustige Carl Lehmann, zehn Jahre jünger als Hope, gefiel ihr von Anfang an gut. Der am 8. Juli 1865 geborene Lehmann hatte trotz seiner Jugend zu diesem Zeitpunkt schon ein recht abenteuerliches Leben hinter sich: Er war der Sohn des Offenburger Gerbereibesitzers Roman Lehmann, der in seiner Heimatstadt auch als Stadtrat für das Zentrum wirkte. Aus Protest gegen das gutbürgerliche Elternhaus und die Schule warf Carl angeblich ein Tintenfass auf seinen Lehrer und wurde daraufhin von der Schule verwiesen, ebenso aus einem Internat in der Nähe von Ludwigsburg. In einer Realschule in Göppingen erwarb er doch noch sein Abitur. Nach dem Wehrdienst in München lernte er in der Gerberei des Vaters, begab sich dann auf Wanderschaft bis nach Skandinavien. Nach seiner Rückkehr geriet der rauflustige Hüne in einem Wirtshaus mit einem Polizisten aneinander. Um einer Verurteilung zu entgehen, wandte er sich nach Zürich. Dort bot er sich der sozialdemokratischen „Roten Feldpost" an. In ihrem Auftrag ging er zunächst nach Hamburg, danach arbeitete er im Ruhrgebiet in einem Bergwerk, bevor er in Offenburg als Druckschriftenschmuggler tätig wurde. 1889 schrieb er sich in Halle als Student der Landwirtschaft ein, ab 1890 studierte er Medizin in Straßburg.

In ihm fand Hope Adams, wie sie ein viertel Jahrhundert später schrieb, das „Glück ihres ganzen Lebens", mit ihm lebte sie bis zu seinem Tod 1915 in engster persönlicher und beruflicher Gemeinschaft, er war der Mann, der sie bewunderte, aber auch stützte und ermutigte. Vielleicht gab er ihr in seiner Verschiedenheit das, was ihr fehlte; verbindend wirkte sicherlich der gemeinsame Glaube an die Gestaltbarkeit der Zukunft.

Als Hope sich wegen Carl Lehmann von ihrem Mann trennen wollte, verweigerte er das, wohl auch, weil er sie im Sanatorium dringend brauchte; dies vermutet jedenfalls seine Tochter Gerda. Erst 1895, als auch er eine neue Partnerin gefunden hatte, stimmte er der Scheidung zu. Hope und Carl Lehmann heirateten am 8. Juni 1896 in München. Die beiden Kinder lebten seitdem während der Schulzeit bei der Mutter und in den Ferien beim Vater, schulische Fragen klärte man gemeinsam – ein für die damalige Zeit, in der „schuldig" geschiedenen Frauen meist nicht einmal das Besuchsrecht eingeräumt wurde, höchst ungewöhnliches Modell. Hope erhielt für ihren Beitrag zum Aufbau des Lungensanatoriums überdies einige Jahre lang von ihrem ehemaligen Mann Geld überwiesen. Doch Otto Walther verzieh nicht: Wenn in der Pubertät der Kinder oder später Probleme auftauchten, schob er das meist auf den „schlechten Einfluß" durch Hope und er verbot seiner Tochter aus seiner zweiten Ehe, Gerda, zu deren Leidwesen jeden Kontakt mit Hope. Er verkaufte 1906 das Nordracher Lungensanatorium offenbar für gutes Geld. Mit seiner dritten Frau und

Gerda zog er an den Starnberger See, auch um in der Nähe seiner Kinder zu sein. Dort erwarb er die Villa des Kammersängers Eugen Gura mit großem Park und Meierhof auf der Maxhöhe bei Berg. Wenn Bebel oder andere Sozialdemokraten nach München kamen, besuchten sie sowohl ihn in Berg als auch Hope in der Gabelsbergerstraße. Heinz Walther wurde später Arzt und auch die Tochter Mara machte in München Abitur und studierte Medizin.

Doch Mara kam, wie ihre Halbschwester Gerda berichtet, weder mit ihrer starken Mutter noch mit der Scheidung der Eltern zurecht. Rosa Luxemburg schrieb 1907 an ihren Freund Hans Diefenbach: *„Was Du über Fräulein Mara schreibst, scheint mir drollig ... Tatsache ist, daß die Mutter an August (Bebel) einen langen Klagebrief über sie geschrieben hat, das Mädchen wolle gar nicht mehr arbeiten und sei offenbar ‚nicht in Ordnung‘. Dasselbe hat an ihr auch ihr Vater bemerkt und klagte bei August wiederum über ihre Vernachlässigung durch die Mutter. Der Schluß ist, daß die Mutter ihr verbietet, nach Berlin zu gehen, und nur bereit ist, sie nach London oder Leipzig (in tantliche Obhut) gehen zu lassen. Das arme Mädchen will aber nach Berlin. Mir tut sie leid, sie sollte sich doch freimachen und dann basta.“* Letztlich setzte sich Mara durch und studierte in Berlin weiter. Dort lernte sie auch ihren zukünftigen Mann kennen, Dr. Angel Carlos Maggiolo, Professor für innere Medizin an der Universität Montevideo, auf Rundreise durch europäische Hauptstädte zum Studium von Laboreinrichtungen. Sie heiratete ihn 1909 und ging mit ihm nach Uruguay; dort wurde sie sehr katholisch und bekam acht Kinder. Ihr innerer Konflikt mit der dominanten Mutter löste sich offenbar auch später nicht auf; so verbrannte sie kurz vor ihrem Tod ihre gesamte Korrespondenz mit der Mutter.

Es war Hope Bridges Adams Lehmann also nicht gelungen, die Tochter mit ihrem Leben zu versöhnen. Die Scheidung der Eltern hatte für Mara eine andere Bedeutung, als sich dies die Mutter wünschen konnte und Carl Lehmann blieb für Mara derjenige, der die Ehe der Eltern zerstört hatte. In ihrem eigenen Leben entfernte sie sich räumlich und von den Lebenskonzepten her so weit wie möglich von der Mutter. Damit werden Schwachpunkte der mütterlichen Zuwendung sichtbar, die wohl nicht auf der intellektuellen, wohl aber auf der emotionalen Seite das Verhältnis zur Tochter trübten.

Das „Frauenbuch“ – die stille Revolution

In den Jahren ihrer schwierigen Ehesituation zwischen 1890 und 1895 schrieb Hope Adams ihr umfänglichstes publizistisches Werk: „Das Frauenbuch. Ein ärztlicher Ratgeber für die Frau in der Familie und bei Frauenkrankheiten.“ Es erschien 1896 in zwei Bänden in Stuttgart und erlebte allein innerhalb des ersten Jahres sechs Auflagen. In kurzer Zeit waren 40.000 Exemplare verkauft. Deshalb gab die Verfasserin ein Jahr später eine rund 700-seitige Kurzfassung heraus, „Die Gesundheit im Haus. Ein ärztliches Hausbuch für die Frau“.

Beide Bücher sollten medizinisches Grundwissen vermitteln, sie wollten aufklären und zu richtigem Verhalten anleiten. Es ging dabei nicht nur um Gesundheitsfragen im engeren Sinne, also um Ursachen und Bekämpfung von Krankheiten, das Spektrum reichte vielmehr von richtiger Ernährung, Bewegung und Kleidung bis zu Erziehung, Hygiene

„*Die Frau ist nur dann ganz Weib, wenn sie ein ganzer Mensch ist, und nur ein ganzer Mensch, wenn sie ganz Weib ist. Es besteht kein Gegensatz zwischen Kraft und Leidenschaft, zwischen Denkfähigkeit und Mutterliebe, zwischen Entschlossenheit und Geduld, zwischen Bildung und praktischem Verstand. Im Gegenteil, diese Eigenschaften bedingen sich wechselseitig.*“

Hope Bridges Adams Lehmann

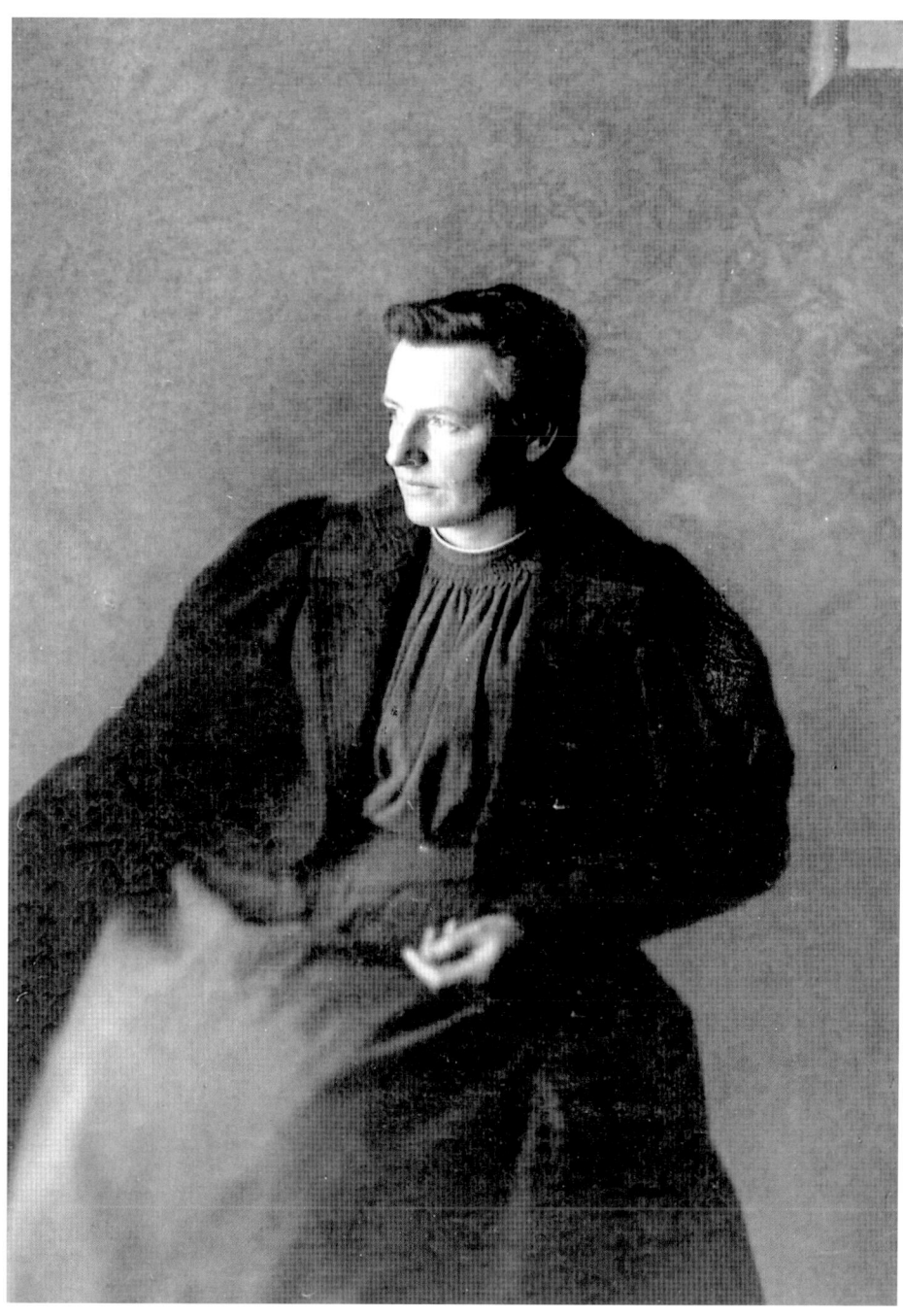

△ „*H. Gabelsbergerstr. 20a. 1898"*. Dr. med. Hope Adams Lehmann, fotografiert von ihrem Mann.

und Sexualverhalten; es richtete sich speziell an Frauen. Die Entstehung, Erkennung und Verhütung von Geschlechtskrankheiten bei Mann und Frau wurden ausführlich erklärt, ebenso andere, oft schamhaft verschwiegene Frauenkrankheiten. Das Buch enthielt Bezugsadressen für Verhütungsmittel, es nahm Stellung zu Onanie und gleichgeschlechtlicher Liebe. In der Unwissenheit vieler Frauen sah die Autorin die größte Gefahr für Gesundheit und Partnerschaft.

Daher beginnt ihr Buch so: *„Nachdem ich eine Reihe von Jahren in der Praxis gestanden hatte, lernte ich die Kranken, welche zu mir kamen, in drei Klassen einzuteilen. Die kleinste umfaßte diejenigen, deren Leiden weder durch die Kranken selbst, noch durch ihre Umgebung, noch durch die öffentliche Gesundheitspflege hätten abgewendet werden können. Die größte umfaßte diejenigen, deren Leiden durch unsere gesellschaftlichen Einrichtungen verschuldet werden, und gegen welche der Einzelne nichts vermag. Und die dritte, auch noch große, umfaßte diejenigen, deren Leiden durch die Unwissenheit von Kranken und ihrer Angehörigen zu Stande kommen. Besonders als Ärztin, im Verkehr mit kranken Frauen und Kindern, hatte ich täglich Gelegenheit, Zustände zu beobachten, welche für die Betreffenden die traurigsten Folgen gehabt hatten und noch haben würden, und welche durch ein verhältnismäßig geringes Maß von Sachkenntnis zu verhüten gewesen wären."*

Im ersten Band sollten die Frauen daher die Grundkenntnisse über das Knochensystem, die Muskeln, den Blutkreislauf, die Atmung, das Nervensystem, über die Sinnesorgane, die Ernährung und Ernährungskrankheiten, über Infektionen und Infektionskrankheiten sowie über Verletzungen und Vergiftungen kennenlernen, wie sie die Schule nicht vermittelte, wie sie aber zum Erkennen und richtigen Einschätzen von Krankheiten wichtig sind. Im zweiten Band geht es dann um die Frau selbst und ihre Krankheiten, illustriert mit vielen medizinischen Zeichnungen. Diese Zeichnungen wirkten abschreckend: Hopes Neffe William Bridges Adams, später Schauspieler und Theaterleiter in Stratford-upon-Avon, berichtete, diese hätten ihm jahrelang das weibliche Geschlecht suspekt gemacht. Neben den Beschreibungen finden sich immer wieder weit über das Medizinische hinaus führende Bemerkungen, die deutlich machen, wie eng Hope Adams die Unkenntnis der Frauen über ihren Körper mit der Unwissenheit in den Fragen des geschlechtlichen Zusammenlebens und damit auch mit dem Unglück vieler Frauen in Liebe und Ehe in Zusammenhang brachte. In mancher Hinsicht drehten sich dabei die Sichtweisen diametral um: Wurde zeitgenössisch oft der Frauenkörper, vor allem der von Prostituierten, als die gefährliche Quelle von Infektionen des Mannes beschrieben, so ist es bei ihr der Mann, der die ahnungslose Frau in der Ehe mit Geschlechtskrankheiten ansteckt und damit möglicherweise ihr Siechtum verschuldet. Hope Adams bleibt jedoch nicht bei dieser einseitigen Sichtweise stehen, nein, sie fordert die Frau auf, dem Mann eine vollwertige Liebespartnerin zu werden, um so die Prostituierte – und damit auch die Ansteckungsgefahren – zu verdrängen.

Im Schlusswort schreibt sie: *„Und jetzt sammeln wir die Fäden, die in den vorangehenden Kapiteln nebeneinander herlaufen. Der Hauptfaden, der rote Faden, ist die Vermeidbarkeit der Krankheiten. Mit wenigen Ausnahmen haben wir sämtliche Gesundheitsstörungen auf zwei Ursachen zurückführen können, nämlich auf Unterernährung und Infektion. Wie diese einwirken und wie sie zu* *bekämpfen sind, ist der eigentliche Inhalt des Frauenbuches ... An Stelle von Hausmitteln gegen Krankheiten stehen Angaben über eine Lebensweise, wodurch Krankheiten verhütet werden. Denn die Heilung ist Sache des Arztes, die Verhütung aber ist Sache eines Jeden."* Durch ihr Buch möchte sie die Frauen dazu bringen, die Schwere ihrer Erkrankung erkennen zu können und damit rechtzeitig zum Arzt zu gehen, sei er nun männlichen oder weiblichen Geschlechts. Doch gegen Tuberkulose und ansteckende Geschlechtskrankheiten sei die Gesellschaft noch machtlos. Deren Beseitigung bleibe kommenden Zeiten vorbehalten. Bis dahin müsse man jedoch dafür sorgen, dass die eigenen Kinder diese zukünftige Gesellschaft möglichst gut vorbereitet erreichen könnten.

Mit diesem Buch legte Hope Bridges Adams den Grundstein für ihre Tätigkeit als Publizistin. Sie, die gebürtige Engländerin, schrieb hervorragendes Deutsch und sie nahm, vielleicht gerade wegen ihrer Zweisprachigkeit, Stilfragen sehr ernst. Die Titel vieler ihrer Aufsätze und Rezensionen, die sie in den folgenden Jahren vor allem in der „Neuen Zeit" und den „Sozialistischen Monatsheften" veröffentlichte, sind bereits Programm: „Mann und Weib", „Frauenstudium und Frauentauglichkeit", „Das Weib in seiner Geschlechtsindividualität", „Die sogenannte Naturheilkunde", „Der Vegetarismus", „Der Säugling und seine Ernährung", „Zur Psychologie der Frau", „Die Frau vor der Wissenschaft", „Die Vorbereitung der Frau zur Lebensarbeit", „Neue Geschlechtsbahnen", „Das Weib und der Stier", „Mutterschutz", „Die Arbeit der Frau", „Das wilde Heer", „Gesundheitspflege für die arbeitenden Klassen", „Die Schule der Zukunft", „Sexuelle Pädagogik", „Beruf und Ehe", „Die Unterbrechung der Schwangerschaft". Auch in der sozialdemokratischen Münchener Post erschienen immer wieder Artikel, die vermutlich aus ihrer Feder stammten. Sie fasste also ihre Aufgabe als Ärztin weit. Durch das Schreiben erreichte sie ein großes Publikum und machte sich einen guten Namen, der auch ihre Praxis förderte.

Mit etlichen ihrer Artikel griff sie aktuelle Themen auf, die in der Sozialdemokratie diskutiert wurden. Das betraf zum Beispiel die Naturheilkunde, gegen deren positive Rezeption durch die Arbeiter sich sozialdemokratische Ärzte vehement wehrten. Arbeiter vertrauten oft mehr den Naturheilkundigen als akademischen Ärzten. Ein anderes Thema waren Mutterschutz und Säuglingspflege; dabei stand die Bemühung im Vordergrund, die hohe Säuglingssterblichkeit zu senken, dies durch bessere Ernährungsbedingungen für die Arbeiterfrauen, aber auch durch eine vernünftige Milchversorgung.

Weibliche Ärzte – die Anfänge

Als sich Hope Adams Lehmann 1896 mit Carl Lehmann in München als erste Ärztin niederließ, durften sich Frauen in Deutschland immer noch nicht an Universitäten immatrikulieren, sie konnten keine Staatsexamina ablegen und nicht den Doktortitel erwerben, es gab keine Approbation für weibliche Ärzte und erst nach einem Bundesratsbeschluss von 1899 durften Frauen in Deutschland studieren. Im Jahr 1894 war der Chefarzt der Münchner Universitäts-Frauenklinik, Professor Franz von Winckel, noch vom bayerischen Kultusmini-

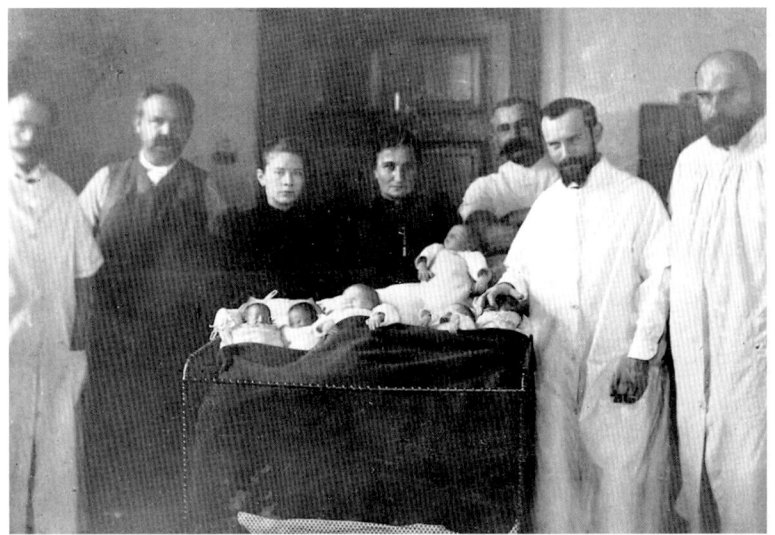

△ *„Geburtshilfliche Klinik (Freund), 1894. C. Ärzte, Personal, Drillinge"*. Geburtshilfliche Tätig-
keit bedeutete vor dem Ersten Weltkrieg normalerweise die Betreuung von Hausgeburten.
Doch Drillinge waren kein Normalfall. Hope kämpfte darum, auch die normale Geburt ins
Krankenhaus zu verlegen, um Hygienestandards und Erholung zu sichern.

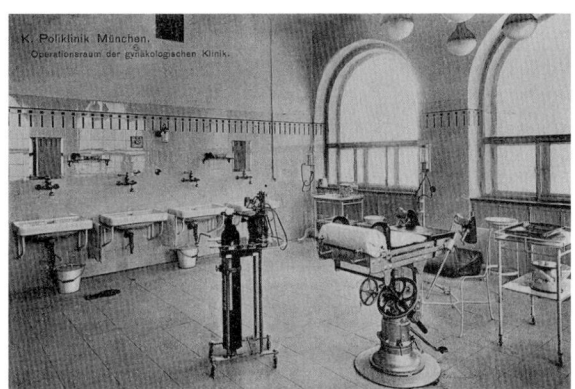

▷ Blick in einen zeitgenössischen
gynäkologischen Operationssaal.

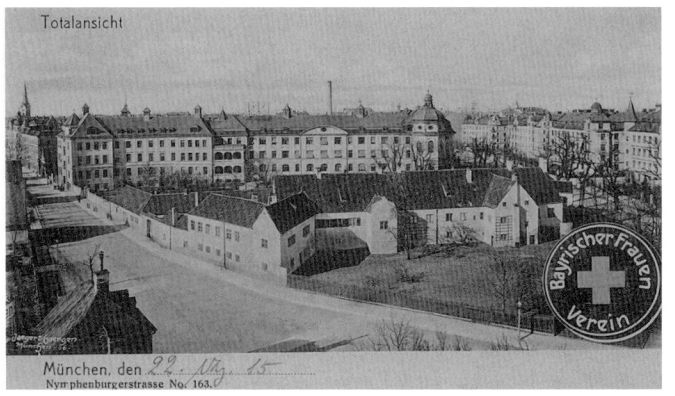

◁ Rotkreuz-Kranken-
haus, Nymphenburger
Straße, 1915. In diesem
Krankenhaus verfügte
Hope bis 1914 über Be-
legbetten, hier operierte
sie mit großem Erfolg.
Foto Fritz Goergen.

sterium gerügt worden, weil er einige im Ausland promovierte Frauen – darunter Sophie Nordhoff aus den USA – für je zwei Monate an seiner Klinik hatte volontieren lassen; die Klinik sei ein „Universitäts-Attribut" und „nach ihrer Zweckbestimmung nur Universitäts-studierenden zugänglich". Fast zwanzig Jahre lang hatte sich also wenig bewegt, war es doch bereits Mitte der siebziger Jahre Franz von Winckel gewesen, der als erster deutscher Klinik-chef in Dresden angehenden Medizinerinnen die Möglichkeit des Praktizierens geboten hatte. Und noch 1904 musste sich Hope Adams Lehmann, die zu der in der Schweiz pro-movierten Ärztinnengeneration gehörte, nach einer Denunziation vor Gericht dagegen verteidigen, sie habe unberechtigt den Doktortitel geführt und sich ohne Approbation als Geburtshelferin betätigt.

Dennoch plädierte Dr. Hope Bridges Adams Lehmann bereits 1896 in der „Deut-schen Medizinischen Wochenschrift" für die Gleichbehandlung männlicher und weibli-cher Ärzte.

War das Wunschdenken oder Realität? Darüber äußerte sich Adams Lehmanns Kol-legin Rahel Straus, die 1908 ihre Praxis in München eröffnete: *„Patienten, die zu einer Ärztin kamen, waren in erster Linie berufstätige Frauen der gebildeteren Klasse: Lehrerinnen, Se-kretärinnen, gehobene geschäftliche Angestellte. Sie, die zu sich selbst Vertrauen hatten, hatten auch Vertrauen zu der Frau, die sie beraten sollte. Dann kamen Frauen des kleinen Mittelstandes – sie sa-hen im Mann oft so etwas wie einen Gegner, der auf sie herabsah, der sie nicht ernst nahm. Dann kam die christliche bürgerliche Frau aus dem Mit-telstand, nicht die reiche Frau, und zu allerletzt kam die jüdische Frau; sie fand den Weg zur Ärztin am schwersten."* Männer kamen jedenfalls nicht zu den ersten Ärztinnen, die daher meist auf Frauenkrankheiten und Geburtshilfe beschränkt blieben.

„Im allgemeinen ist es nicht wahr, daß Frauen sich scheuen, sich von männlichen Ärzten behandeln zu lassen, und es wäre schwer einzusehen, weshalb sie sich scheu-en sollten. Die Wissenschaft hat kein Geschlecht. Ebensowenig aber ist einzu-sehen, weshalb die Männer sich scheuen sollten, sich von weiblichen Ärzten behandeln zu lassen. Das Geschlecht hat in dem einen Fall sowenig zu sagen wie in dem anderen. Auf die Leistungsfähigkeit allein kommt es an."

Die ersten akademisch ausgebildeten Medizinerinnen praktizierten vorwiegend in Großstädten, vor allem in Berlin und München. München bot einen guten Arbeitsmarkt. Seit 1903 durften in Bayern die Frauen studieren, nun wurde der Arztberuf für sie immer attraktiver. Das Medizinstudium bot die Möglichkeit akademischer Qualifikation in einer geschlechtsspezifischen Nische, denn kaum einer stellte letztlich ernsthaft die grundsätzli-che weibliche Befähigung zum Heilberuf in Frage. Das Bild der Mann und Kinder pfle-genden und umsorgenden Frau war fester Bestandteil bürgerlicher Wertvorstellungen und gehörte zum Repertoire von Unterhaltungsromanen, Medizinratgebern und illustrierten Zeitschriften. Angehende Ärztinnen mussten daher nicht von vorne herein befürchten, aufgrund ihres Studiums ganz und gar ihre weibliche Identität einzubüßen. Im Gegensatz zu dem zweiten gesellschaftlich akzeptierten Feld weiblicher Betätigung, dem Beruf der Lehrerin, gab es bei den Medizinerinnen überdies keine Verpflichtung zu zölibatärer Lebensweise; ein beträchtlicher Teil der praktizierenden Ärztinnen war verheiratet. Hier entstand also ein neuer weiblicher Lebensentwurf: Akademisch qualifizierte Frauen gingen einer anstrengenden, aber hoch angesehenen Tätigkeit nach und verzichteten, wie Hope Adams Lehmann, trotz aller damit verbundenen Probleme nicht auf Ehe und Familie.

So war zwar die zweite in München praktizierende Ärztin, die als Schulärztin arbeitende Mally Kachel, unverheiratet, aber die dritte, Rahel Straus, hatte eine große Familie und führte ein reges gesellschaftliches Leben. Sie schrieb dazu: *„Ich habe es immer bedauert, wenn ich sah, wie schnell andere Studentinnen, wenn sie einen Mann gefunden hatten, auf ihren eigenen Weg verzichteten. Ich kann es halt nur so erklären, daß ihr inneres Verhältnis zum Beruf, den sie erwählt hatten, eben doch nur schwach war, ein Ersatz, nie eine Notwendigkeit. Jedenfalls ich habe es nie bereut, auf diese Weise ein ganzes, erfülltes Leben gehabt zu haben, wie es Frauen kaum je vergönnt ist. Ein voll erfülltes Frauenleben an der Seite eines geliebten Mannes und einen großen selbständigen Wirkungskreis als Ärztin.“* Genau dies war auch die Position von Hope Adams Lehmann.

Obwohl Hope von der Gleichheit der Geschlechter überzeugt war, sah sie klar die besondere Bedeutung weiblicher Ärzte. Sie schrieb in ihrem Aufsatz „Die Vorbereitung der Frau zur Lebensarbeit“: *„Es scheint mir, daß gerade die weiblichen Ärzte eine besondere Verantwortung … trifft. Sie kennen die weibliche Unzulänglichkeit aus eigenster, persönlichster Erfahrung, sie haben im eigenen Fleisch empfunden, was es heißen würde, mit der weiblichen Schwäche aufzuräumen, sie kennen auch besser als der Mann die Hindernisse, welche sich der Frau entgegenstellen und sie sind gewöhnt, sich mit den vielen täglichen Kleinigkeiten zu befassen, deren Gesamtheit bei einer richtigen Lebensweise ausschlaggebend ist. So sehr ich auch die Devise ‚Die Ärztin für die Frau‘ bekämpfe und so fest ich überzeugt bin, daß bei der Ausübung der Heilkunde das Geschlecht keinerlei Rolle mitspielt, glaube ich doch, daß in diesem einen Punkte: die rationelle Regelung der weiblichen Lebensweise, für die nächste Zeit wenigstens dem weiblichen Arzt eine besondere Aufgabe zufällt, welcher sie eher gewachsen sein dürfte als der Mann. … Es ist wohl möglich, daß die Eröffnung des Feldzuges gegen ein System, welches die heutige Frau zur Untauglichkeit verdammt, der Initiative von weiblichen Ärzten vorbehalten ist, weil sie nicht nur mit dem Verstand, sondern auch mit dem Gefühl erfahren haben, was not tut. Mit dem Verstand allein ist noch keine Revolution gemacht worden und auch die Revolution, welche die Frau von ihrer Schwäche befreien soll, braucht als bewegende Kraft den Schmerz, den Groll und die Empörung der von der Schwäche geknechteten Frau.“*

Als Ärztin in München

Hope führte mit ihrem Mann eine Gemeinschaftspraxis, mit einem gemeinsamen Sprechzimmer und gemeinsamer Buchführung. Zwischen 1898 und 1905 war im Stadtadressbuch jedoch nur Carl Lehmann zu finden, zunächst mit dem Zusatz „Praktischer Arzt, Kassenarzt“, dann „Allgemeine Praxis und Spezialarzt für Chirurgie“. Erst nachdem Hope Adams

Lehmann ihre Approbation erhalten hatte, war auch ihr Name als „Praktische Ärztin und Frauenärztin" dort aufgeführt; sie selbst gab an, seit 1900 in München zu praktizieren. Wie viele Kollegen berichteten, hatte sich Hope Adams Lehmann durch ihre Hilfsbereitschaft und Tüchtigkeit einen hervorragenden Ruf erworben und genoss ein „außerordentliches Ansehen". Sie sei, so Dr. Mieczyslaw Epstein, „opferfreudig und uneigennützig" sowie „außerordentlich gewissenhaft". Professor Gustav Klein, Leiter der gynäkologischen Poliklinik, bezeichnete Adams Lehmann als „Arzt von großen Kenntnissen und vorzüglicher wissenschaftlicher Ausbildung".

Der Tag begann für die Ärztin früh: Zwischen sieben und acht Uhr morgens verließ sie jeweils ihre Wohnung in der Gabelsbergerstraße 20a und fuhr mit dem eigenen Auto in das Krankenhaus des Roten Kreuzes an der Nymphenburger Straße. Dort operierte sie vormittags oder besuchte ihre Patientinnen, ebenfalls mit dem Auto. Inzwischen hielt Carl Lehmann morgens von 8 bis 9 Uhr Sprechstunde in der gemeinsamen Praxis, ebenso nachmittags außer Sonn- und Feiertags von 14 bis 15 Uhr. Hopes Sprechstunde begann um 15 Uhr und dauerte offiziell bis 17 Uhr, freitags bis 18 Uhr. Doch manchmal ging es bis 11 oder 12 Uhr abends. Dazu Dr. Rudolf Schollenbruch, praktischer Arzt in München-Giesing: *„Frau Dr. Lehmann hat eine außerordentlich große Praxis; mir haben Patientinnen erzählt, daß sie von 3 Uhr nachmittags bis nachts 11 Uhr warten mußten und daß Frau Dr. L. trotz sichtlicher völliger Erschöpfung ihre Sprechstunde fortgehalten habe. Von sehr vielen Patientinnen wurde mir die Pflichttreue und die ungewöhnliche Sorgfalt und Gründlichkeit, mit der Frau Dr. Lehmann sie untersuchte, aufs wärmste gepriesen."*

Was verdiente eine Ärztin wie Hope Adams Lehmann mit ihrer unermüdlichen Arbeit? Das ist schwer zu sagen: Eine gut gehende Privatpraxis konnte sehr lukrativ sein, aber auch Kassenpatienten sorgten für ein regelmäßiges Einkommen. Da die Zahl der pflichtversicherten Patienten ständig zunahm, wuchs die Bedeutung der Kassenzulassung für Ärzte.

Über Hope Adams Lehmanns Verdienst zumindest im Jahr 1914 lässt sich etwas mehr sagen. Sie selbst gab an, nach Abzug der großen Unkosten für die Wohnung, das Auto (das Ehepaar Lehmann besaß es wohl seit 1906), ein zweites Dienstmädchen für die Praxis und ärztliche Instrumente nur noch so viel Geld übrig gehabt zu haben, um 2.400 Mark im Jahr für eine Altersversicherung bezahlen zu können. Sie machte auch konkrete Angaben über die Kostenerstattung durch die Krankenkassen: *„Von der Kasse konnte ich für eine Ausräumung des Uterus, wenn sie von der Vagina aus, also ohne Schnitt erfolgte, früher zehn Mark, seit heuer 15 Mark beanspruchen. In diesen Fällen habe ich häufig noch draufbezahlt, da ich dem zweiten zur Operation zugezogenen Arzt zehn Mark und dann, wenn Narkose notwendig war, auch dem narkotisierenden Arzt zehn Mark zu bezahlen hatte … Bei Operationen, bei denen es sich nicht nur um Ausräumung der Gebärmutter, sondern auch um Entfernung des supravaginalen Teiles der Gebärmutter handelte u. bei denen daher der Leibschnitt erfolgen mußte, konnte ich von der Kasse 50 Mark beanspruchen; hiervon blieben mir nach Auszahlung von je 10 Mark für den assistierenden und den narkotisierenden Arzt noch 30 Mark; Narkose war allerdings nicht immer notwendig. Privatpatientinnen waren es nicht viele. Für eine Ausräumung von der Vagina aus beanspruchte ich zwischen 30 bis zu 200 Mark, je nach den Vermögensverhältnissen der Patientin; für Fruchtentfernung mit Leibschnitt beanspruchte ich zwischen 100 und 1200 Mark. Den letzteren Betrag, den ich nur bei einem einzigen*

Falle bei einer Versicherungsdirektorsfrau K. verlangte, habe ich aber nicht erhalten; der Ehemann teilte mir mit, daß ich seine Verhältnisse überschätzt hätte; ich forderte ihn auf, die Gebühr selbst nach seiner Vermögenslage zu berechnen, worauf er mir 900 Mark schickte. Dieser Fall ist der einzige, in dem ich 900 M bekam; in einem anderen Fall habe ich 600 Mark beansprucht, aber nur 200 Mark bekommen; die weitaus meisten Fälle bewegen sich zwischen 100 und 200 Mark. Man darf also nicht etwa glauben, daß ich zahlreiche Operationen gemacht hätte, bei denen gleich Hunderte von Mark für mich herausgesprungen wären. Die vielfach verbreitete Anschauung, daß ich eine sehr einträgliche Praxis gehabt hätte, … ist ein großer Irrtum."

Wer waren ihre Patientinnen, welche Krankheiten hatten sie, wie erlebten sie die Ärztin? Dr. Mieczyslaw Epstein meinte dazu, da Hope Adams Lehmann einer der ersten weiblichen Ärzte Deutschlands sei, gingen *„gerade zu ihr Frauen, noch dazu in solch heiklen Angelegenheiten, lieber als zu einem männlichen Arzt. Das von ihr verfaßte, für Frauen bestimmte populäre Werk hat ebenfalls dazu beigetragen, ihren Ruf gerade bei den weiblichen Patientinnen zu begründen. Sie hat also auf diese Weise einen großen Patientinnenkreis, wie ihn kaum ein anderer Münchner Arzt aufzuweisen hat."*

Zunächst war es unter den wohlhabenden Münchner Frauen Mode, zu ihr zu gehen: *„Konsultiert wird Frau Dr. Lehmann-Adams vorzugsweise von Damen besseren Standes und hat dieselbe reichlich zu tun"*. Doch das wandelte sich. Daran war vor allem ihre soziale Grundeinstellung schuld. Dr. Anton Hengge berichtete darüber: *„Ich bin überhaupt der Anschauung, daß sich der Krankenkreis, der von Frau Dr. Lehmann behandelt wird, im Laufe der Jahre geändert hat: Die Gepflogenheit der Frau Dr. Lehmann, zwischen ihren Patientinnen, gleichgiltig ob zahlende oder Krankenkasse oder überhaupt Arme, bei Abhaltung der Sprechstunden durchaus keinen Unterschied zu machen, hat wohl viele Patientinnen, die den begüterten Klassen angehören, von ihr weggetrieben. Dr. L. hält nicht gesonderte Sprechstunden für Kassenmitglieder, und besteht darauf, daß alle Patientinnen, gleichgiltig wer sie sind, in der Reihenfolge vorgelassen werden, wie sie sich eingefunden haben; da muß natürlich die reiche Dame auf die arme Frau warten, was manche Patientin verschnupft. Hinzu kommt, daß Frau Dr. Lehmann sich um ihre armen Patientinnen nicht nur in ärztlicher Beziehung, sondern auch anderweitig sehr bemüht, ihnen Stiftungsgelder zu verschaffen sucht, Arbeitsgelegenheit vermittelt, für manche auch im Roten Kreuz bezahlt; das bewirkt, daß sich die Armen besonders zu ihr drängen."*

Hope Adams Lehmann war eine großartige Ärztin, die Vertrauen zu schaffen verstand und die Zuversicht gab. Die Frauenrechtlerin Lida Gustava Heymann schrieb über sie: *„Neben Dr. Tiburtius und Dr. Lehmus war Dr. Adams eine der ersten Ärztinnen, die in Deutschland praktizierten. … Seit 1896 lebte sie in München, wo ihre Praxis derartig ausgedehnt war, daß man kaum begreifen kann, wie sie dieselbe bewältigte. Wer sie einmal als Ärztin gehabt hat, der allein kann voll ermessen, was diese Frau ihren Kranken gab. Sie gehörte zu jenen seltenen Ärzten, die physische wie psychische Kraft ausströmen, deren Worte wie Balsam alle Schmerzen lindern. Deren Anwesenheit allein schon Gesundung bedeutete, weil sie den Willen zum Gesunden weckte; so half sie nur zu häufig ihren Kranken mehr durch ihre Persönlichkeit, als durch medizinische Mittel."*

Aus den Angaben, die Hope Adams Lehmann über ihre Patientinnen machte, sowie aus den Vernehmungen im Rahmen der später gegen sie geführten Untersuchung wegen an-

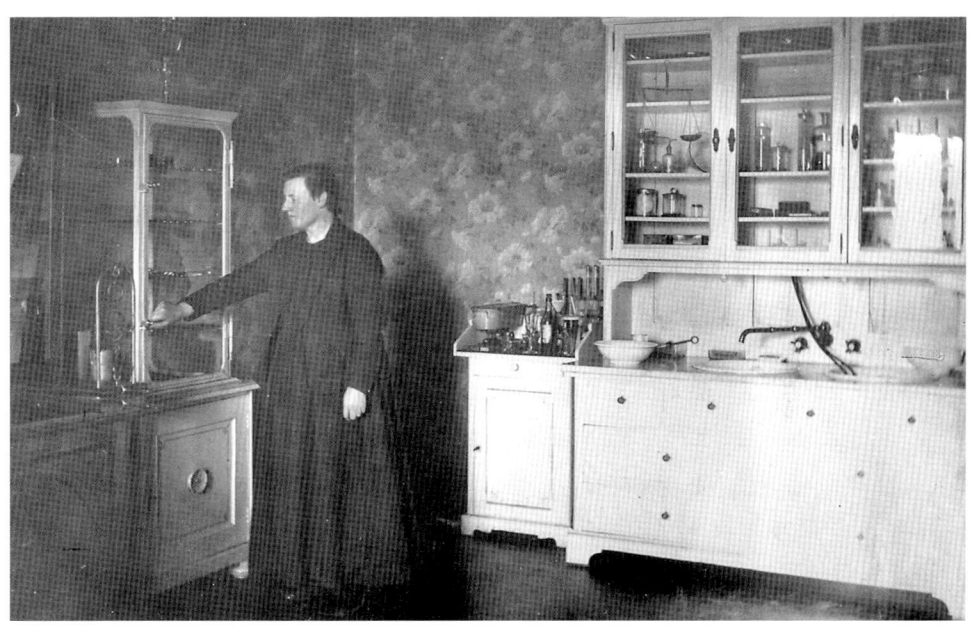

△ „H. im Sprechzimmer. 1901". Dies ist das bisher früheste Bild einer deutschen Ärztin in ihrer Praxis.

geblich illegaler Abtreibungen, lässt sich weiteres rekonstruieren. Zunächst Auszüge aus ihren Aufzeichnungen von 1914: *„Frau T. Sch., Zeitungsträgerin, Alter 43, 13 Geburten, 7 lebende Kinder, Bei den vier letzten Geburten Placentalösung mit schwerer Blutung"*, *„Frau E.K., Tagelöhnersfrau, Strickerin, Alter 44, 12 Geburten, 6 lebende Kinder. 10., 11. und 12. Entbindung Querlagen in der Klinik. Varicen. Stechen im Rücken. 7. Kind lungenkrank, 9. Kind Tbc gestorben, … Rechte Spitze verkürzt, Expirium verlängert, 8 Wochen beobachtet, Tbc pulm."*

Eine weitere Patientin, die Frau eines „Ausgehers" gab bei ihrer Befragung an: *„Ich habe 11 mal entbunden, zuletzt am 26. Januar 1912. Zur ersten Entbindung – Zangengeburt – mußte ein Arzt herangezogen werden. Die übrigen Entbindungen sind den Verhältnissen entsprechend verlaufen. Ich leide schon seit vielen Jahren an Gelenkrheumatismus. Ich bin infolge der vielen Entbindungen herzleidend und stand deshalb schon öfters bei Dr. Löwenthal, Schellingstraße 102/I, in Behandlung. Als ich im August 1912 wieder schwanger wurde, stellte sich heftiges Erbrechen ein, ich wurde fast täglich ohnmächtig. Ich wendete mich schließlich am 13. September 1912 an Frau Dr. Lehmann, welche mir von einer Frau, deren Namen ich nicht weiß, empfohlen wurde. Dieselbe untersuchte mich nur einmal am Herzen und im Unterleibe und erklärte, daß ich das Kind nicht austragen könne, daß vielmehr ein Abgang oder eine Frühgeburt eintreten werde, was für mich infolge meines Herzleidens sehr bedenklich erscheine. Sie empfahl mir eine Operation und bemerkte dabei, daß nur dadurch mein Leben gesichert werden könne. Auf dieses hin entschied ich mich zur Operation, welche am 16. September 1912 im Roten Kreuz unter Anwendung eines Leibschnittes durch Frau Dr. Lehmann und ihren Ehemann vorgenommen wurde. Ob noch ein weiterer Arzt zugegen war, weiß ich nicht. Es wurde mir die Gebärmutter und die Leibesfrucht entfernt und außerdem wurden, wie mir Frau Dr. L. sagte, die Eileiter durchschnitten. … Ich war damals Mitglied der hiesigen Ortskrankenkasse, durch welche die Operationskosten bezahlt wurden."*

Da die hier zitierten Patientinnen im Rahmen der Untersuchung gegen Adams Lehmann von 1914/15 wegen Schwangerschaftsabbruch vernommen worden waren, ging es hier um die Frage, ob die Krankheiten der Frauen eine ausreichende Grundlage für eine medizinische Indikation geboten hatten. Dem zeitgenössischen Forschungsstand nach wusste man, dass sich beispielsweise Tuberkulose während einer Schwangerschaft deutlich verschlimmerte und das Leben der Mutter bedroht war; die Lebenserwartung der Kinder solcher Frauen war nur gering. Daher sah auch die „Münchner Medizinische Wochenschrift" die Tuberkulose „in jedem Fall" als Grund für einen Abbruch an. Sehr viele der von Hope Adams Lehmann behandelten Patientinnen litten an Krankheiten wie Tuberkulose, Anämie oder Erschöpfungszuständen.

Im Gegensatz zu anderen Ärzten hatte sich Hopes Praxis immer mehr zur Armenpraxis entwickelt, mit all den Problemen, die das mit sich brachte. Und sie verschloss sich den Problemen nicht, sondern war bereit, die Sicht ihrer Patientinnen einzunehmen, auch und gerade wenn es um Schwangerschaft und Geburt ging. Sie schrieb: *„Aber das ist doch lediglich eine Sittlichkeitsfrage, heißt es. Warum haben die Mädchen mit sechzehn Jahren ein Verhältnis? Ja, warum? Geradezu entsetzt über dieses frühe Geschlechtsleben, habe auch ich moralische Ermahnungen versucht. Ein nettes achtzehnjähriges Mädchen in ihrer zweiten Schwangerschaft habe ich auch gefragt warum, und wollte ihr klar machen, daß für alles im Leben eine richtige Zeit da sei; erst die Schulzeit,*

dann nach der Schule die Zeit, in der man schauen müsse, weiter zu lernen und sich zu einem tüchti-
gen Menschen auszubilden, und dann erst, mit zweiundzwanzig, fünfundzwanzig, käme die Zeit für
die Liebe. Darauf erzählte sie mir ihren Lebensgang. Er war einfach. Ihre Eltern waren gestorben, sie
war allein in der Welt. Von früh bis auf die Nacht stand sie in der Fabrik, die sie auch nicht in der
kurzen Unterbrechung zum selbstbereiteten Mittagessen verließ – man arbeitete im Akkord und verlor
keine Zeit –, und ihre einzige Beschäftigung in einem zehnstündigen Arbeitstag war das Plätten von
Metallpapier. Tag für Tag und Jahr für Jahr hatte das junge, lebenslustige Mädchen im ersten Drang
seiner Entwicklung und mit der selben Berechtigung zur Anteilnahme an den unschuldigen Freuden
der schönen Welt wie unsere eigenen Töchter, keinen anderen Lebensinhalt als das Plätten von Metall-
papier. In dieser Wüste für Gemüt, Geist und Körper erschien als einziges Licht die Liebe eines einfa-
chen Burschen, der auch der Vater des zweiten Kindes war. Ich schwieg beschämt und ließ das Morali-
sieren sein. Nicht bei den Mädchen muß man's angreifen, sondern beim Regime, das sie zu dem macht,
was sie sind. Sind auch die meisten grenzenlos leichtsinnig, so sind die Verhältnisse danach. Solange
die Gesellschaft den Töchtern des Volkes keine menschlicheren Arbeitsbedingungen zu verschaffen weiß,
hat sie keinerlei Berechtigung, sich über ihre Lebensführung aufzuhalten. "

Themen wie Sexualaufklärung, Empfängnisverhütung oder Schwangerschaftsabbruch wurden von weiblichen Medizinern meist anders diskutiert als von männlichen Ärzten: Die besonderen Bedürfnisse und die Not der Frauen hatten bei ihnen einen größeren Stellenwert. Hope Bridges Adams Lehmann schrieb 1896 einen Gesundheitsratgeber für Frauen, ebenso Anna Fischer-Dückelmann fünf Jahre und Jenny Springer zehn Jahre später; Rahel Straus verfasste ein Buch zur Sexualaufklärung. Doch das besondere an Adams Lehmanns ärztlichem Blick auf die Frauen und ihre medizinischen Probleme blieb ihr hohes soziales Engagement, ihre warme Bereitschaft, sich auf die Menschen auch der „niederen Schichten" ohne Vorurteile und bürgerliche Sichtweisen einzulassen.

Ob nun Hope Adams Lehmann dies mit Blick auf die Zukunft für richtig hielt oder nicht: Sicherlich kamen auch viele Patientinnen deshalb zu ihr, weil sie eine Frau war, von der sie sich mehr Verständnis für ihre Probleme erhofften. Dass inzwischen auch Männer zu weiblichen Ärzten gehen, wie es Hope Adams Lehmann bereits 1896 für normal und notwendig hielt, zeigt erneut ihre Fähigkeit, sich aus den Begrenzungen zeitgenössischen Denkens zu lösen und weit voraus zu denken.

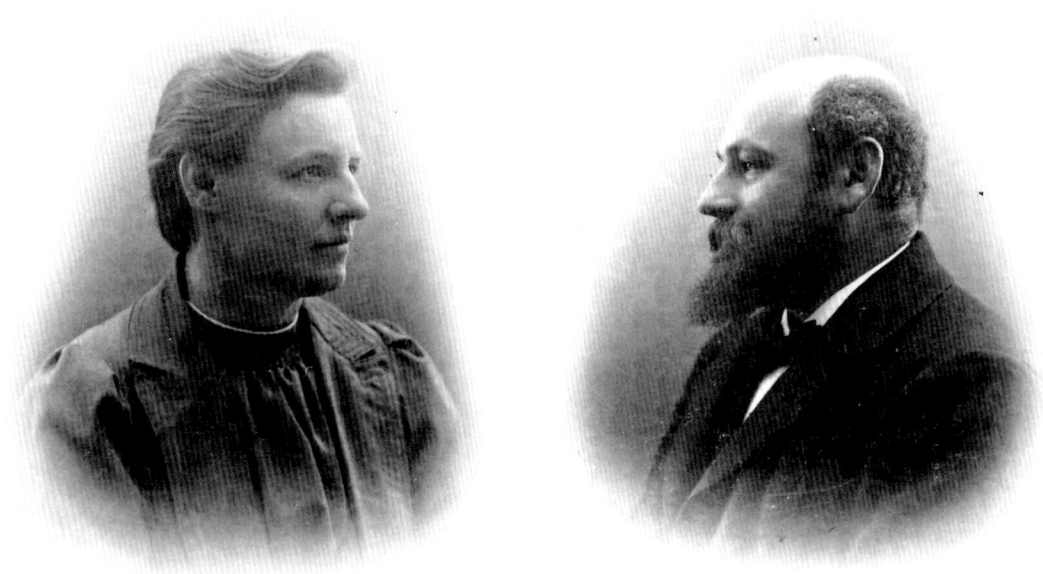

△ „C. und H. 1899. Aufnahme im Atelier Veritas". Hope und Carl Lehmann in München.

Mann und Weib und Weib und Mann
Hopes revolutionärer Gesundheitsratgeber

Hope Adams Lehmanns Bemühungen als Ärztin und Publizistin galten vor allem der Veränderung weiblicher Lebensbedingungen und weiblicher Lebensentwürfe. Dazu gehörte auch das Verhältnis von Mann und Frau, es ging um Beruf und Ehe, um unpraktische oder gar schädliche Frauenkleidung, um Haushaltsfragen. Sie betrachtete, hierin ihrem Vater William Bridges Adams sehr ähnlich, immer auch die praktischen Details, so in ihrem Aufsatz „Die Arbeit der Frau": *„Ihre Schubladen in Ordnung halten, ihre Sachen einräumen, mit Nadel und Faden und Fingerhut umgehen, … aushelfen, wo es gerade fehlt, das können die wenigsten Männer… Es gibt stets eine Anzahl Verrichtungen, die jeder braucht, und die wenig ausmachen, wenn jeder den Teil übernimmt, der auf ihn trifft. Der Mann lehnt sie aber meistens … ab … Wollen wir uns erst mit der Frage der vereinfachten Haushaltung befassen, welche Entlastung für die Frau steht uns da nicht bevor! … Ich für meinen Teil wenigstens werde in der sozialistischen Baukommission für elektrisches Licht und Zentralheizung, für kalte und warme Wasserleitung und steinerne Waschbecken mit Abfluß in jedem Zimmer, für Linoleumböden und waschbare Wände, für Wandschränke und die Abschaffung der Doppelfenster stimmen. Auch die Kleider werden aufhören, die erste Frage im Haushalt zu sein; sie werden schöner, praktischer und einfacher werden."*

Ihre Vorstellungen entwickelte sie in ihrem „Frauenbuch", dem zweibändigen Gesundheitsratgeber von 1896, aber auch in vielen Artikeln, die in den „Sozialistischen Monatsheften" oder der „Neuen Zeit" erschienen. Manchmal nutze sie Rezensionen der Bücher von Havelock Ellis, Laura Marholm, Ellen Key und anderen dazu, ihre Gegenpositionen zu entwickeln.

„Natur" und „Unnatur"

Hope Adams Lehmann schrieb 1905: *„Warum weist ihr uns immer auf die Natur und habt doch selbst so wenig Vertrauen zu ihr? Ihr dürft ohne Sorge sein. Wir werden nicht aufhören, euch zu lieben, wir werden nicht aufhören, Kinder zu gebären, Kinder zu säugen, Kinder zu erziehen. Wir werden auch nicht aufhören, mit Mann und Kind ein Heim zu begehren … Der Kleinbürger, in seiner ganz richtigen Wertschätzung dieser Urgesetze …, in seiner Unfähigkeit, sich einen besser organisierten Betrieb als den heutigen vorzustellen, in seinem mangelhaften Verständnis des weiblichen Geistes, und in dem eng umgrenzten Egoismus, der ihm verbietet, im Weib etwas anderes als eine Dienerin zu sehen, kommt unvermeidlich zu dem Schluß, daß die Frau von der Natur auf Haus- und Kinderpflege in aller Ewigkeit angewiesen ist. Mit einem Körnchen mehr Intelligenz würde er … begreifen, daß die reife Frau nicht anders denkt und handelt als der reife Mann, daß die Unterschiede zwischen den Geschlechtern Erziehungsunterschiede sind; daß der Frau derselbe Drang innewohnt, wie dem Mann, nach Tätigkeit, nach Freiheit, nach neuen Bahnen, nach Ausleben des eigenen Wesens, nach Mitarbeit an der Lösung der Welträtsel; … er würde auch verstehen, daß die Frau eine Bürde trägt, die zum Teil die seine ist, daß seine Bequemlichkeit durch ihre rastlose Tätigkeit erkauft wird. "*

Dieses Thema wurde um die Jahrhundertwende heftig diskutiert, wenn es um die Bestimmung dessen ging, was als „weiblicher Geschlechtscharakter" definiert wurde: die „Natur". Hausarbeit und Muttersein galten im Rahmen naturwissenschaftlich-medizinischer Definitionen von Ärzten und Biologen als „sexuelle Rolle" und „Lebensglück" der Frau. Die körperlichen Verschiedenheiten zwischen den Geschlechtern erklärte man zur „natürlichen" Instanz für die Bestimmung der sozialen Positionen von Männern und Frauen. Auch etliche Frauen machten sich diese Position zu eigen.

Nicht so Hope Adams Lehmann; sie trat mit Konzepten über Mann und Frau in diese Diskussion ein, die sich teilweise deutlich von denen anderer unterschieden. Sie begriff Mann und Frau in ihren Anlagen, Bedürfnissen und Wünschen als grundlegend gleich. Verhaltensunterschiede, die jenseits der biologischen Gegebenheiten sichtbar wurden, entsprangen ihrer Anschauung nach der Erziehung, nicht der „Natur". Das galt auch für die weibliche Sexualität. *„Es ist wohl möglich, "* hatte sie 1899 geschrieben, *„daß die Eröffnung des Feldzuges gegen ein System, welches die heutige Frau zur Untauglichkeit verdammt, der Initiative von weiblichen Ärzten vorbehalten ist, weil sie nicht nur mit dem Verstand, sondern auch mit dem Gefühl erfahren haben, was Not tut. Mit dem Verstand allein ist noch keine Revolution gemacht worden und auch die Revolution, welche die Frau von ihrer Schwäche befreien soll, braucht als bewegende Kraft den Schmerz, den Groll und die Empörung der von der Schwäche geknechteten Frau … Die Minderwertigkeit der Frau ist nicht Natur sondern Unnatur. "*

Hope Adams Lehmanns Konzepte entwickeln ihre Kraft vor dem Hintergrund zeitgenössischer Frauenbilder. Die bürgerliche Frauenbewegung betonte die „grundsätzlichen Unterschiede" zwischen Mann und Frau, kritisierte männliche Sexualansprüche und bewertete den „männlichen Trieb" negativ. Nur die Institution der Ehe konnte demnach die Ansprüche der Frauen gegenüber Ehegatten und Vätern sichern. Als Mütter und Ehefrauen verwiesen die

Vertreterinnen der bürgerlichen Frauenbewegung die Frauen auf die Bereiche „Natur" und „Liebe". Intellektualität und sexuelle Genussfreudigkeit waren nicht vorgesehen.

Hope Adams Lehmann stand hier auf einer anderen Position. Sie kritisierte die Position der Frauen, die die Ehe als Versorgungsinstitution sahen und ohne Liebe heirateten. In ihrer flammenden Kritik aus dem „Frauenbuch" erkennt man in Umrissen die Zustände, die bereits ihr Vater William Bridges Adams sechzig Jahre vorher angeprangert hatte: *„Es ist nicht zu weit gegangen, wenn wir behaupten, daß eine wahre geschlechtliche Vereinigung in der Ehe heutzutage eine Seltenheit ist … Es ist, glaube ich, eine Ausnahme, wenn eine Frau aus Liebe heiratet, d.h. aus einem echten, kräftigen Verlangen nach körperlicher und geistiger Gemeinschaft mit einem bestimmten Mann, aus dem Bewußtsein heraus, daß sie gerade diesen Mann aus allen anderen wählt und liebt, weil sie ihn lieben muß, und lieben würde, wenn auch noch so viel Hindernisse im Weg stünden, und auch wenn er sie nicht liebte. Beim Mann kommt die Heirat aus Liebe viel eher vor … Die Frau dagegen heiratet aus allerlei Nebenrücksichten … Sie heiratet, um verheiratet zu sein, um der Schande der Altjungfernschaft zu entgehen, um von zu Hause fort zu kommen, um einen Skandal zu beschwichtigen, um ein vaterloses Kind in der Ehe zu gebären, um ein Familienleben zu genießen, um eine Stütze zu gewinnen, um Geld, um Stellung, um Ansehen; aus Eitelkeit, aus Ehrgeiz, aus Neugierde, aus Langeweile, aus Faulheit, aus Hilflosigkeit, aus Dummheit, aus Sentimentalität, aus Freundschaft, aus Achtung, aus Mitleid, aus Opfermut; weil ihr der Mann gefällt, weil er sie liebt, weil die Eltern drängen, weil die Partie passend ist, weil das Vermögen gleich groß und die Güter neben einander liegen, weil sie im Kampf ums Dasein unterzugehen droht, weil sie erkrankt ist, weil sie anfängt zu verblühen, weil sie eine unglückliche Liebe hinter sich hat, weil sie einen Kameraden sucht, weil sie einen Mitarbeiter gefunden hat, der ihren Beruf teilt, kurz; aus jedem Grund bis auf den einzigen, welcher Mann und Frau zusammenführen darf: das gegenseitige Bedürfnis nach geschlechtlicher Vereinigung. Und ohne das ist die Ehe bestenfalls ein Freundschaftsverhältnis auf unnatürlichen und schwankenden Füßen, schlimmsten Falls Prostitution und Notzucht. Aus einer ehelichen Verbindung, die man aus Nebenrücksichten eingeht, wird eben keine Ehe im wahren Sinne des Wortes. "*

Hope Adams Lehmann sah keinen Unterschied zwischen Mann und Frau, der dieses unterschiedliche Verhalten rechtfertigen könnte. Beide waren für sie gleichermaßen zur Liebe, zur Geschlechtsliebe, befähigt. Zunächst schildert sie den Geschlechtstrieb als einen Instinkt, der bei Mann und Frau vorhanden sei: *„Aber so gebieterisch dieser Instinkt auch ist, wird er doch bei einem geistig so vielseitig entwickelten Wesen wie dem Menschen durch andere Triebe und Bedürfnisse wesentlich beeinflußt und sogar eingeschränkt. Es entsteht eine Wechselwirkung zwischen Körper und Geist, welche zu der höchsten Blüte menschlichen Vermögens geführt hat: der ausdauernden, individuellen Geschlechtsliebe. Wo diese sich findet … können wir erst der Bedeutung des Geschlechtes in seinem vollen Umfang gewahr werden … Der Trieb, welcher erst jeder Person des entgegengesetzten Geschlechtes galt, beschränkt sich jetzt auf eine … Das Besitzergreifen ist unmöglich geworden ohne die Hingabe. Die Tat, durch welche der Einzelne sein individuelles Ich am intensivsten zum Ausdruck bringen muß, wird zugleich zum vollständigen Aufgehen in einem anderen … Und schließlich entspringen der Geschlechtsliebe alle Eigenschaften, welche das Leben verschönern: die Geduld, die Verträglichkeit, die Nachsicht und Milde, das Verständnis für Andere, das Bewußtsein der Verantwortlichkeit, die Selbstbeherrschung, der sittliche Ernst. Ein derartiges Verhältnis zwischen Mann*

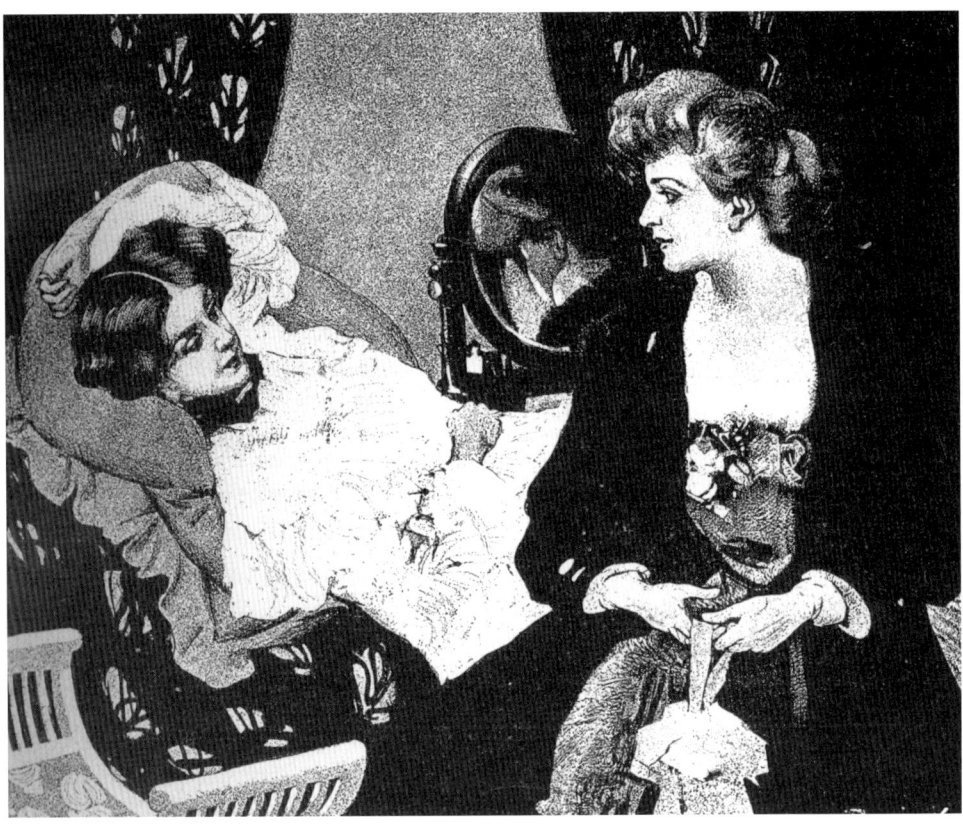

△ *„Ich habe die Wahl, ich kann eine Liebes- und eine Geldehe eingehen.“ „Dann heirate aus Liebe, dem anderen kannst Du während Deiner Ehe das Geld immer noch abnehmen.“* Ferdinand von Reznicek, Simplicissimus.

und Frau ist nur möglich auf Grund des Geschlechtes, es ist nur vollkommen, wenn beide sich körperlich und geistig nahestehen. Seine erste und unentbehrliche Bedingung aber ist das Geschlecht. Daran scheitern mehr Ehen als man ahnt."

Schuld an dem Verhalten der Mädchen sei ihre Erziehung. In ihrem „Frauenbuch" schreibt sie: „Die Meisten unter uns sind gewöhnt, in der Frau den Menschen und das Weib durch eine unüberschreitbare Gasse von einander zu sondern. Wir betrachten sie als Wesen zweierlei Art, welche ganz unvereinbar sind. Und je nach unserer Richtung stellen wir die eine als bewunderungswürdig, die andere als ebenso verabscheuungswürdig hin. Der Durchschnittsphilister (Sie kennen ihn doch, liebe Leserin, nicht wahr? Manchmal trägt er auch Unterröcke -) will nun einmal durchaus nichts davon hören, daß ein Mädchen dasselbe lernen soll wie ihr Bruder, und wenn sie ihm gar mit der Zumutung käme, daß sie in Kniehosen radfahren wollte, so würde der gute Mann kaum wissen, ob er auf den Füßen oder dem Kopf stünde. Dergleichen Torheiten würde er seiner Tochter schon auszutreiben wissen. Er würde schon dafür sorgen, daß sie ‚weiblich' bliebe, denn er weiß, daß eine Frau, die sich nicht verheiratet, das Beste versäumt. Auf der anderen Seite gibt es Frauen, und nicht gerade die schlechtesten, welche so durchdrungen sind von dem Elend des durchschnittlichen Frauenloses, daß sie in gerechtem Zorn über die Verkümmerung der weiblichen Kraft ihr ganzes Dichten und Streben auf die Erhebung des Menschen in der Frau konzentrieren und dabei das Weib in der Frau vollständig aus den Augen lassen. Der Philister und die Frauenrechtlerin haben beide Recht und Unrecht. Der Philister steckt aber im Sumpf der Überlieferung, und der Frauenrechtlerin ist die Aussicht durch den Staub des Kampfes versperrt. Diesen beiden gegenüber steht eine dritte Lehre … Und sie heißt? Die Frau ist nur dann ganz Weib, wenn sie ein ganzer Mensch ist, und nur ein ganzer Mensch, wenn sie ganz Weib ist. Es besteht kein Gegensatz zwischen Kraft und Leidenschaft, zwischen Denkfähigkeit und Mutterliebe, zwischen Entschlossenheit und Geduld, zwischen Bildung und praktischem Verstand. Im Gegenteil, diese Eigenschaften bedingen sich wechselseitig."

Damit war Hope Adams Lehmanns ihrer Zeit und auch ihren inzwischen zugelassenen Ärztekolleginnen weit voraus. So konstatiert Jenny Springer 1903 ganz im Geiste der bürgerlichen Frauenbewegung, es bestehe ein scharfer Unterschied im sexuellen Empfinden der beiden Geschlechter: Das Empfinden eines Jünglings für ein von ihm geliebtes Mädchen sei immer stark mit Begehren durchsetzt, während dies beim Mädchen nicht der Fall sei. „Daß es sich dabei um eine Naturanlage des Weibes handelt, geht aus der Tatsache hervor, daß zahllose verheiratete Frauen, die ihrem Gatten mit inniger Liebe zugetan sind, den rein geschlechtlichen Teil der Ehe als abstoßend und widerwärtig empfinden." Soweit Dr. Jenny Springer.

Gegen Korsett und langen Frauenrock

Einig waren sich die Ärztinnen in ihrem Wunsch nach einem Umdenken in vielen Bereichen des Alltags. Besonders heftig verurteilten sie das Korsett. Hope Adams Lehmann in ihrem „Frauenbuch": „Nichts ist charakteristischer für die Unnatur, welche unsere ganze Lebensführung und Anschauungsweise beherrscht, welche unseren Frauen − Gott sei es geklagt − in Fleisch und Blut übergegangen ist, als das sklavische Festhalten an einer Mode, welche der Gesundheitspflege und dem Schön-

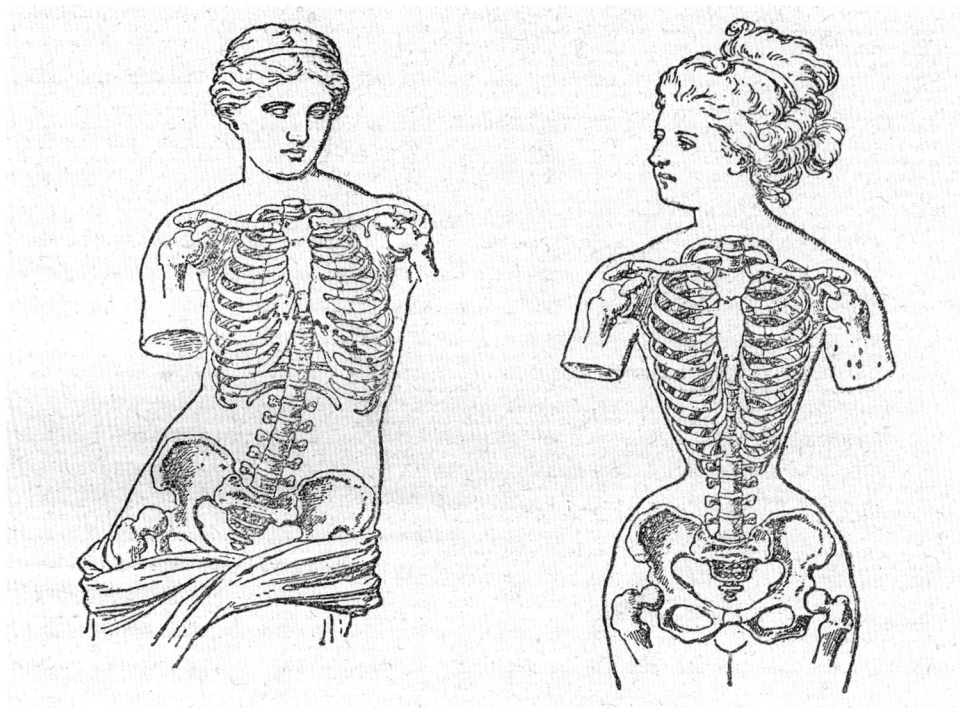

△ „*Brustkorb der Venus von Milo.*" ... „*Brustkorb einer französischen Modedame.*" Die Ärztin versuchte die Folgen des Schnürens bildlich sichtbar zu machen. Hope Bridges Adams, Das Frauenbuch, 1896.

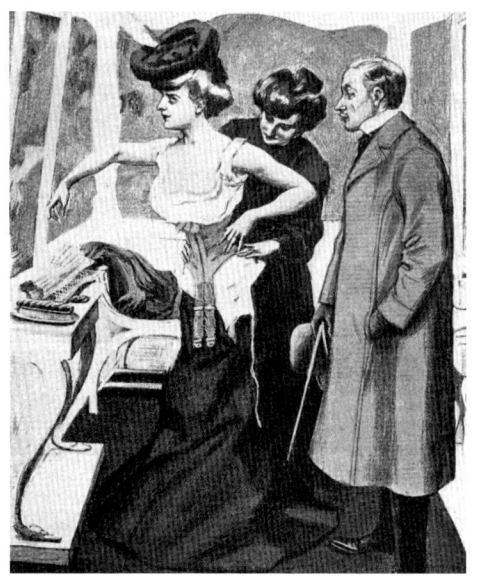

◁ „*Mit der verdammten Schnürerei wirst Du Dir noch die ganze Leber verquetschen.*" „*Gott, das sieht man doch nicht auf der Straße.*" Ferdinand von Reznicek, Simplicissimus, 1902.

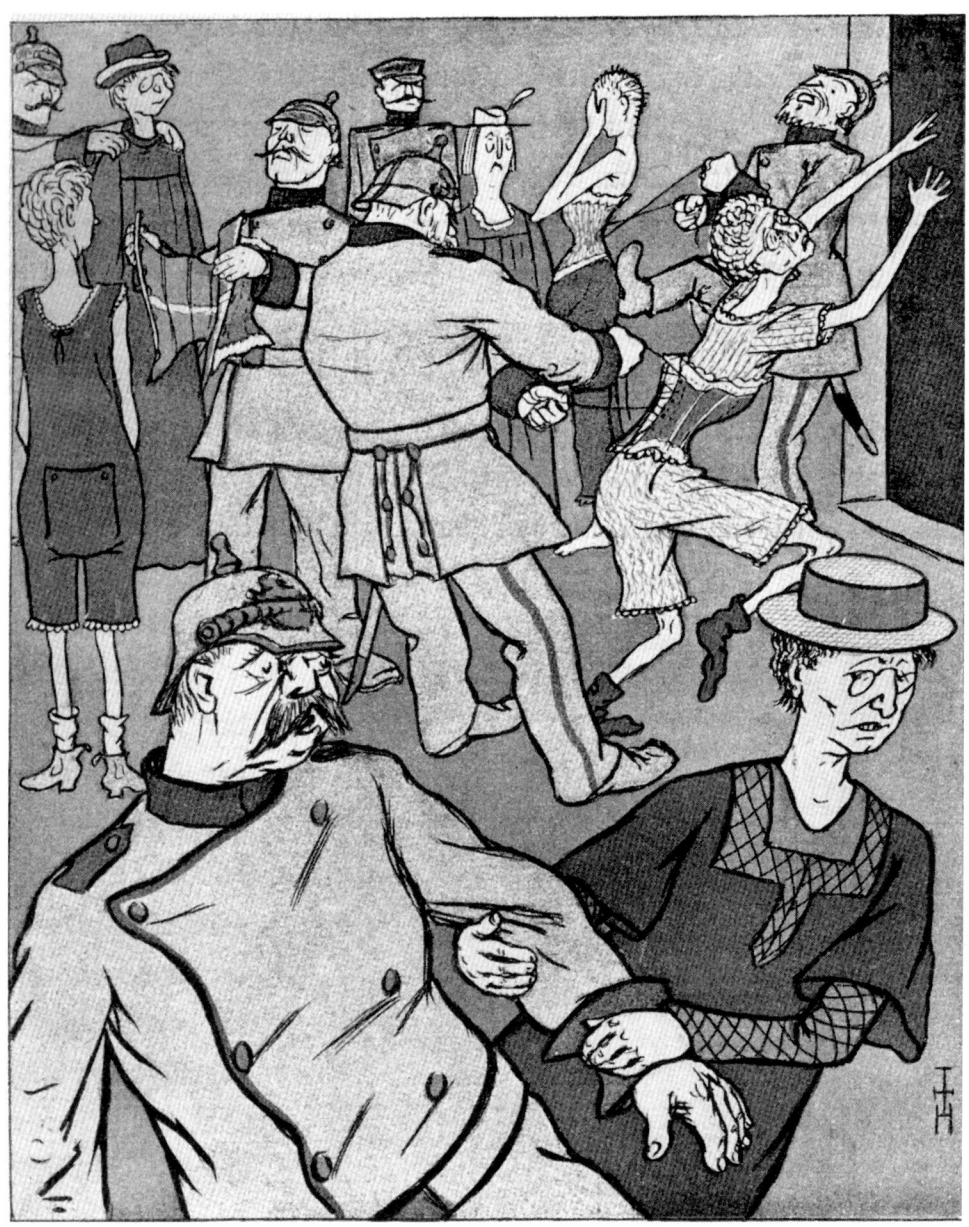

△ *„Schutzmann, jetzt kommen Sie mal mit und zeigen Sie mir gefälligst, in welchem Paragraphen es steht, daß jede deutsche Untertanin ein Korsett tragen muß!"* Karikatur auf die heftige zeitgenössische Korsettdiskussion. Frauenrechte auf der Polizeiwache, Th. Th. Heine, Simplicissimus.

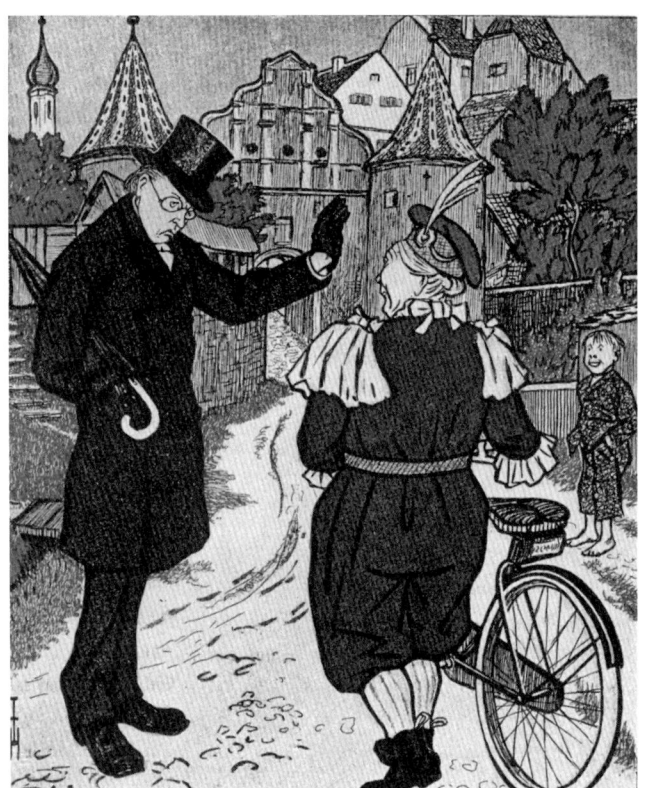

◁ „*O Mutter, teure Mutter, glaubst du denn nicht mehr an Gott?!*" Th. Th. Heine, Simplicissimus.

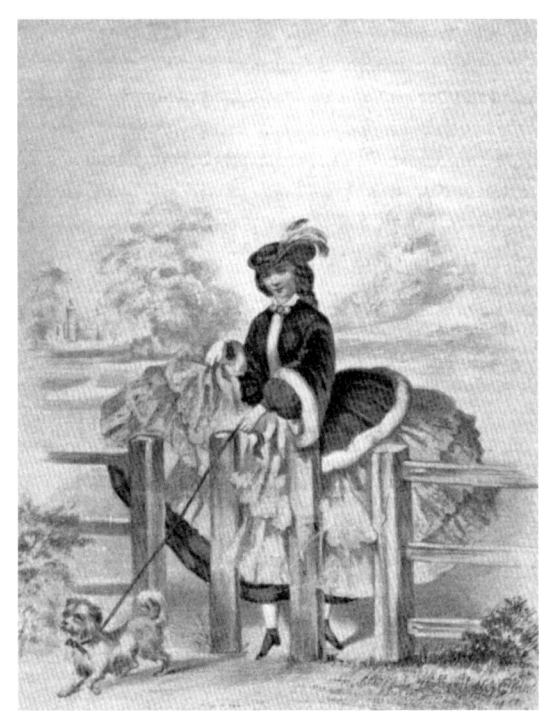

▷ „*Es geht nicht!*" Deutsche Karikatur auf die Krinoline.

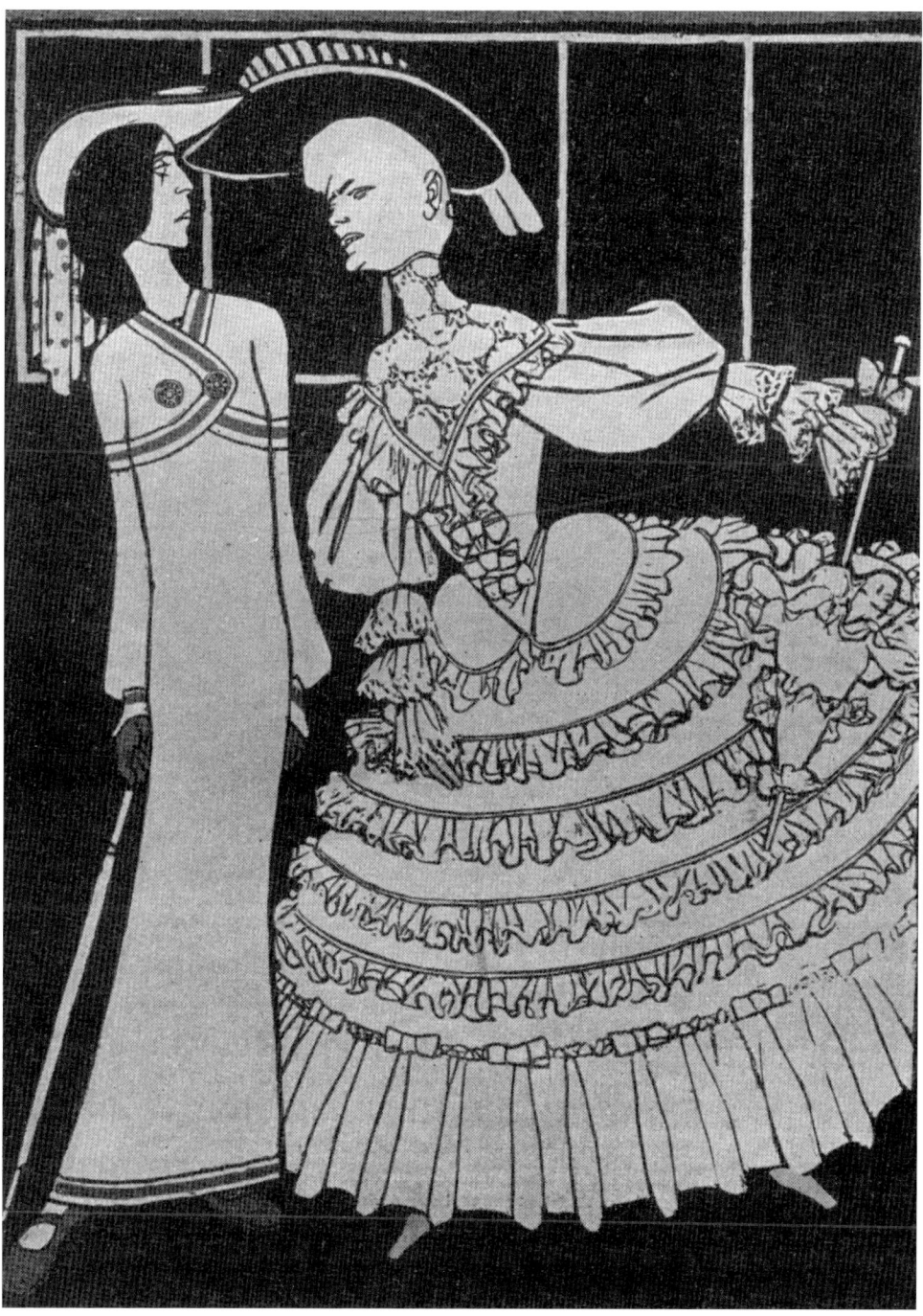

△ „Das Reformkleid ist vor allem hygienisch und erhält den Körper tüchtig für die Mutterpflichten.“
„So lange Sie den Fetzen anhaben, werden Sie nie in diese Verlegenheit kommen.“
Streit der Moden, Bruno Paul, Simplicissimus.

heitssinn Hohn spricht ... Zunächst ist es notwendig, vorauszuschicken, daß, wenn im Folgenden vom Corset die Rede ist, keine Panzermaschine darunter verstanden werden soll, die nur unter angestrengter Mithilfe einer Kammerzofe oder eines Bettpfostens geschnürt werden kann, sondern das gewöhnliche, hausbackene Durchschnittscorset, von dem jede ‚vernünftige‘ Bürgersfrau und jede ‚einfache‘ Bürgertochter dem untersuchenden Arzt gegenüber mit Überzeugung behaupten wird: ‚Mein Corset ist gar nicht fest.‘ Denn wir dürfen uns nicht etwa einbilden, daß dieses ‚harmlose‘ Corset einige Zeit getragen werden kann, ohne dauernde und empfindliche Beeinträchtigung der Körpergestalt herbeizuführen. Dies wird hinlänglich durch die Tatsache bewiesen, daß unter 100 Frauen nur 10 annähernd normal gebaut sind. ... Mit dem Corset ist überhaupt kein Pakt zu schließen. Gegen das Corset an und für sich, ob weit oder eng, und ebenso gegen das anliegende, steife Kinderleibchen, welches das unglückliche Kind zum Corset vorbereiten soll, ob mit oder ohne Stäbe, muß der gewissenhafte Arzt einen unerbittlichen Krieg führen.“

Dieses Durchschnittskorsett also, so führt sie im Folgenden aus, drückt die Rippen zusammen und verhindert die Ausdehnung des unteren Teils des Brustkorbes, der in der künstlichen Form verknöchert. Die Atmung wird flach wie bei Lungenschwindsucht. Die Eingeweide werden nach hinten und unten verschoben und drücken auf die Beckenorgane. Die Leber erhält tiefe Eindrücke, Vernarbungen teilweise sogar Abschnürungen. Der Druck auf den Magen unterdrückt auch das Hungergefühl und führt daher zu Unterernährung. Es stört Bewegung und Muskelentwicklung, da man mit dem Korsett weder Turnen noch Wandern kann.

Doch die Ärztin kennt auch die Argumente der Befürworterinnen des Korsetts: *„Nicht leichten Herzens habe ich mich zum Angriff auf das Corset entschlossen, denn ich weiß, wie sein Cultus durch den Gebrauch geheiligt ist und ich höre schon im Geiste den Chor der Trägerinnen, die in allen Tonarten, von milder Vorstellung bis zu entrüstetem Widerspruch, das hier Gesagte entkräftigen und verneinen. Das Corset vereinige alle Vorteile der Schönheit und der Zweckmäßigkeit, es stütze den Rücken, trage die Last der Röcke und schone die Kleider, halte warm, sei, für verheiratete Frauen zumal, aus den einfachsten Anstandsrücksichten geradezu unentbehrlich. Und was den angeblichen Schaden für die Gesundheit anlange, könne es damit auch nicht so schlimm bestellt sein, denn es gebe Frauen genug, die Corsets, und enge Corsets, ihr Lebtag getragen, darin ihren redlichen Teil Arbeit geleistet und dabei alt geworden seien ... Doch die Behauptung, das Corset sei zweckmäßig, beruht – abgesehen von der anatomischen Seite der Frage – auf der Voraussetzung, daß die Frauen naturgemäß eines Gestells bedürfen, um ihre nicht entwickelte Rückenmuskulatur zu ersetzen, und daß es ebenso naturgemäß und unabänderlich sei, einige Kilo Röcke an den Hüften tragen zu müssen. Wer nie ein Corset getragen hat, wird nie das Bedürfnis danach empfinden, und wer daran gewöhnt ist und es ablegt, wird es während der ersten Wochen schmerzlich entbehren. Das ist Sache der Gewohnheit und der Rückenmuskulatur ... Es gibt aber einfachere und weniger schädliche Mittel als das Corset, um diese Übelstände zu beseitigen.“*

Und das Korsett war nur ein Teil der „Unnatur“, die sie in der Frauenkleidung sah. In ironischer Verzweiflung schildert sie den Kampf mit dem Frauenrock: *„Macht sich der Mann überhaupt einen Begriff davon, was die Frau von ihrem Rocke zu leiden hat? Stellt er sich jemals vor, wie sie um Beweglichkeit, Elastizität, Muskelentwicklung, Luft, Zeit, Reinlichkeit durch den Rock gebracht wird? Das ist allerdings kaum zu erwarten, denn er hat den Rock niemals getragen. Er hat auch niemals dem Rock zuliebe ein Korsett getragen; er ist niemals durch den Rock an jedem freien*

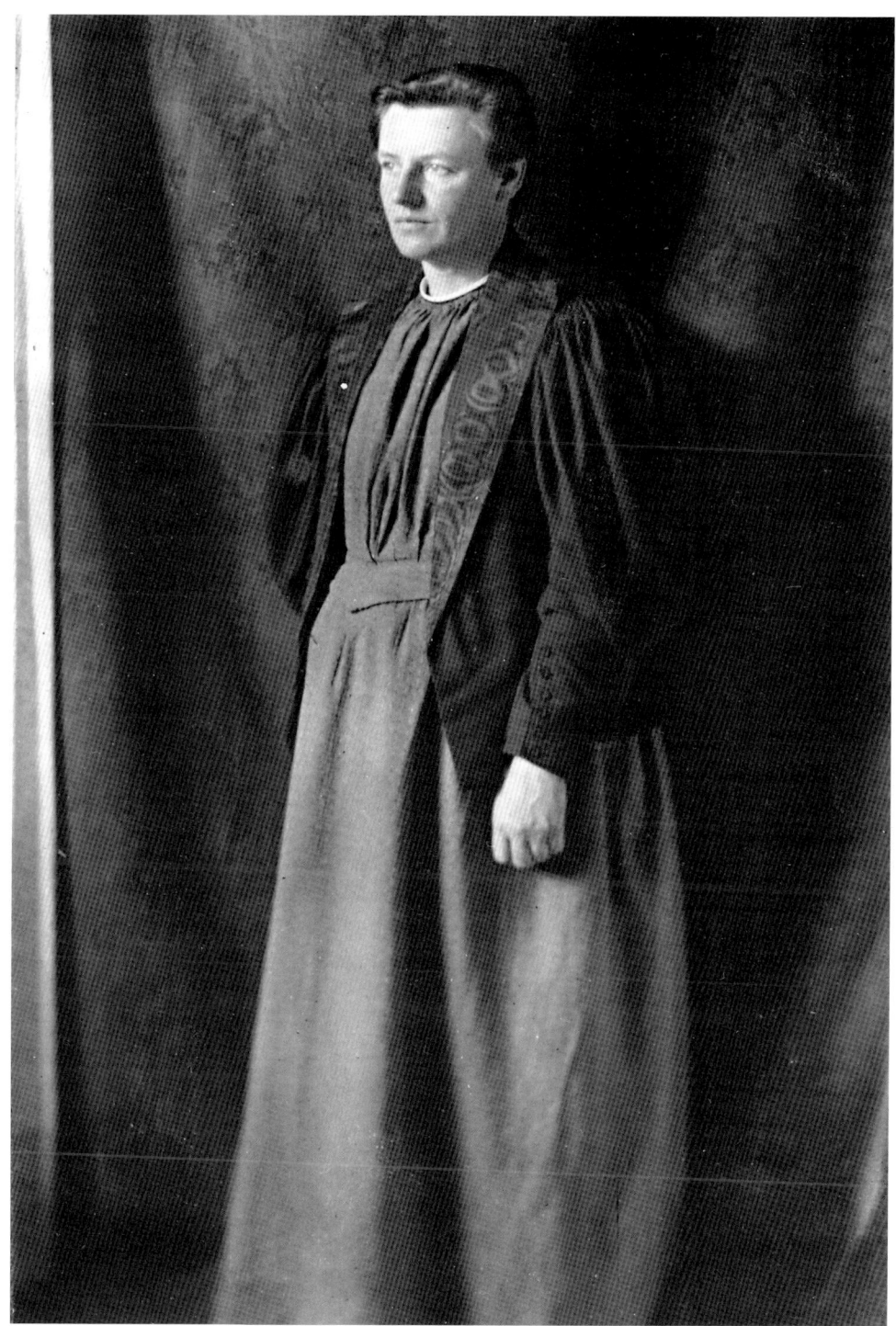

△ „*H. München 1896*". Auch Hope Adams Lehmann trug Reformkleidung.

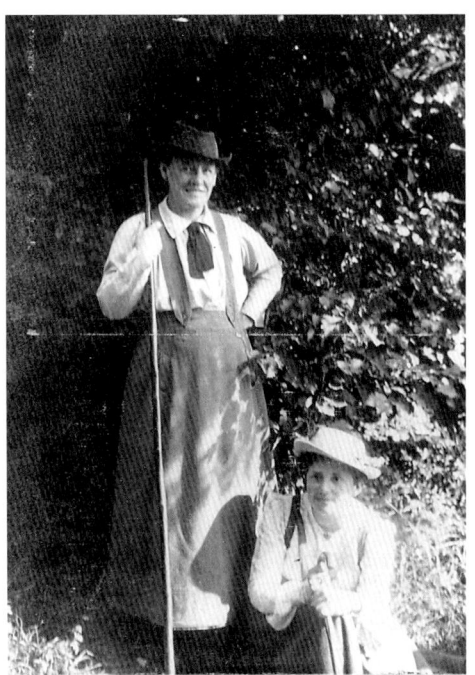

◁ „*Georgenberg 1908. H.B.A.L., Frl. Ria Scheil*". Das Wandern im unwegsamen Gelände war für Damen mit langen Röcken schwierig und bestätigte Hope Adams Lehmanns Forderung nach der Kniehose.

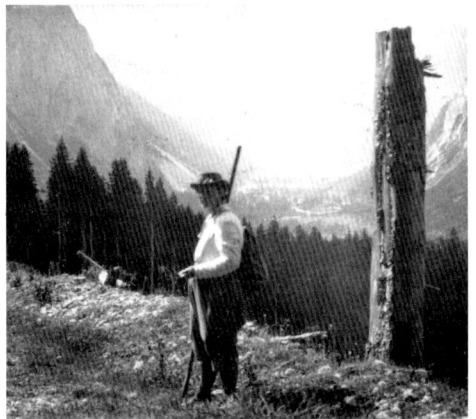

▷ „*H. Weg nach dem Plumser Joch. 1906*".

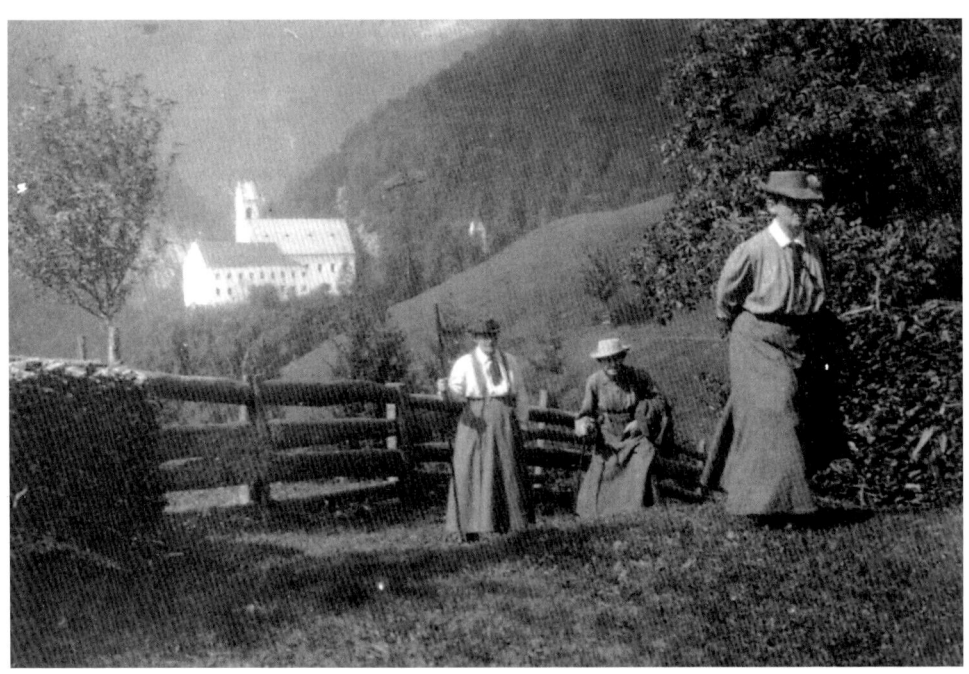

△ „*Georgenberg 1908. H.B.A.L., Frl. Ria Scheil, Frl. Marie Kernaul.*"

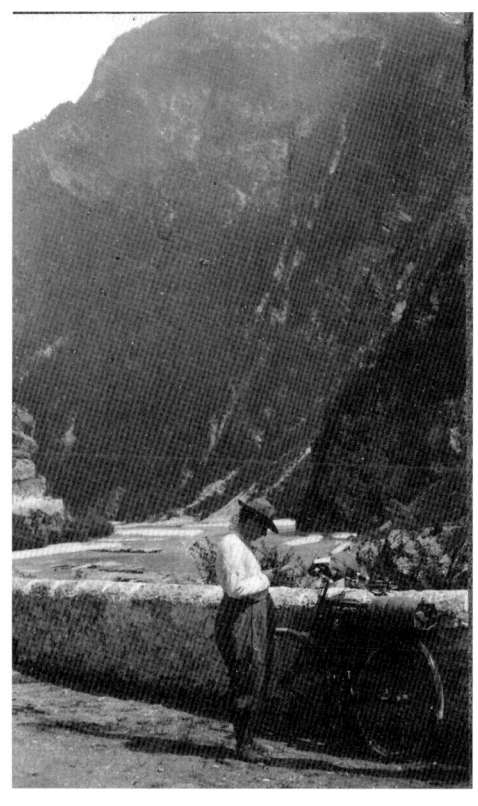

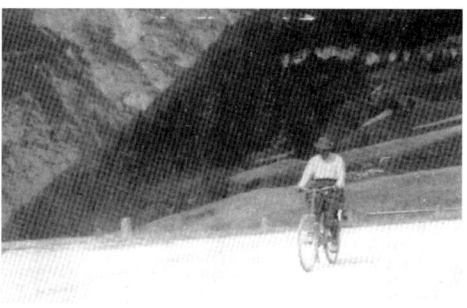

„Italienische Radtour, Ostern 1901. C. und H."
Hope und Carl Lehmann unternahmen
gemeinsam eine Radreise über die Alpen.
Das Rad erschloss Frauen eine neue Art der
Fortbewegung und des naturnahen Reisens.
Hope, 45 Jahre alt, mit Kniehose, Gamaschen
und Männerhut auf dem Weg über die Alpen.

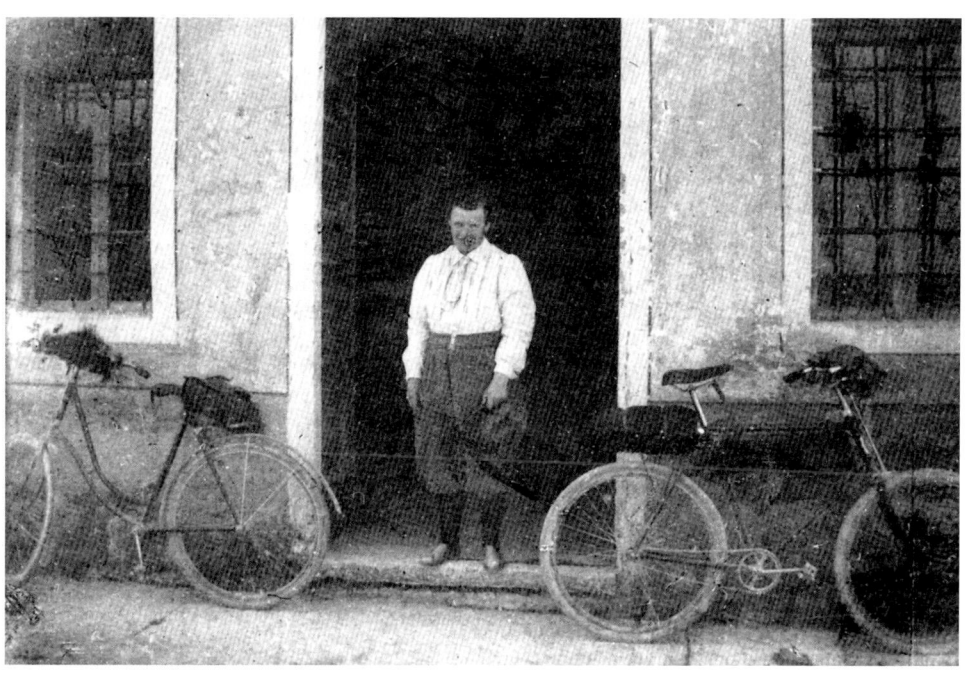

Ausschreiten, an jeder ungehinderten Gymnastik gestört worden; er hat den Rock nicht stundenlang mit einer Hand über den Schmutz gehoben; er hat den Rock bei Regenwetter nicht mit jedem Schritte um die Füße schlagen gefühlt; er ist nicht nach einem Morgengang über die betaute Wiese mit dem triefenden Rocke nach Hause gekommen; er hat nicht das Bootwasser bei einer Ruderpartie durch den Rock bis an die Knie aufgesogen; er hat nicht Treppen und Trambahntrittbrett mit dem Rocke gefegt; er hat nicht Straßenschmutz, Pferdemist und menschlichen Auswurf am Rocke ins Haus gebracht; er ist nicht bei schlechtem Wetter am Fenster gestanden und hat nicht Spaziergang und Geschäft versäumt, um den Rock nicht zu verderben ... Meinen die Herren, das sei übertrieben und trivial? O nein! Das ist eine Reihe von großen und kleinen Hemmungen, deren Summe einen sehr bedeutenden Verlust an Kraft und Glück ausmacht und welche der Frau durch den Rock ganz überflüssigerweise auferlegt werden. Und warum müssen wir ihn tragen, sintemal auch wir zwei Beine haben und nicht einen ungeteilten Körper, der mit einem ungeteilten Gewand bedeckt werden könnte?"

In ihrem „Frauenbuch" bietet sie Lösungen an, die den Frauen die Last des Rockes erleichtern sollten: „Der Kleiderrock ist der schwerste aller Kleidungsstücke. Es ist daher unumgänglich nötig, diese Last an den Schultern zu tragen. Weder Tragbänder noch elastische Hosenträger sind praktisch. Die ersteren schneiden ein, die letzteren heben den Rock durch das Bücken und Wiederaufrichten vorn in die Höhe ... Wir können das Ziel viel bequemer erreichen, und zwar auf folgende Weise. Entweder wird das Kleid in einem Stück gemacht, oder es wird in zwei Stücken gemacht und der Rock wird an eine tiefausgeschnittene, ärmellose Futtertaille genäht. Beide Methoden gestatten eine Drapierung und eine Mannigfaltigkeit, welche jeden Modezwang innerhalb vernünftiger Grenzen zu berücksichtigen erlaubt."

Diese Vorschläge entsprachen den zeitgenössischen Bemühungen um ein „Reformkleid". Dazu Max von Boehn in seinem Modelexikon: „Da man alles Einschnürende und Einengende abtun wollte, so erschien als Kompromiß das sogenannte Reformkleid, das auf den Schultern auflag und die Last des Rockes von der Taille entfernte. Mit dem Korsett fiel der künstliche Einschnitt in der Körpermitte und so erhielt das Reformkleid, ob es wollte oder nicht, etwas Sackartiges, das die Zahl seiner Anhängerinnen nicht gerade vermehrte."

Doch von solcher Kritik ließ sich Hope nicht beeindrucken. Für sie ging es um viel mehr als um Mode, sie sah in Korsett, langem Frauenrock und „modischer" Kleidung den Grund für die mangelnde körperliche Leistungsfähigkeit und Krankheitsanfälligkeit der Frauen. „Die Mehrzahl sündigt aus falsch verstandenem Pflichtgefühl, in der Meinung, es sei Zeitverschwendung, spazieren zu gehen, statt ununterbrochen zu Hause tätig zu sein ... Wüßten sie z.B., daß ihr täglicher Spaziergang eines der Hauptmittel ist, Erkrankungen vorzubeugen und Kraft, Humor und Jugendfrische zu erhalten, so würden sie sich denselben nur durch die zwingende Notwendigkeit verkürzen lassen. Ein täglicher Spaziergang, und zwar von nicht mehr als zwei Stunden, ist zur Gesundheit ebenso unentbehrlich als die täglichen Mahlzeiten. Den ‚Constitutionellen' nennen ihn die Engländer, und meinen damit die Körperbewegung, welche erforderlich ist, um die Constitution kräftig zu bewahren ... Viele Frauen, welche von Früh bis Abend im Hause herumgehen, meinen, sie hätten damit genug Bewegung gehabt und brauchten einen Spaziergang nicht. Allerdings haben sie nicht nur genug, sondern zu viel Bewegung gehabt, aber den Wert eines Spazierganges hat diese Bewegung doch nicht. Auf dem Spaziergang erzielt man eine Bewegung, welche gleichmäßig fortgesetzt wird, ohne *überhastet zu sein. Eine derartige Bewegung kräftigt die Muskeln und insbesondere den Herzmuskel, ohne sie zu ermüden. Das übermäßige Herumarbeiten im Hause ermüdet, ohne zu kräftigen. Der Spaziergang erfüllt ferner den Zweck, den Spaziergänger in frische Luft zu bringen ... Und drittens, wie schon oben betont wurde, dient der Spaziergang dazu, den Geist von den gewohnten Beschäftigungen abzulenken und ihm eine Reihe neuer Eindrücke zu bieten, welche er ohne Anstrengung auf sich einwirken lassen kann. Gehirnteile, welche sich stundenlang mit Kochen, Kleidermachen, großer Wäsche, Kindern und Dienstmädchen abplagen mußten, werden außer Tätigkeit gesetzt; dafür fangen andere Gehirnteile an, sich ohne Zwang mit den bunten Bildern der Straße, mit dem Wolkenspiel am Himmel, mit den Farben der Bäume und Hecken zu befassen."*

Hope Adams Lehmann plädiert daher auch vehement für das Radfahren. Ihr Vorschlag zeigt, wie sie sich die Revolutionierung des Alltags durch die Frauen vorstellte: *„Eine geschlossene und entschlossene Gruppe von Frauen könnte in kurzer Zeit die öffentliche Meinung einer ganzen Stadt umgestalten. In vielen Dingen handelt es sich um weiter nichts als ein wenig Unternehmungsgeist. Würde es so schwer halten, einen Tennisklub zu Stande zu bringen? Und warum sollte ein Radfahrerklub zu den Unmöglichkeiten gehören? Und warum sollten die Mitglieder dieses Klubs nicht ein passendes Kostüm tragen, durch welches sie Kräfte sparen und Gefahren vermeiden? Für ein einzelnes Mädchen ist das nicht durchführbar, zwanzig Mädchen, welche geachteten Familien angehörten und bis sich das Publikum an den Anblick gewöhnt hätte, von ihren Brüdern auf den Ausfahrten begleitet würden, dürften keinerlei Belästigung oder Mißdeutung zu gewärtigen haben. Und welche ... Stärkung der Selbständigkeit, welche .. Menge von gesunder, erfrischender, kräftigender Körperbewegung bietet nicht die Kunst des Radfahrens. Warum bleibt sie den deutschen Mädchen versagt? ... Ein Rad wäre ein besseres Geschenk als ein Ballkleid oder eine Spitzengarnitur ... Man wird mir vielleicht einwenden, daß bei den Ausflügen und Ausfahrten, die ich befürworte, die Mädchen häufig der mütterlichen Obhut entzogen und sich ohne weiblichen Schutz in der Gesellschaft von Knaben und jungen Männern befinden würden. Freilich würden sie das, und das wäre ein nicht zu unterschätzender Nebenvorteil des Regimes. Wie schwer leiden sie jetzt an der künstlichen Trennung der Geschlechter. Wie sehr engt sich der weibliche Horizont dadurch ein. Wie ungenügend können sich die Geschlechter kennen lernen. Wie unnatürlich wird das Geschlechtssehnen der halbreifen Mädchen angefacht und ihre Sentimentalität genährt. Wie verhängnisvoll rächt sich oft bei den Mädchen die Unkenntnis des anderen Geschlechts, das sie deshalb nicht als gewöhnliche Menschenkinder, sondern als Romanhelden betrachten, wie schwer bei den Knaben die Unmöglichkeit, mit anständigen und gebildeten Mädchen ungezwungen zu verkehren. Wie viele unglückliche Ehen sind darauf zurückzuführen. Wie viele versäumen dadurch die Ehe überhaupt."*

Radfahren war also viel mehr als ein „Sport": Es ging Hope Adams Lehmann darum, den Alltag von Mädchen und Frauen, ihr Selbstbewusstsein und ihre innere Haltung grundlegend umzugestalten.

Die Frauenfrage ist die Männerfrage

Das Besondere von Hope Adams Position bestand darin, dass sie dabei beide Geschlechter in den Blick nahm: Das eigentliche Ziel ihrer Reformen lag in der Umgestaltung des Verhältnisses zwischen Mann und Frau. Es ging ihr dabei nicht nur um Frauenrecht, sondern um Menschenrecht, also eine Veränderung von Frauen und Männern.

Zunächst ist die Frauenfrage für Hope Bridges Adams Lehmann ein Teil der sozialen Frage. Sie vergleicht daher auch den Kampf der Frauen um Emanzipation mit dem Klassenkampf: Es gehe um die Beseitigung der Klassen unter den Geschlechtern. Für alle Frauen arbeitet sie auf Bildungsreform, Sozialreform, Hygienereform und auf Rechtsreformen vor allem im Ehe- und Abtreibungsrecht hin. Sie differenziert jedoch zwischen der bürgerlichen Frau und der Arbeiterin: Erstere muss die Bereiche Kleidung, Bewegung, Ernährung, Genussfähigkeit, Sitte und Ehre sowie Bildung und Beruf verändern. Für die Arbeiterin steht die Umgestaltung der sozialen und ökonomischen Verhältnisse im Zentrum, zur Verminderung von Hunger, zur Verbesserung von Hygiene, medizinischer Versorgung und für ein menschenwürdigeres Leben.

Doch diese Reformen bilden für Hope Adams Lehmann nur die Voraussetzung einer elementaren Entwicklung der zur Zeit noch meist „inferioren" Frau zum gleichwertigen und zu Partnerschaft fähigen Menschen. Unter der Überschrift „Die Frau als Weib" zeichnet sie die Konturen der Frau der Zukunft. Sie wünscht sich die freie, kräftige und selbstbestimmte Frau, die einer eigenen Arbeit nachgeht, aber dennoch nicht auf Ehe und Kinder verzichten muss; die Freude an der geschlechtlichen Liebe empfindet, dadurch sich und ihrem Mann ein erfülltes Leben ermöglicht und die Prostituierte verdrängt – ein großes Thema der Frauenbewegung dieser Zeit; die sich durch Sport, Radfahren und Spaziergänge kräftigt, auf Modetorheiten zugunsten praktischer und hygienischer Kleidung verzichtet; die in die Welt des Mannes eintritt, mit ihm konkurriert, und dadurch erst zu einer Partnerin für ihn wird.

Denn ein sexuell erfülltes Verhältnis zwischen Mann und Frau war für Hope Adams Lehmann die Voraussetzung für ein harmonisches Zusammenleben. Dies müsse vor allem in der Erziehung der Mädchen einen wichtigen Stellenwert bekommen, die bisher nur zur Sittsamkeit, aber nicht zum Frauesein erzogen würden. Sie setzte dabei auf die Zukunft, sah sie doch in der Gegenwart noch viel zu kritisieren: *„Es wird angenommen, daß auch die gesunde Frau einen weniger regen Geschlechtstrieb besitzt als der Mann. Im allgemeinen ist dies wahrscheinlich richtig, aber selbst die gesunde Frau heutzutage ist immer noch ein entartetes Wesen, das von dem Mann an Körpergröße, an Muskelmasse und Muskelkraft, an Nervenmasse und Nervenkraft bedeutend übertroffen wird. Das war nicht von aller Anfang so, das ist auch heute bei vielen Völkerstämmen nicht so, und das braucht nicht so zu bleiben. Wir dürfen nicht die heutige Frau als die Normalfrau hinstellen. Wie der Geschlechtstrieb der Normalfrau beschaffen sein wird, wissen wir noch nicht. Jedenfalls brauchen wir uns keineswegs in die Voraussetzung zu fügen, daß die Frau immer und unter allen Umständen hinter dem Mann herhinken muß, überall unfähig, Schritt zu halten, im Handeln, Denken und Lieben, der schwache Abglanz einer unerreichbaren Herrlichkeit. "*

Doch Hope Adams Lehmann sah nicht nur auf neue Rechte und Pflichten für die Frauen. Sie wollte auch für Männer die traditionellen Geschlechterrollen aufbrechen. „Die Frauenfrage ist die Männerfrage", heißt es in ihrem Aufsatz „Das Weib und der Stier". Auch der Mann müsse Fesseln zersprengen, aussichtslos sei jeder Kampf um die Befreiung der Frau, der nicht den Mann mit befreie. Einerseits werde daher die Frau sich die jahrtausendelang geübten männlichen Tugenden aneignen, sich mit Männern messen, ihren Umgang, ihre Kritik und ihre Erziehung suchen. Auch der Mann solle jedoch von der Frau ihre Tugenden übernehmen, wie Rücksichtnahme, Takt, Teilnahme, Mitleid und Mitfreude, Selbstverleugnung, Verzicht zu Gunsten anderer. Diese „Sklaventugenden" seien unabdingbare soziale Eigenschaften für das Leben unter Gleichberechtigten. Die neue Kultur werde für Mann und Frau gleiche Entwicklungsmöglichkeiten bereitstellen, werde Egoismus und Altruismus zu einem Lebensmotiv verschmelzen. Die Lebenskunst müsse für beide dann weniger darin bestehen, das eigene Recht zu wahren, als anderen das ihre zu lassen.

Auch Hopes Blick auf den Mann unterscheidet sich grundlegend von dem vieler Zeitgenossinnen: *„Wahr ist es, daß jede normale Frau sich nach Liebe und Mutterglück sehnt. Aber liegt darin etwa eine Geschlechtseigentümlichkeit des Weibes? Sehnt sich nicht auch jeder normale Mann nach Liebe und Vaterglück? Es ist meines Erachtens eine schwere und beleidigende Verkennung des Mannes, zu behaupten, daß ,nur der Geschlechtstrieb ihn zum Weibe führt' und daß er ,mit der Vollendung des Kopulationsaktes aus der geschlechtlichen Sphäre heraustritt' … Was die Kindersehnsucht betrifft, so ist sie im Leben des Mannes sicher ein ebenso wichtiger Faktor wie beim Weibe … Muß man da nicht sagen, daß es ebenso Beruf des Mannes ist, Gatte und Vater zu sein, als der des Weibes, Gattin und Mutter zu sein?"* Die Kindersehnsucht sei Männern und Frauen gleichermaßen gegeben.

Daher plädierte Hope Adams Lehmann mit Blick auf die Kinder für „Männerrecht". Da sie eben nicht von einer Verschiedenheit von Mann und Frau ausging, sah sie hier große Entwicklungsmöglichkeiten – für den Mann: *„Das Kind hat aber nicht nur Anspruch auf die Mutter, sondern auch Anspruch auf den Vater, und zwar nicht nur auf den Vater, der die ganze Woche zum Verdienen außer dem Hause ist, dem es abends ,Gute Nacht' sagt und mit dem es Sonntags spazieren geht, sondern zu dem es in der Intimität der persönlichen Dienstleistung steht. In einer besseren Zeit werden sich Vater und Mutter bei der Kinderpflege unterstützen und ablösen. Nur so wird der Geist des Vaters in vollem Umfang auf das Kind einwirken, nur so wird der Vater dahinterkommen, was Kinderpflege eigentlich bedeutet, nur so wird er die Leistung der Frau in ihrer ganzen Größe würdigen lernen … Und nur so wird er auch seinerseits vom Kinde lernen und des Himmelreiches teilhaftig werden, welches denen versprochen wird, die wie ein kleines Kind geworden sind."*

Dies sei, so Hope Adams Lehmann, in der zukünftigen sozialistischen Gesellschaft dadurch zu erreichen, dass beide Eltern sich bei einem sechs- bis achtstündigen Arbeitstag, der in den ersten Erziehungsjahren auch durch Halbtagsarbeit zu verkürzen sei, die Kinderpflege gleichberechtigt teilen könnten: *„Nach dem zweiten Lebensjahr ist aber für das Kind eine Unterhaltung von einigen Stunden in Gemeinschaft mit anderen Kindern wünschenswert. Hier tritt der Kindergarten der Zukunft in Tätigkeit. Das Kind wird dadurch keineswegs der Familie entrissen, aber seine Ansprüche an Belehrung und Beschäftigung sind zu groß geworden, um durch eine Person befriedigt zu werden. … So wird die Mutter wiederum entlastet, und wenn sie im ganzen sechs Jahre ihres Lebens der Fortpflanzung widmet, so wird sie während dieser Zeit und vielleicht noch drei oder vier Jahre darüber hinaus, außer ihrer Arbeitsleistung als Mutter einen halben Arbeitstag, den Rest ihres Lebens aber ganztags berufstätig sein können. Dabei rechne ich mit einem Arbeitstag von sechs bis acht Stunden, wie er schon in der heutigen Gesellschaft vorkommt und in der sozialistischen Gesellschaft*

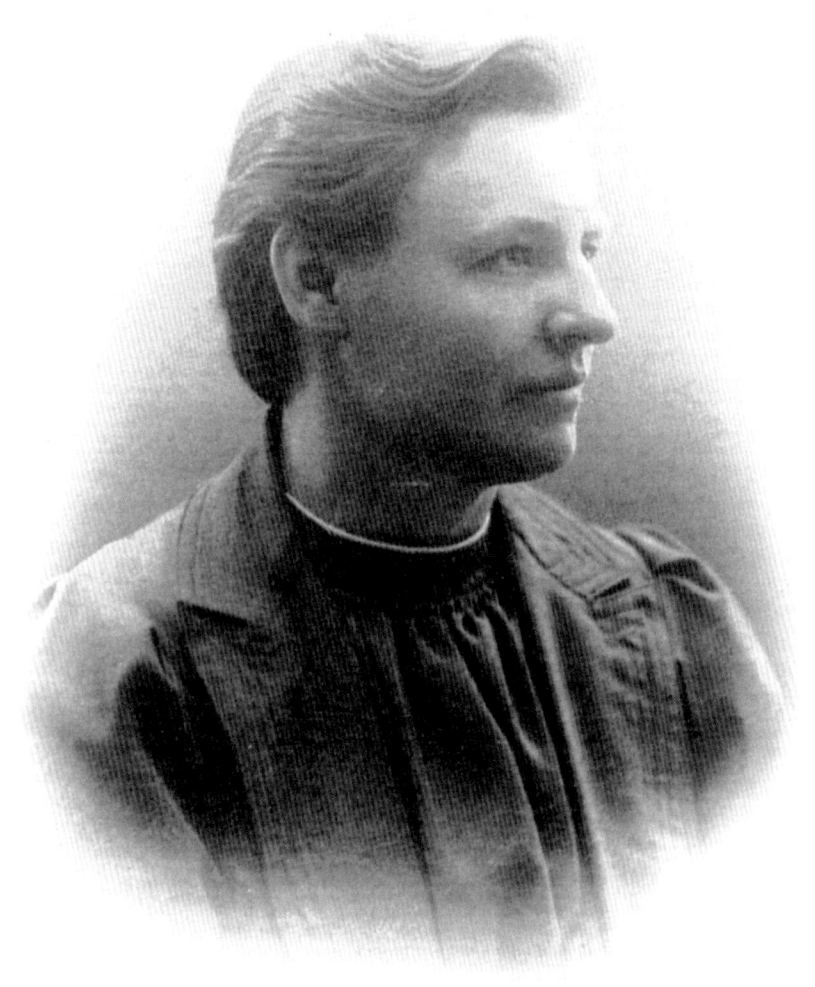

△ „*H. 1899. Aufnahme im Atelier Veritas*". Hope Adams Lehmann in München.

„*Die Frauenfrage ist die Männerfrage. Das war sie von jeher, das ist sie heute, das wird sie in aller Zukunft sein. …Wie unzulänglich ist das Schlagwort ‚Frauenfrage‘, wie töricht jede Betrachtung der Frau abseits vom Manne, wie aussichtslos jeder Befreiungskampf der Frau, der nicht den Mann mitbefreit. Das Letzte ist eine Seite der sogenannten Frauenfrage, welche bisher wenig betont worden ist. Wir sprechen stets von den Fesseln, welche die Frau zersprengen muß, und es sind ihrer weiß Gott genug an Schwere und Menge. Aber muß denn nicht auch der Mann Fesseln zersprengen? Ist er nicht vorderhand in seiner Weise ebenso wenig sozial, ebenso wenig den Anforderungen des Lebens angepaßt wie die Frau den ihren? Ist er nicht der Frau ebensowenig gewachsen wie sie ihm? Wird nicht er so gut wie sie vor die Aufgabe gestellt, Altes abzustreifen, Neues zu erwerben, sich mit ihr zu einem harmonischen Ganzen zu vereinen?*“

Hope Bridges Adams Lehmann

gewiß nicht überschritten werden wird. Ebensowenig dürfen wir erwarten, mit einer größeren Kinderzahl als drei bis vier pro Familie rechnen zu müssen. Die Frau wird die Stellung der bloßen Gebärmaschine ablehnen. "

Mit ihrem Kampf für geschlechterunabhängiges Menschenrecht, für ein Leben ohne überkommene Tabus und für neue Rollenverteilungen von Frau und Mann stand Hope Adams Lehmann nicht nur im Gegensatz zu vielen bürgerlichen Frauen ihrer Zeit. Auch bei sozialistischen Vordenkern der Frauenfrage wie bei August Bebel finden sich keine solchen Gedanken zur „Männerfrage", die Befreiung der Frau wird dort als ein nur sie betreffender Prozess gesehen. Selbst Clara Zetkin ging nicht so weit. Sie meinte zwar, wenn Frauen als Arbeiterinnen nicht mehr die Kinder erziehen könnten, *„dann bedingten es die Umstände ganz von selbst …, daß der Mann ohne Rücksicht auf weibliche oder männliche Arbeit ihr helfend zur Seite tritt.".* Gleichzeitig versicherte sie aber, damit nicht die Arbeitsteilung der Geschlechter beseitigen zu wollen. Auch sie hielt an der Existenz eines spezifischen „weiblichen Wesens" fest und war gegen eine Beschränkung der Geburtenzahl von Arbeiterinnen.

Hope Adams Lehmann hingegen entwickelte weitreichende Konzepte für die Organisation des Verhältnisses von Mann und Frau und Kindern in einer zukünftigen sozialistischen - sprich: idealen – Gesellschaft: Nach einer gesunden, anregenden und glücklichen Jugend, in der die Eltern den Kindern genügend Spielräume für freie Entwicklung geboten haben und in einem vertrauensvollen Verhältnis auch alle Fragen besprochen wurden, soll das Kind zunehmend selbständig werden. Das Mädchen ist dabei zum Weib, nicht zur Ehefrau zu erziehen, jede Lektüre, außer Pornografie, ist erlaubt. Onanie ist normal, sie gehört in gewissem Umfang zur Entwicklung. Bis zu einem bestimmten Alter gilt ein Minderjährigenschutz, der das Zeugen und Gebären untersagt. Danach darf jeder und jede geschlechtliche Beziehungen eingehen, ohne dass sich Staat und Gesellschaft darum kümmern. Wenn daraus Kinder entstehen, gelten die Eltern für drei bis fünf Jahre als Eheleute mit gemeinsamer Sorge für die Kinder; der Vater übernimmt die Hälfte der Erziehung. Danach können sie auseinandergehen und sich frei über die Kinderversorgung einigen. Bei Uneinigkeit entscheidet das Gericht. Für Kinder ohne Eltern sorgt die Gesellschaft, doch das werden wenige sein, da die Frauen unerwünschte Schwangerschaften während der ersten fünf Monate ärztlich unterbrechen lassen können. Die Frau arbeitet während der Erziehungsphase ihrer drei oder vier Kinder sechs bis zehn Jahre lang halbtags, sonst ganztags. So kann sie am Leben von Mann und Kindern teilhaben, Liebe, Mutterschaft und Arbeit leben. *„Die kräftige Frau, die reife Frau, die weibliche Frau, die Frau, die das Lieben gelernt hat, wird sich klar sein, daß ein Leben ohne Beruf für sie unmöglich ist. …Wohl denjenigen, die den Kampf gemeinsam mit dem Manne bestehen! Was sein Verständnis, seine Teilnahme, seine Mithilfe der Frau auch jetzt schon für Erleichterung und Kräftigung gewähren können, das wissen nur die wenigen zu erzählen, denen dieses Glück beschieden.* "

Und immer wieder gibt Hope Adams Lehmann ihrer Überzeugung Ausdruck, dass solche Vorstellungen keineswegs nur Utopien seien: *„Die Natur hat die Frau mit den gleichen Kräften ausgerüstet wie den Mann und darum auch zu gleichen Leistungen bestimmt … Nicht in der Rückkehr zu einer ohnedies unwiderruflichen Vergangenheit liegt die Erlösung der Frau, sondern in einer naturgemäßen und darum zweckmäßigen Anpassung an die Bedingungen der neuen Zeit … Die*

Welt braucht die Arbeit der Frau und sie muß sie leisten. Es kommt also für sie darauf an, Verhältnis-
se zu schaffen, welche es ihr ermöglichen, die neue Arbeit mit den Aufgaben der Mutterschaft zu verei-
nen, um beiden gerecht zu werden … Denn die neue Zeit mit ihren neuen Forderungen verlangt auch
ein neues Geschlecht. "

In ihrem Artikel „Beruf und Ehe" formuliert sie das Ziel dieses Kampfes, der bis heute
nichts von seiner Brisanz verloren hat: „*Der Beruf, den wir uns heute erkämpfen, bedeutet den*
Einzug der Frau in das Leben einer neuen Welt. Der Übergang ist wohl schwer, aber daran ist nichts
zu ändern, es muß so sein. Die Frau ist zerrissen von zwei Mächten, von denen keine sie losläßt; mit
allen Fasern ihres Herzens hängt sie an Mann und Kind, mit ihrem ganzen Wesen strebt sie aber
zugleich nach ihrem Anteil an der Umwelt … Nein, der Übergang muß sein. … Wer mitarbeitet, emp-
findet anders. Die Verantwortlichkeit führt zu Verständnis und Erbarmen. Nicht nur im Interesse der
Frau, sondern auch des Mannes muß sie Mitarbeiterin werden. Darum muß der Übergang sein, darum
muß die Frau schon heute, trotz der Hindernisse ohne Zahl, trotz Herzeleid und Kampf und Müdig-
keit, einen Beruf lernen und ausüben. So und nur so kann sie sich und dem Mann das gelobte Land
erschließen. Denn es gibt ein gelobtes Land, und wir werden es erreichen. Dort wird die Frau an der
Arbeit der Welt teilnehmen und noch Zeit besitzen für Mann und Kind. Dort gibt es keinen zehnstün-
digen Arbeitstag mehr, weder für Mann noch Frau und dort wird auch der Mann endlich erfahren, wie
froh es macht, Vater zu sein … Wir arbeiten ja nicht umsonst, sondern für unsere Kinder und Kindes-
kinder, für alle, die nach uns kommen, bahnen wir den Weg zu besseren Dingen als gewesen sind. "

Mit Mann, mit Frau oder alleine?

Hope Adams Lehmann favorisierte das Leben mit dem Mann. Sie schrieb jedoch auch über
andere Lebensentwürfe, beispielsweise gleichgeschlechtliche Liebe. In ihrem „Frauenbuch"
spricht sie dies offen und mit wissenschaftlicher Toleranz an. Sie diskutiert die Bedingungen,
denen solche Beziehungen unterworfen sind und weist dafür die Begriffe „natürlich" und
„unnatürlich" zurück: Streng auf den Begriff der Natur bezogen müsse man auch heterose-
xuelle Beziehungen, die nicht der Kinderzeugung gälten, als „unnatürlich" bezeichnen,
obwohl dies bei den meisten Menschen üblich sei; Geschlechtsverkehr würde nicht unnatürlich, nur weil keine Zeugungsabsicht oder Zeugungsmöglichkeit bestünde. Das gelte
dann auch für gleichgeschlechtliche Beziehungen. „*Ein Gefühl können wir nicht nur darum für*
unnatürlich erklären, weil es von den meisten nicht geteilt wird … Wir werden einsehen, daß wir mit
der Bezeichnung natürlich und unnatürlich vorsichtig umgehen müssen, daß das, was wir gewöhnlich
so benennen, nur die beiden Extreme einer langen Reihe darstellen, deren einzelne Glieder durch die
subtilsten Abstufungen ineinander übergehen, daß wir schließlich überhaupt kein Recht haben, von
natürlich oder unnatürlich, sondern höchstens von normal und anormal zu reden. Die Norm ist die
Regel. Das Abnorme ist die Ausnahme … Sehen wir, daß zwei Frauen wie Mann und Frau zusam-
mengehören, in guten und in schlechten Tagen zueinander stehen, und durch ihre gegenseitige Liebe das
Gleichgewicht mit sich selber, die Kraft zur Pflichterfüllung, den Mut zum Leben, die Fähigkeit zum
Genuß gewinnen, so werden wir anerkennen müssen, daß hier etwas vorliegt, das sich unserem Ver-

ständnis entzieht, dessen Wirkung wir aber unsere Achtung und Sympathie nicht versagen können. Was berechtigt uns, über ein derartiges Verhältnis den Stab zu brechen? Sind denn normale Verhältnisse ausnahmslos so voll Glück und sittlicher Stärke, daß man niemand gestatten dürfte, anders als in ihnen seine Befriedigung zu finden und seine Kraft zu schöpfen?"

Auf der anderen Seite warnte sie auch vor den Gefahren, die diese Lebensform enthalten könne: die Ablehnung und Angriffe der Außenwelt könnten auch viel festere Liebesbeziehungen erschüttern. Oft sei daher gleichgeschlechtliche Liebe viel mehr von ständigem Wechsel bedroht, fehle doch meist die Möglichkeit, die andere Beziehungen stabilisiere: einander vor aller Welt anzugehören. Aus diesem Grund müsse man junge Mädchen und Knaben durch rechtzeitige Aufklärung vor „Verführung" zu gleichgeschlechtlicher Liebe schützen.

Gleichermaßen distanzierte sie sich von den Lebensentwürfen einiger Vertreterinnen der Frauenbewegung, die das Alleinleben als weiblichen Lebensentwurf propagierten. Mit Toleranz, aber nicht ohne Ironie kommentierte sie: *„Es gibt auch eine kleine Schar, welche behauptet, die alleinstehende, unabhängige Frau sei glücklicher dran als die glücklichste Mutter und Gattin. Sie allein sei frei, gesund und schaffenstüchtig und ihr Los das einzig ideale. Wir dürfen wohl in dieser Behauptung den gutgemeinten und mutigen Versuch einiger alleinstehender Frauen erblicken, sich über das Unvermeidliche ihres eigenen Schicksals hinwegzusetzen, indem sie das, was ihnen versagt blieb, für wertlos erklären. Wir werden sie um dieses Schicksal bemitleiden und um ihre tapfere Lebensfreudigkeit bewundern, sowenig wir auch ihrem Dogma beipflichten können."*

Hier werden deutliche Abgrenzungen zu anderen Vertreterinnen der Frauenbewegung sichtbar, die entweder das Alleinleben propagierten oder aber gleichgeschlechtliche Paar- und Arbeitsbeziehungen lebten. Von Frauenzirkeln versprach sich Hope Adams Lehmann insgesamt keine Impulse für die Entwicklung der Frau der Zukunft: *„Die Mädchenschule und der Frauenverein sind zwei zur Zeit gewiß notwendige Übel, mit denen wir jetzt möglichst bald aufräumen sollten. Sie bieten uns kein Beispiel, dem wir nachstreben, keinen Maßstab, an dem wir die eigenen Leistungen beurteilen können. Jede ausschließliche Frauenvereinigung wird unvermeidlich mehr oder weniger zu einer Brutstätte der spezifischen weiblichen Eigenschaften, welche die Frau für die Aufgaben des Lebens … untauglich macht. Darum muß die Frau … die gemischte Schule, die gemischte Arbeit, die gemischte Erholung erkämpfen. Das wird zunächst vielleicht auch eine sehr gemischte Freude sein. Die Männer werden uns nicht mit offenen Armen empfangen und wir werden auch nicht mehr so hübsch unter uns sein … Aber … wir brauchen das Magenbitter der männlichen Kritik … Diese Kritik ist für uns ein äußerst wertvolles Gegengewicht gegen die Selbstgefälligkeit, welche der liebenswürdige Beifall der Mitschwestern in den Vorkämpferinnen bei deren ersten bescheidenen Erfolgen großzuziehen geeignet wäre."* Hope Adams Lehmann kannte die in München wirkenden Frauenvereine und Frauenzirkel gut. Die oft sehr idealisierten Artikel dieser Frauen übereinander macht ihre Kritik verständlich.

In München bemühte sich in dieser Zeit Ika Freudenberg und der von ihr geleitete „Verein für Graueninteressen" um bessere Bildung für Frauen. Auch Hope trat dem Verein bei. Die wichtigste Vorkämpferin der Frauenbewegung in München war zweifellos Anita Augspurg. Für sie war die Frauenfrage in erster Linie eine Rechtsfrage: Ohne die Anerkennung der Frauen als gleichwertiges und gleichberechtigtes Rechtssubjekt neben dem Mann würden alle Einzelerfolge von Frauen gewissermaßen privat und vorübergehend bleiben. Damit verband sie die Forderung nach vollem Frauenstimmrecht. Hope Adams Lehmann teilte diese Überzeugungen, setzte aber an einem anderen Punkte an.

Im München um die Jahrhundertwende gab es noch weitere unkonventionelle Lebensentwürfe. Dazu gehört auch der von Franziska zu Reventlow. Es gibt dafür keine Belege, doch Adams Lehmann konnte wohl mit Reventlows Lebensmodell nicht viel anfangen. Auch umgekehrt gab es wenig Berührungspunkte. Reventlows Vorstellungen standen in diametralem Gegensatz zu dem Lebensentwurf der beruflich tätigen Frau: Sie blickte mit Mitleid auf die engagierten Frauenrechtlerinnen und spottete über gleichgeschlechtliche Frauengemeinschaften. Berufstätige Frauen waren ihr suspekt: *„Der liebenswürdige Tipus der studierenden Geliebten, den Ernst [von] Wolzogen in seiner Claire de Fries im ‚Dritten Geschlecht' schildert, begegnet uns im Leben fast nie. Wir lernen in der Praxis immer nur überarbeitete nervöse Berufsfrauen kennen, die der Welt und ihrer Lust abhold sind, weil sie eben beides nicht miteinander vereinigen können."* Claire de Fries, so ist hier anzumerken, war nach dem Vorbild von Hope Adams Lehmanns Schwägerin Maria Blei, geborene Lehmann, entstanden. An anderer Stelle schreibt Reventlow, ganz in Stil und Schreibweise des Herausgebers, in Oscar Panizzas „Zürcher Diskuszionen": *„Die extremsten Bewegungsdamen haben die Behauptung aufgestellt: Das Weib kann alles, was der Mann kann, es ist nur durch jahrhundertelange Unterdrückung und Gewohnheit um die Möglichkeit zu fisischen und geistigen Kraftleistungen gebracht worden … Hat es irgendeinen Zweck …, die Geschlechtsunterschiede, die alle anderen bedingen, zu verwischen, damit eins dem anderen ähnlicher wird? … – Die geschlechtliche Attacke ist die Urleistung des Mannes … Das Weib erwartet, verlangt sie, gibt sich ihr hin. Das ist seine Funkzjon."* Sie zog also genau die entgegengesetzten Schlüsse wie Hope Adams Lehmann. Letztlich pflegte Franziska zu Reventlow, trotz aller Verstöße gegen die Konvention, trotz heidnischer Ausschweifungen, einen adeligen Lebensstil: Sie hatte zwar immer das Ziel, „Großes zu schaffen", doch Anstrengung oder gar ein Beruf waren für sie nicht erstrebenswert.

In der Diskussion um Mann und Weib nahm Hope Adams Lehmann eine ganz eigene Position ein, die in vieler Hinsicht zeitgenössischen Vorurteilen und Kampfplätzen fern lag. In ihrem Nachruf auf Hope Adams Lehmann schrieb Lida Gustava Heymann: *„Dr. Adams Lehmann war keine der Unseren im wahren Sinne des Wortes, d. h. organisiertes Mitglied der Frauenbewegung, deren Forderungen ihr so selbstverständlich erschienen, daß sie … ihre Kraft anderen Aufgaben widmete. Dennoch nehmen wir sie für uns in Anspruch, denn sie war eine Frau wie wir, die wir für Freiheit und Gleichheit unseres Geschlechts kämpfen, um die befreite Frau der Zukunft zu schaffen."*

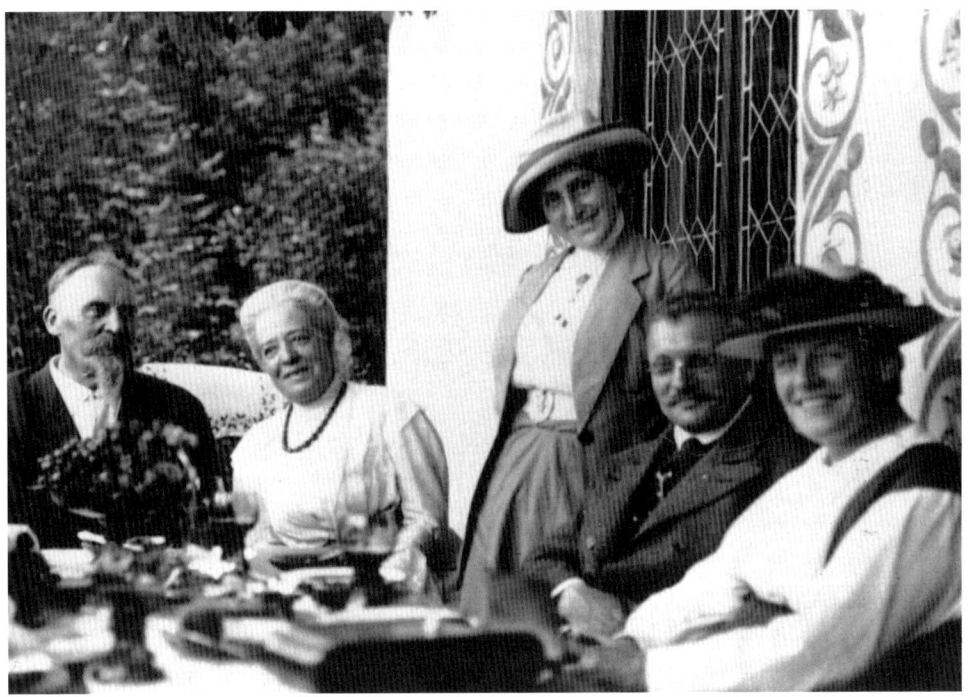

△ „Tour Walchensee, Zirl, Fernpass 1913. A.M., Frau Müller, Herr und Frau von Vollmar, C., H. "
Die Ehepaare Lehmann und Müller besuchten den Vorsitzenden der bayerischen SPD, Georg
von Vollmar (ganz links), und seine Frau in Urfeld.

Hope und Carl Lehmann
Ein politisches Paar und seine Freunde

Das Ehepaar Lehmann wurde in München bald Mitglied verschiedenster Kreise und Zirkel: Politischer Kreise im engeren Sinne, die aus ihrer Verbindung zur Sozialdemokratie entstanden, überparteilicher Reformkreise, bürgerlicher Kreise. Die Lehmanns öffneten ihre Wohnung auch als konspirativen Treffpunkt für die russische Exilkolonie in München, vor allem für Lenin und die Redaktion seiner Zeitung „Iskra", die hier ihr regelmäßiges „Mittwochstreffen" abhielt. Mit Alexander Parvus-Helphand, ebenfalls späterer russischer Revolutionär, unternahm Carl Lehmann auch eine Reise in die russischen Hungergebiete.

Neben all dem wirkte Carl Lehmann als aktiver Alpinist im Vorstand der Sektion Oberland des Deutschen und Österreichischen Alpenvereins; auch dieses Engagement war „politisch". Es ging ihm darum, das königliche und hochadelige Jagdrevier des Karwendel für die Wanderbewegung zu erschließen. Viele seiner sozialdemokratischen Freunde traten ebenfalls dem Alpenverein bei. Das Wandern erwies sich als wichtiger Faktor der politischen Integration der Sozialdemokraten.

Die Lehmanns, bürgerliche Ärzte und gleichzeitig engagierte Sozialdemokraten, boten eine wichtige Plattform für politische Gespräche und Projekte über Parteigrenzen hinweg. Sie standen in Verbindung mit hohen und höchsten Kreisen von Gesellschaft, Wirtschaft und Politik in Stadt und Staat, mit der Presse, mit Universitätsprofessoren, Schriftstellern sowie mit der männlichen wie weiblichen „Reformszene" Münchens.

Einige der Menschen, die bei den Lehmanns ein und aus gingen, wirken auf Anhieb unvereinbar: Was hatte etwa die sehr erdgebundene Wanderbewegung mit der parteiübergreifenden Sozialhygienebewegung oder mit russischen Revolutionären wie Lenin zu tun? Sichtbar wird die Offenheit der Gastgeber in der Gabelsbergerstraße 20a: *„In München wurde Hans Diefenbach das besondere Glück zuteil, im Haus der sozialistischen Ärztin Hope Adams Lehmann eine zweite Heimat zu finden. Der Name dieser Frau ist der älteren Generation der deutschen Sozialdemokratie ein sehr vertrauter. Sie zählte zu den tapfersten Vorkämpferinnen der Frauen, der u. a. August Bebel freundschaftlich nahestand, und der er die höchste Verehrung zollte, und an die ein Friedrich Adler mit Dankbarkeit und Rührung zurückdenkt. In ihrem schönen, gastfreien Heim in München trafen sich Ärzte, Künstler und Gelehrte mit verschiedenen Parteigenossen in zwangloser und freier Geselligkeit. Sich zu ihren Freunden zählen zu dürfen, wurde von jedermann als Auszeichnung empfunden. … Das Wesen dieser seltenen Frau … [bestimmte] Reinheit und Adel der Gesinnung, Hilfsbereitschaft für jede leidende Kreatur, vollste Vorurteilslosigkeit gegen Andersdenkende, gepaart mit dem mächtigen Trieb, die Menschen zu bessern und zu heben,"* schrieb Luise Kautsky, Frau des sozialdemokratischen Parteitheoretikers Karl Kautsky.

Adolf Müller, Chefredakteur der „Münchener Post" und sozialdemokratischer Landtagsabgeordneter, war ein enger Freund beider Lehmanns. Mit ihm wurden viele politische Aktionen geplant, man unternahm aber auch Ausflüge und Wanderungen. Weitere wichtige sozialdemokratische Landtagsabgeordnete und Gemeindebevollmächtigte wie Georg von Vollmar, Franz-Josef Ehrhardt, Eduard Schmid und Johannes Timm gehörten zum Freundeskreis, ebenso der Journalist Max Kegel. Clara Zetkin war häufig zu Besuch, die sich von Hope auch medizinisch betreuen ließ. Der Physiker Friedrich Adler, Sohn des Vorsitzenden der österreichischen Sozialdemokratie Viktor Adler, stand in regem Kontakt mit den Lehmanns. Es kamen aber auch Carl Lehmanns Freunde aus dem Alpenverein. Mit dem Fotografen Fritz Goergen, dem Kunstmaler Otto Obermeier und dem Bildhauer Max Abt verband Lehmann eine herzliche Freundschaft. Der Schriftsteller Franz Blei, der mit Lehmanns Schwester Marie verheiratet war, brachte weitere Künstler und Intellektuelle mit. Zu den Medizinerfreunden der Lehmanns gehörten seit 1899 der sozialdemokratische Arzt Mieczyslaw Epstein und seine schöne Frau Elisabeth, die eng mit Kandinsky und Jawlensky befreundet war und später die wichtigste Kontaktperson des „Blauen Reiter" in Paris wurde. Thomas Mann setzte ihr in „Tonio Kröger" 1902 ein literarisches Denkmal. Die Lehmanns arbeiteten auch mit anderen Kollegen eng zusammen, so mit Dr. Anton Hengge, Professor Gustav Klein, Rudolf Schollenbruch. Gerda Walther, Tochter Otto Walthers aus einer zweiten Ehe, wäre im Gegensatz zu ihrer Halbschwester Mara zu gerne dabei gewesen. Sie schrieb: *„Mara fühlte sich in diesem Kreise nicht recht wohl, warum weiß ich nicht, sie war viel ‚bürgerlicher‘ veranlagt als ich. Mir war er – zu meinem Leidwesen – verschlossen."*

Und immer wieder kam August Bebel zu Besuch, sei es privat oder aber auch beim Münchner Sozialdemokratenkongress. Hans Diefenbach, ein Freund Rosa Luxemburgs, schilderte ein Gespräch zwischen Hope Adams Lehmann und Bebel: *„Bebels sympathisch vornehmen weißhaarigen Löwenkopf, die herrliche Leidenschaftlichkeit seines klugen Kämpferhauptes im Verein und im Gespräch mit Hope Lehmanns klassisch-schönen, ruhig belebten Zügen zu sehen, war ein einzigartiger Anblick, das Sinnbild zweier dominierender Elemente, die sich im glücklichen Gleichmaß und in inniger Würdigung für einander die Waagschale hielten."*

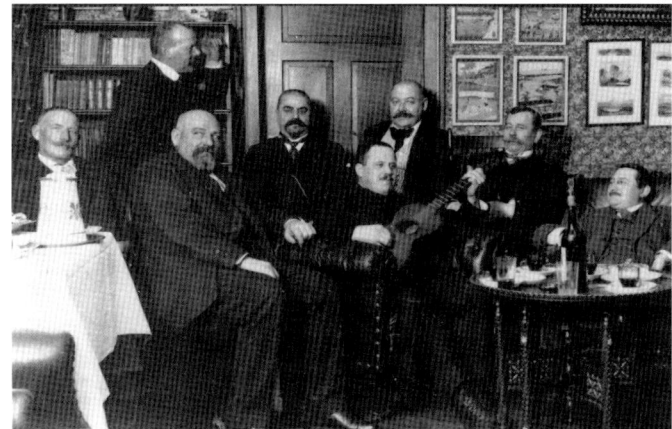

◁ „Sylvester. Wohnzimmer, Gabelsbergerstrasse 20a. II. 1913. C.". Die Alpenvereinsfreunde feierten häufig zusammen mit Carl Lehmann den Jahreswechsel.

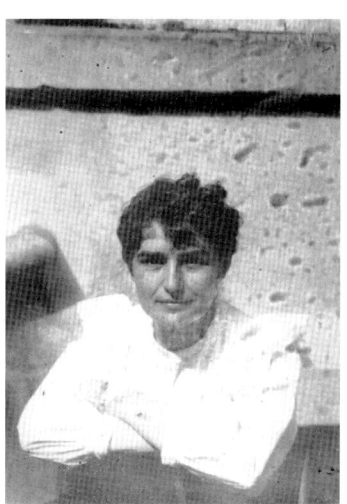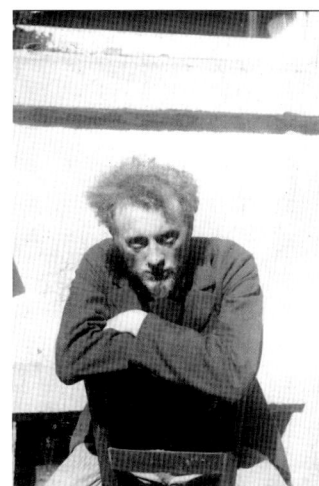

◁◁ „Maria, Offenburg, 1892", „Franz Bley, Offenburg, 1892". Carl Lehmanns Schwester Maria, Medizinstudentin in Zürich, nahm mit Bubikopf, Sportlichkeit und ihrer Beziehung zu dem Schriftsteller Franz Bley, genannt „Loge", den Typus der „neuen Frau" der zwanziger Jahre vorweg.

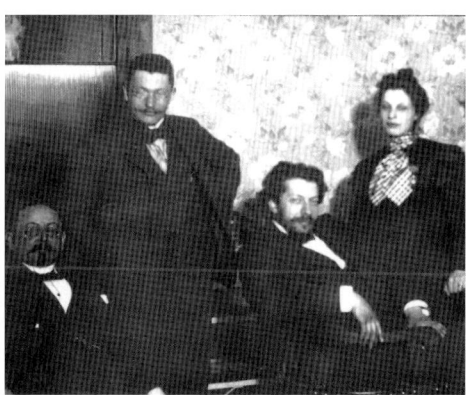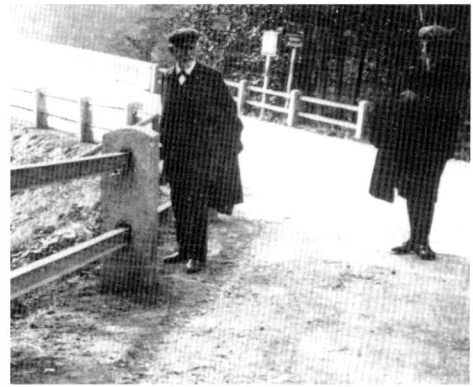

△ „Max Kegel, A.M., Dr. Epstein und Frau. 1900". Kegel und Adolf Müller waren Journalisten, Epsteins Frau Elisabeth, eine Malerin, stellte mit dem „Blauen Reiter" aus.

△ „Aug. Bebel. Grünwalder Brücke. 1907". August Bebel, führender deutscher Sozialdemokrat, gehörte zum engen Freundeskreis von Carl und Hope Lehmann.

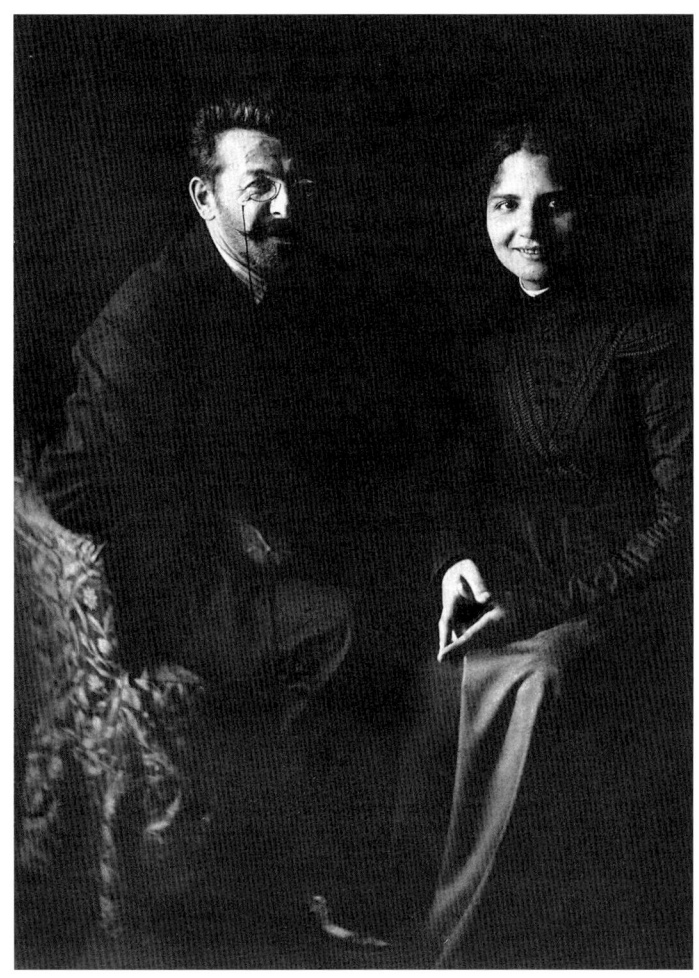

△ Richard Dehmel mit seiner späteren Frau Ida Auerbach, 1899

Enge Freundschaft verband das Ehepaar Lehmann auch mit Richard und Ida Dehmel. Diese Beziehung ist, im Gegensatz zu vielen anderen, durch etliche Briefe von Hope dokumentiert und soll daher etwas ausführlicher gewürdigt werden. Zunächst zu den Personen: Richard Dehmel galt vor dem Ersten Weltkrieg als einer der wichtigsten deutschsprachigen Lyriker, dessen Gedichte von Richard Strauss wie von Arnold Schönberg, von Max Reger wie von Kurt Weill vertont wurden. Als Hope Richard Dehmel und die bedeutende Berliner Salonière Ida Auerbach kennen lernte, standen beide gerade im Mittelpunkt eines gesellschaftlichen Skandals: Ida hatte die Ehe mit ihrem Mann, einem Berliner Bankier, aufgelöst und Richard Dehmel wegen Ida seine Frau verlassen. In freier Ehe lebend entschieden sich die beiden im Sommer 1899 für eine lange Reise. Die erste Station war München. Dort lernten sie auch Hope kennen und schätzen.

Der erste, sehr persönliche und herzlich zugewandte Brief von Hope an Ida stammt vom 3. Oktober 1899. Hope, die selbst viele Jahre schwierigster Eheprobleme hinter sich hatte, schrieb: *„Wie Recht Sie haben, sich nicht um die Zukunft zu sorgen. Von Schritt zu Schritt haben Sie Alles bekommen, was nötig war und so Manches noch obendrein. Er gibt's den Seinen im Schlaf."* Mit großem Selbstvertrauen wendet sich Hope auch an den berühmten Autor. Sie schrieb damals gerade, gestützt auf Dehmels Gedicht „Lebensmesse", an ihrem Aufsatz „Das Weib und der Stier" und bat deshalb: *„Wenn sich einmal später eine ruhige halbe Stunde dafür findet, würde ich gerne erfahren, ob ich den Stier, der geschlachtet werden soll, so verstanden habe wie der Autor."* Sie fragte nicht etwa, ob sie das „richtig" verstanden habe, sondern ob er das sehe wie sie. Dehmel antwortete ihr offenbar und sie war damit höchst zufrieden. Der Hintergrund: In Dehmels Gedicht „Lebensmesse" reitet der männliche „Held" auf seinem wilden Stier erst von Sieg zu Sieg, bis er ihn der einen Geliebten schlachtet, um hinfort mit ihr gemeinsam das Lebensschiff zu steuern. Hope erläutert in ihrem Brief an Ida vom 30. November 1899, *„dass ich in dem ‚Stier' eine tiefe historische Wahrheit und grosse zukünftige Culturaufgabe erblicke".* Am Ende eines langen Briefes vom Oktober 1900 schreibt Hope: *„Jetzt gehe ich an den Stier. Es ist spät nachts, aber mein Mann hat eine Versammlung und ich hoffe, bis zum Schlachtfest vorzudringen. A la mode ist das Stierthema leider noch nicht."*

In ihrem fertigen Aufsatz heißt es dann: *„Ja, gerade so ist der Mann, der beste Mann nach bisherigem Muster, der größte Mann, der Held, der nichts Besseres noch kennt als seinen Stier, als seine ungezügelte und ziellose Kraft. Stark im Können und im Lieben, sorglos und leichtsinnig, launenhaft und unberechenbar, großer Thaten fähig und beseelt von einer grenzenlosen und furchtbaren Rücksichtslosigkeit, Menschen und Blumen niedertrampelnd, reitet er von Sieg zu Siege, bahnfrei auf seinem Stier dahin. … Ist es nur Zufall, daß der Dichter seinen Helden vom Stier heruntersteigen und den engen Schiffsraum betreten lässt? Oder dringt sein Seherblick in eine nahe und notwendige Zukunft, in der endlich die Herrschaft über sich selbst der Herrschaft über andere vorausgeht und der Mann freiwillig den Stier der ungebundenen Freiheit der Zusammengehörigkeit mit der Frau zum Opfer bringt? … ‚Und ich schlacht' ihr meinen Stier'. Aber wer sich dazu entschließt, muß ein Weib gefunden haben, das das Opfer werth ist, das selbst keinen Widder, keinen Pudel und keinen Papagei an der Leine führt, das stark genug ist, auch dem Manne liebend zu erliegen, das jede kleine Eigenheit in die Wonne der Zusammengehörigkeit versenkt, und es leichter und selbstverständlicher findet, den Willen des Mannes* *als den eigenen zu vertreten, das froh und willig von der Wiese weg an Schiffbord geht, um dort jede Arbeit zu theilen, jeder Gefahr gelassen zu begegnen. … Solche Schlachtfeste sind noch nicht alltäglich geworden, aber ab und zu werden sie doch gefeiert. Wenn ich nicht dabei gewesen wäre, hätte ich es nicht gewagt, sie zu verkünden."*

Vielfach spiegeln die Briefe Literarisches; Hope bekennt Ida nach einem literarischen Abend, mit etlichen der modernen „Über-Verse" nichts anfangen zu können: *„Aber dann weiss ich doch ein wahres Gedicht zu geniessen, wie eine ganze Reihe, die ich jetzt von Ihrem Mann kennen gelernt habe, deren Musik mir im Kopf herumgeht. Allerdings sind sie nicht nur Musik, sondern die Gedanken sind logisch aneinandergereiht und mit wunderbar schlichten Worten ausgesprochen"*. Sie spricht im Dezember 1900 auch eine Einladung an Richard Dehmel aus, in München für die „Volksbühne" einen Dehmel-Abend abzuhalten. Dieser Volksbühnen-Verein bestand in München zwischen 1897 und 1901. Er war von Dr. Falk Schupp zusammen mit den Schriftstellern Ernst von Wolzogen, Max Halbe und anderen gegründet worden; Falk (eigentlich: Heinrich) Schupp war ein Münchner Zahnarzt, der sich im Ersten Weltkrieg für eine deutsche Ukrainepolitik engagieren sollte, Max Halbe einer der wichtigsten Vertreter des Naturalismus. Carl Lehmann wurde im Jahr 1900 zum Vorstand des Vereins gewählt. Doch bereits im Februar 1901 schrieb Hope an Ida: *„Die Volksbühne hat sich leider nicht halten können, wegen Theilnahmslosigkeit. Die setzte ihrem stillen Wünschen nämlich ein freiwilliges Ende und die Vorstandsmitglieder deckten das Defizit."* Aber sie hoffte, dass vor allem die von ihr so geschätzte „Lebensmesse" dennoch in München zur Aufführung käme, vielleicht im Rahmen der Künstlervereinigung „Die Insel".

Auch jenseits des inhaltlichen Austauschs entwickelte sich eine Freundschaft zwischen Hope und den Dehmels. Es kam 1899 zu einigen kurzen aber herzlichen Treffen in München. In Hopes Briefen hieß es immer wieder: *„Wann sieht man Sie? Haben Sie keine Zeit für uns? Kommen Sie doch."* In einem Weihnachtsbrief von 1899 entschuldigt sich Hope, dass sie den Dehmels die versprochenen Fotografien nicht rechtzeitig habe schicken können. Offenbar zogen die Lehmanns die Bilder selbst von den Glasplatten ab und Hope war daran aktiv beteiligt. Sie schreibt: *„Die Praxis war so lebhaft, dass uns eine knappe halbe Stunde zu Mittag zum Drucken übrig blieb, und dann war der Himmel so trüb, dass nichts fertig wurde. Ich drucke schon drei Tage an einem Bild!"* Hope erwies sich auch als wichtige Helferin, bemühte sie sich doch intensiv, für Idas Sohn aus erster Ehe eine gute Pflegefamilie zu finden, zuerst bei der in Zürich verheirateten Bebel-Tochter Frieda, dann über eine Züricher Kollegin, letztlich über die langjährige Freundin Dr. chem. Lydia Sesemann. Sie entschuldigte sich immer wieder, dass sie nicht schneller Ergebnisse vorweisen konnte.

Die Dehmels reisten von München aus im März 1900 nach Italien und Griechenland. Als Ida auf dem Rückweg in Sirmione krank wurde – es war Typhus –, glaubte Hope, die offenbar schriftlich befragt wurde, erst an Influenza. Sie riet von italienischen und auch englischen Ärzten ab, empfahl jedoch in Deutschland, Österreich oder der Schweiz ausgebildete Kollegen. Als es nicht schnell besser wurde, rief Ida sie zur Hilfe. Hope fuhr an den Gardasee: *„Meine Frau 9 Uhr 10 abgereist",* telegrafierte Carl Lehmann am 27. Mai 1900 nach Sirmione. Erst am 16. Juni war Hope wieder in München. Sie hoffte nun, wie sie Richard

Dehmel schrieb, auf eine „glatte Reconvalescenz", riet aber vor allem zu größter Vorsicht bei Anstrengungen. Noch im Oktober gab Hope genaue Anweisungen, was Frau Ida essen solle und empfahl ihr auch, eigene Reformkleider zu entwerfen: *„Das können Sie besser als Herr van de Velde. Diese Dinger würden Sie gewiss nicht tragen. "*

Die Dehmels ließen sich für ein Jahr in Heidelberg nieder. Im folgenden Jahr blieb eine herzliche Verbindung zu Hope bestehen. Eine verspätete Geburtstagsgratulation an Richard Dehmel kam am 19. November 1900 per Telegramm: *„Verspäteter Gratulant / kommt jetzt gerannt / zum gestrigen Feste / per Blitz wünscht das Beste / und mit euch frohlockt er / der Münchener Dokter - H.B.A. Lehmann ".* Ein nachfolgender Brief vom 9. Dezember 1900 spiegelt Hopes literarische und dialogische Form des Briefeschreibens: *„Liebe Frau Doktor, ich bin eine Elende und will es nur gleich gestehen: Manchen Sie manchmal gute Vorsätze zu Neujahr? Ich habe diese Schwäche, und der erste Vorsatz ist Pünktlichkeit. Wie viele Jahre geht das schon und ein ordentliches Stück Höllenpflaster ist fertig. Also: ich habe die Platte noch nicht abgeschickt; 2. ich habe den 18. verbummelt; 3. ich habe für das schöne Buch noch nicht gedankt. Aber: 1. die Platte wird morgen gepackt; 2. ich habe Sie Beide viel lieber als Manche, die zur rechten Zeit gratulieren und 3. ich habe mich viel mehr über das Buch gefreut, als Sie aus meinem Schweigen schliessen konnten, und sage jetzt: Danke sehr schön, dass Sie an mich dachten. "* Sie fragt nach Idas Sohn Heinz, interessiert sich für Idas Gesundheit: *„Eines sehe ich aus Ihrem Brief: Es geht und steht gut, und das Uebrige wird werden. ... Den hiesigen Klatsch schreibe ich Ihnen nicht, Sie wissen ihn wahrscheinlich besser als ich; auch ist er fad. Sie sind in einer besseren Luft. Es wäre aber sehr schön, wenn Sie hier wären!"*

Hope griff auch wieder das Thema Kleidung auf. Ida stand in engen Verbindungen zur Darmstädter Künstlerkolonie, die sich für neue Frauenkleidung engagierte. Es ging für Hope um zentrale Fragen ihrer frauenspezifischen Reformbestrebungen. Im Juni 1901 schrieb sie an Ida: *„Die Darmstädter Kleiderlage scheint Schule zu machen. Die Kleider sind auch wirklich schön, aber nur zum herumsitzen. Jetzt sollten Sie schöne Kleider entwerfen, in denen man auch arbeiten und sich auf der Bühne des Lebens bewegen kann. "*

Die Freundschaft zwischen Hope und den Dehmels erlitt im November eine deutliche Abkühlung. Das immer noch unverheiratete Paar Richard Dehmel und Ida Auerbach fuhr nach London; da Ida offenbar schwanger war, hatte sie sich von Hope die Adresse einer Kollegin in London geben lassen: Jane Walker. Hope nannte auch die Adressen von zwei Pensionen. Doch im Gegensatz zu Hopes ausdrücklicher Empfehlung bezogen die beiden nicht getrennt die genannten zwei Pensionen, sondern quartierten sich in einer ein. Dies verletzte, wie Hope nachträglich ausführlich auseinandersetzte, das strenge englische Sittlichkeitsempfinden. Es kam eine ganze Lawine von Missverständnissen in Bewegung, die das Paar Ida und Richard Dehmel nachhaltig verstörte. Die beiden heirateten dann im Oktober 1901 in London.

In diesen Briefen ist ablesbar, warum die Lehmanns in München zu einem so wichtigen gesellschaftlichen Mittelpunkt werden konnten: Es waren ihre vielseitigen Interessen, die von der Politik bis zur Literatur, vom Alpinismus bis zur Reformbewegung reichten. Hope verband mit großer Freundlichkeit und Entgegenkommen dezidierte inhaltliche Interessen, über die sich trefflich diskutieren ließ. Und für Frauen wie Ida Dehmel wurde sie als Ärztin zu einer wichtigen Vertrauensperson.

Hopes München

Der Blick der Nachgeborenen auf das München der Jahrhundertwende, in dem Hope Adams Lehmann und ihr Mann Carl wirkten, zeigt Gegensätze und Widersprüche. München war in dieser Zeit in vieler Hinsicht eine Stadt der Toleranz, der klassenübergreifenden Gemütlichkeit der Bierkeller, der politischen Integrationskraft und Reformfähigkeit, der Künstler und der Boheme. Es war aber auch die Stadt des Katholizismus und der Sittlichkeitsbewegung, der Esoteriker, des Kunstgewerbes und des Kitsches. München war eine „bäuerliche Großstadt", die ihre schnell wachsende Industrie schamhaft hinter Bürgerhausfassaden versteckte und deren Sozialdemokratie ihren Beinamen als „königlich bayerische" Partei nicht ganz zu unrecht trug. Als Lenin 1901 an einer Maifeier der Münchner Sozialdemokraten teilnahm, war er zutiefst enttäuscht, wie seine Frau berichtete: *„Und nun zogen die deutschen Sozialdemokraten in ziemlich großen Kolonnen mit Kind und Kegel und mit den üblichen Rettichen in der Tasche schweigend im Eilmarsch durch die Stadt, um später in einem Vorortrestaurant Bier zu trinken ... An eine Demonstration aus Anlaß des ‚Weltfeiertages der Arbeiterklasse' erinnerte diese ‚Maifeier' in keiner Weise. "*

Aber München war auch die schnell wachsende Metropole des südlichen Deutschlands, eine wichtige Verlagsstadt und ein bedeutender Finanzplatz. Die Fremdenführer stützen ebenso wie autobiografische Erinnerungen von Neumünchnern dieser Jahre das Bild der vielleicht etwas provinziellen, aber liebenswerten Großstadt. Bis 1912 dominierten die Liberalen im Bayerischen Landtag und verstanden es immer wieder, zusammen mit der hohen bayerischen Beamtenschaft den Einfluss des katholischen „Zentrums" zurückzudrängen. Doch bereits 1906 war der „Münchner Männerverein zur Bekämpfung der öffentlichen Unsittlichkeit" auf den Plan getreten mit dem Ziel, das konservativ-katholische Lager und seine Anliegen in der Öffentlichkeit zu stärken. Der Sittlichkeitsverein überschwemmte die Polizei mit Anzeigen und die Polizeidirektion musste sich zunehmend für ihre als zu tolerant empfundene Praxis rechtfertigen. Ab 1912 nahm der konservativ-klerikale Einfluss in der Politik zu und nun deuteten sich bereits stärkere Polarisierung, Konflikt und Restriktion an.

Wie erlebte Hope Adams Lehmanns München, wie sah sie – die englische Nonkonformistin, die geschiedene und wiederverheiratete Frau, die Medizinerin und Reformerin, dieses München, das von 1896 bis zu ihrem Tod 1916 ihr Wohnort war? Aufzeichnungen gibt es dazu nicht. Doch offensichtlich wurde ihr München zur Heimat: Hier führte sie ihre ausgedehnte Praxis, plante ihre großen Reformprojekte und konnte auf viele Freunde zählen; Carl Lehmann trat zehn Jahre nach seinem Zuzug als Landrat, und wenig später als Münchner Gemeindebevollmächtigter in den Dienst dieser neuen Heimat.

Über die Gründe der Lehmanns, ihren Lebensmittelpunkt nach München zu verlegen, lässt sich nur spekulieren: Carl Lehmann hatte 1883/84 seinen Militärdienst hier absolviert und wohl damals an der Stadt Gefallen gefunden. Er kam dann 1895 von seinem Studienort Straßburg nach München, um zu promovieren. Außerdem lehrte hier Franz von Winckel, der große Gönner der Medizinstudentinnen; er war inzwischen Leiter der Münchner Uni-

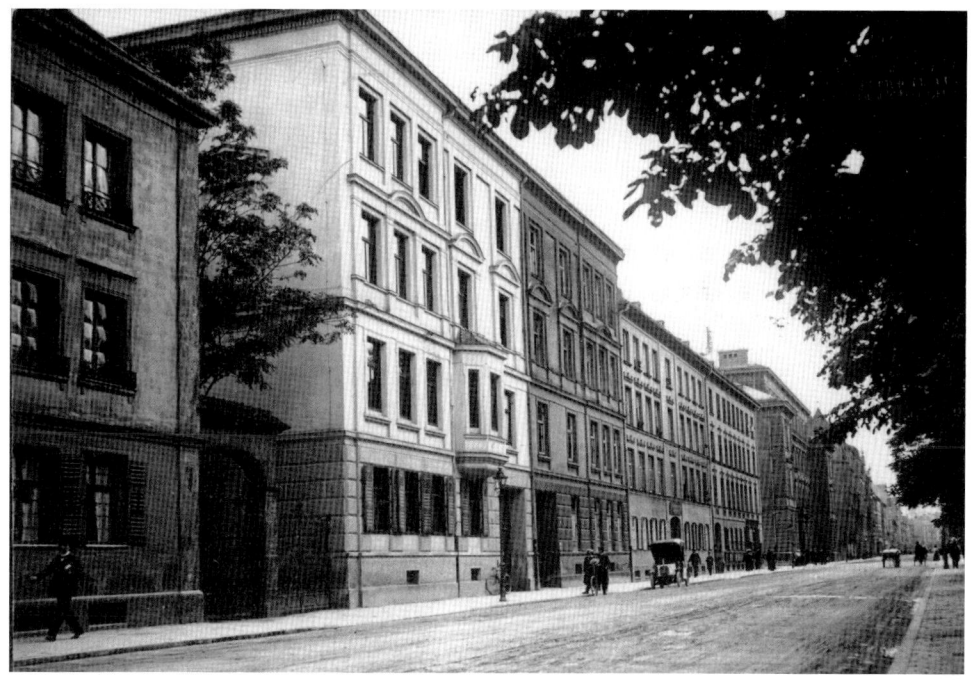

△ „*Gabelsbergerstrasse. Bei Nr. 20a unser Baby. Gegenüber der Ostermeier-Garten 1906.*" Die Lehmanns wohnten in der Gabelsbergerstrasse 20a im zweiten Stock in einer 280 Quadratmeter großen Wohnung, in der auch die Doppelpraxis der Ärzte Platz fand. Das Auto „Baby" war 1906 eine neue Errungenschaft der Lehmanns, Foto Fritz Goergen.

▷ „*Garten, Gabelsbergerstrasse 20a. mit Glyptothek und Propyläen. 1898*".

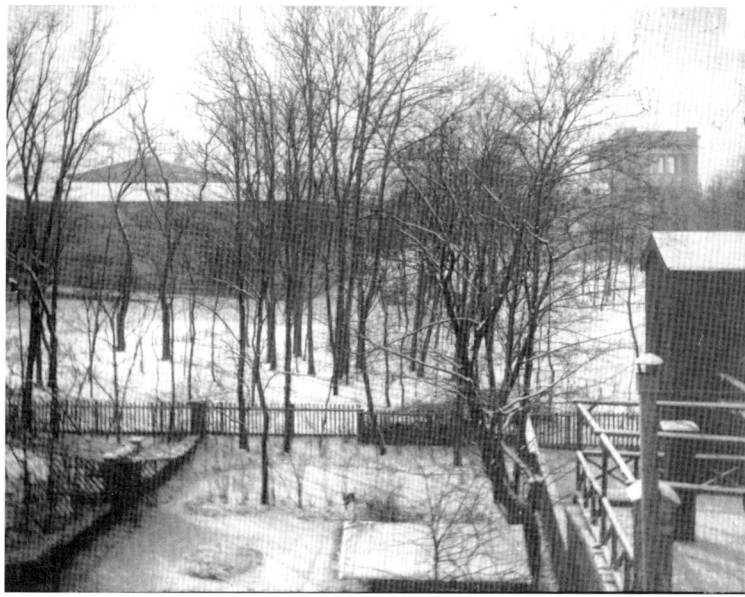

versitätsfrauenklinik. All dies mag zusammengewirkt haben, dass sich das Paar in München niederließ.

„Hopes München" wird in den überlieferten Fotoalben in Umrissen sichtbar: Die Wohnung und deren Umgebung, einige der Freunde, das Münchner Leben mit Fasching und Oktoberfest, mit Ausflügen ins Umland und vor allem in die Berge. Die erste Wohnung der Lehmanns lag in der Schwindstraße 26, ab Ende 1897 lebten sie in der Gabelsbergerstraße 20a im zweiten Stock. Um 1900 war die Gabelsbergerstraße eine bürgerliche Straße. Doch viele der hier ansässigen rund achthundert Haushalte hatten mit dem Königlichen Hof zu tun: Das waren vor allem Offiziere, höhere Beamte, Kammerdiener. In den ungünstiger gelegenen Wohnungen unter dem Dach oder in Nebengebäuden lebten aber auch Gesellen und Tagelöhner.

Die 280 Quadratmeter große Wohnung der Lehmanns bestand aus insgesamt sieben Zimmern, zwei Kammern, Vorplatz, Gang sowie Küche und Badezimmer. Es fand darin auch die Praxis des Arztehepaares mit gemeinsamem Warte- und Sprechzimmer Platz. In dieser Wohnung lebten Hopes Kinder Heinz und Mara Walther während der Schulzeit, ebenso immer wieder Clara Zetkins Söhne Maxim und Kostja. Hinzu kamen zwei Dienstmädchen, eines davon für die Praxis. Außerdem wohnten Freunde wie August Bebel oder Clara Zetkin oft auch länger bei Lehmanns.

Von der Wohnfläche her gehörte das Arztehepaar zweifellos zur Oberschicht der Stadt. Im Vergleich mit Unterschichtquartieren war die Wohnung der beiden Sozialdemokraten Lehmann fürstlich. Die genaue Höhe der Miete für diese Wohnung ist nicht bekannt, doch ähnliche Domizile kosteten um die 200 Mark im Monat, Arbeiter konnten meist nicht mehr als 15 bis 20 Mark im Monat für die Miete ausgeben.

Das Haus in der Gabelsbergerstraße war relativ neu entstanden und eines der vielen mit großen Wohnungen ausgestatteten Gebäude, die als lukrative Spekulationsobjekte in der rapide wachsenden Großstadt München gebaut wurden. Über einen kleinen Park hatte man nach Südwesten einen freien Blick auf die Rückseite der Glyptothek und auf die Propyläen des Königsplatzes. Gegenüber, auf der anderen Seite der Gabelsbergerstraße, steht heute der von 1910 stammende Erweiterungsbau der Technischen Universität. Ursprünglich gab es hier ebenfalls einen kleinen Park, er gehörte dem mit Lehmanns befreundeten Kunstmaler Otto Obermeier.

Attraktiv war die Nähe der Altstadt, der Universitäten, der großen Kunstsammlungen, aber auch das viele Grün rundum. Da Hope sich nach ihrer offiziellen Approbation 1904 immer mehr auf Operationen spezialisierte, legten sich die Lehmanns um 1906 ein Auto zu, ihr „Baby"; ein Auto war um diese Zeit noch etwas sehr Ungewöhnliches: Erst im April 1899 war in München das erste Autokennzeichen vergeben worden. Der Anschaffungspreis für ein Auto lag bei drei- bis viertausend Mark, der Unterhalt kostete jährlich rund 1500 Mark. Hope wäre nicht die Tochter ihres Vaters gewesen, wenn sie nicht auch selbst gefahren wäre; mit dem Auto wurden die Wege ins Rotkreuzkrankenhaus an der Nymphenburger Straße für sie kürzer, wo sie über Belegbetten verfügte. Sonst fuhr sie mit der Straßenbahn.

In Hope Adams Lehmanns Sprechstunde fanden sich Frauen aus der ganzen Stadt ein und auch einige von auswärts; viele kamen jedoch aus der Umgebung und aus den Arbei-

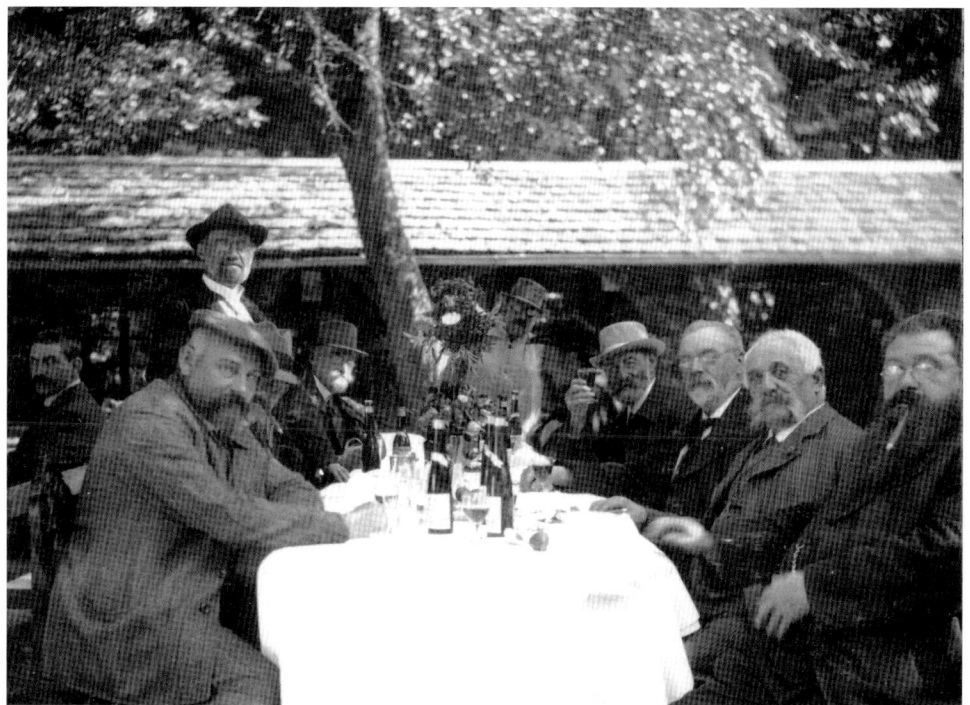

△ *„Städtische Etatkommission im Quellengebiet, 1.Oct. 1910. Beim Mittagessen in der städtischen Wirtschaft in Gotzing, C."* Carl Lehmann war als sozialdemokratischer Gemeindebevollmächtigter ganz selbstverständlich in den Kollegenkreis integriert.

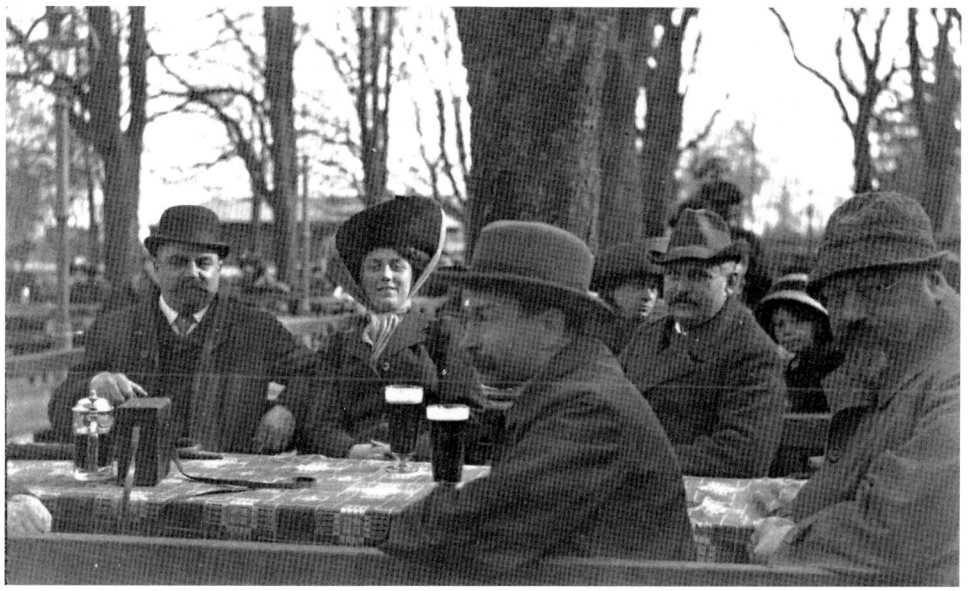

△ *„Schleissheim 1912. C., Timm und Frau, Hoffmann".* Johannes Timm, Arbeitersekretär und Landtagsabgeordneter, gehörte zum engen Freundeskreis der Lehmanns.

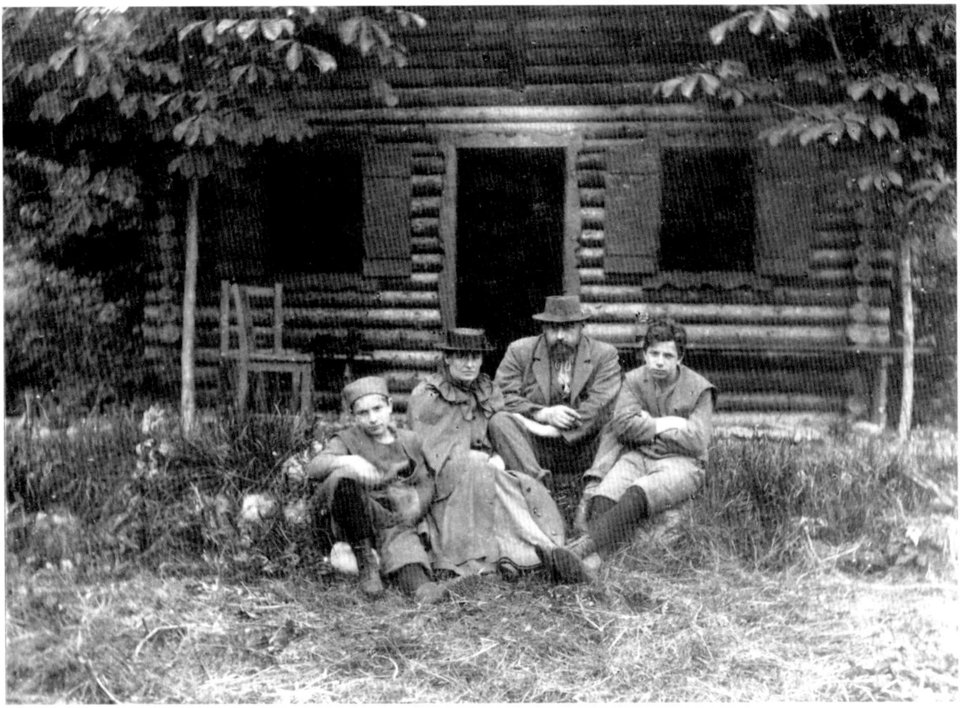

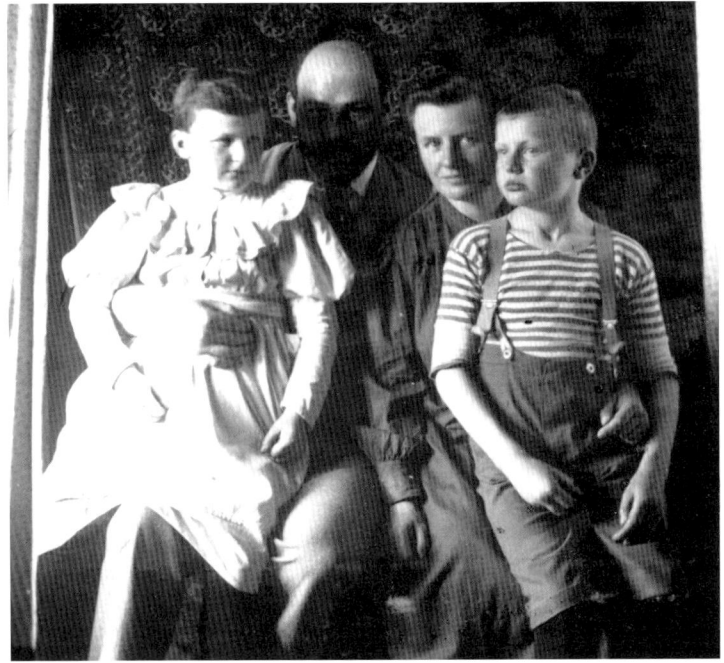

△ *„Costia. H., C., Maxim. Wessling. 1898".* Die beiden Söhne von Clara Zetkin, Maxim und Konstantin (Kostja) wohnten zeitweise bei Lehmanns und waren bei Ausflügen und in den Bergen dabei.

◁ *„Mara, C., H., Heinz, München 1896".* 1896 wurde Hope geschieden und Hope und Carl konnten endlich heiraten. Nun präsentierten sie sich mit Hopes Kindern aus erster Ehe in einem Familienbild.

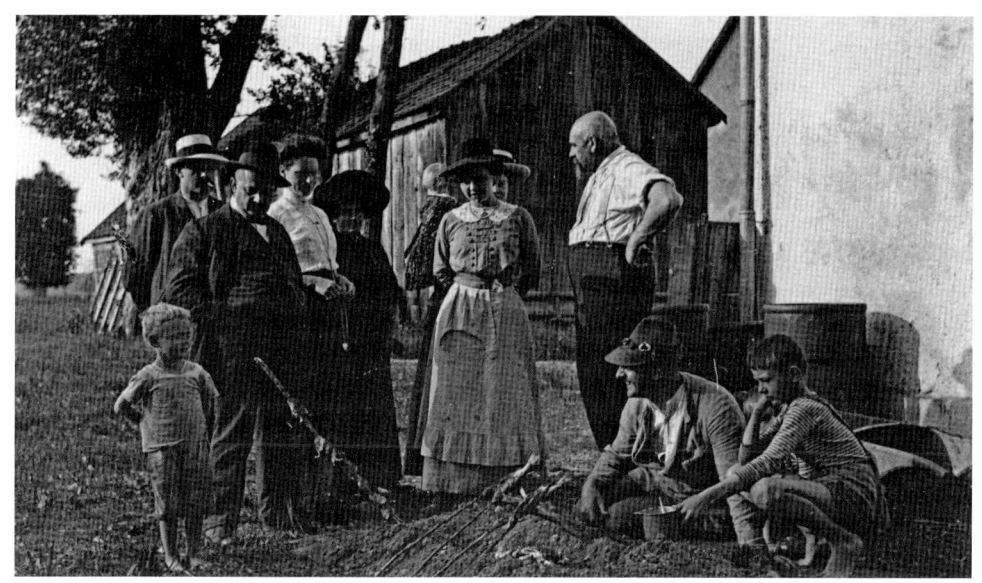

△ „*Fischgesellschaft bei Goergen in Maisach 1913.*" Der Fotograf Fritz Goergen war ein Bergka-
merad von Carl Lehmann.

▷ „*Steckerlfischbraten bei Goergen Maisach 1913*".

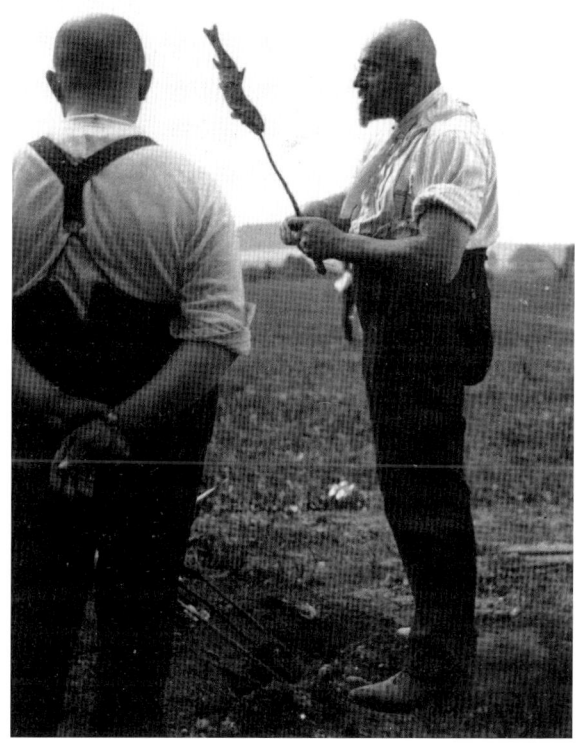

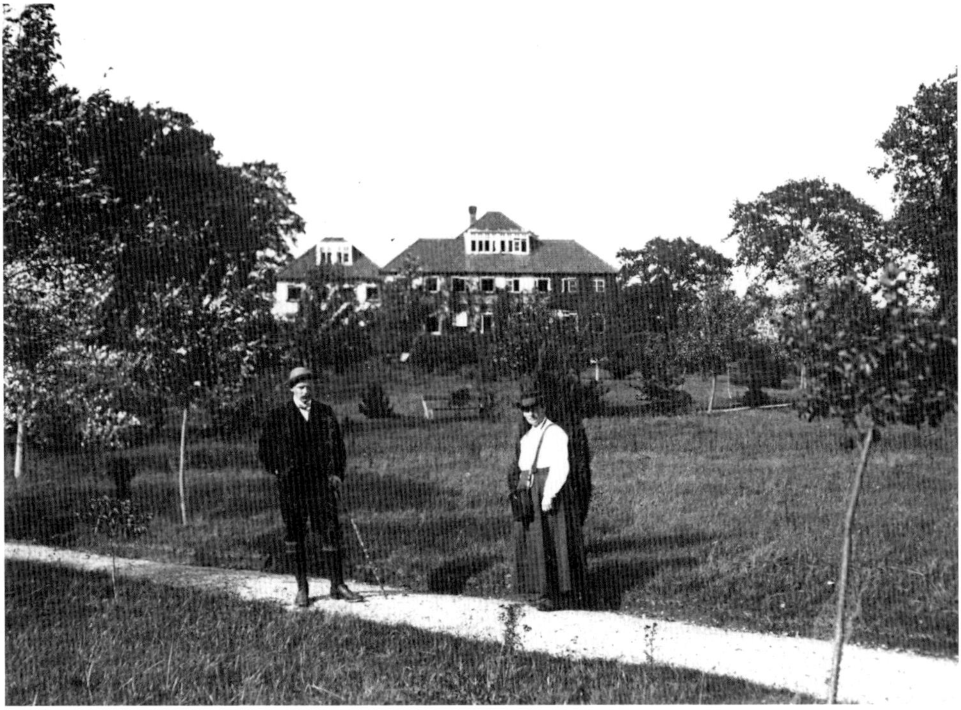

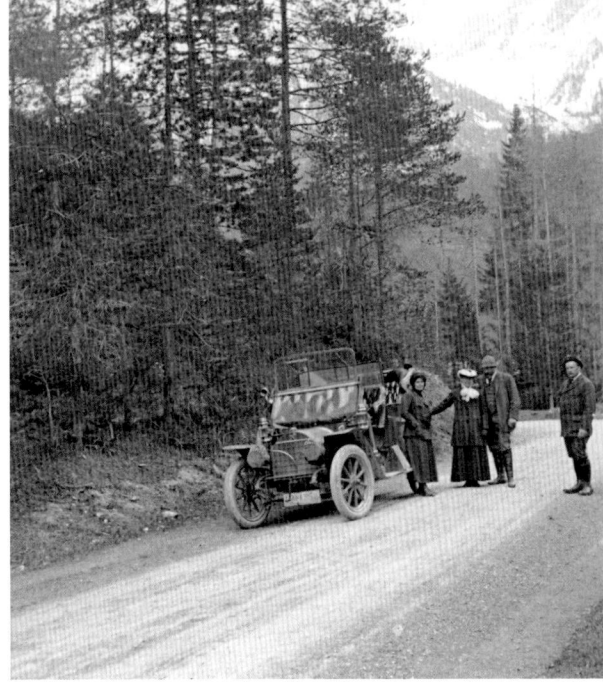

△ *„Englische Reise. 1909. Linford bei Ringwood, Hants, Lungensanatorium, Heinz. H."* 1909 besuchten Hope, ihr Mann Carl Lehmann und ihr Sohn Dr. Heinz Walther eines der englischen Sanatorien, die nach der Nordrach-Methode arbeiteten.

▷ *„Fernpass. Miriam. H., C., Heinz. 1911"*. Miriam Alison, Tochter aus einer befreundeten Familie und englische Kindergärtnerin in Hopes bilingualem „Versuchskindergarten", nahm an Lehmanns Familienausflügen teil. 1915 heiratete sie Hopes Sohn Heinz Walther.

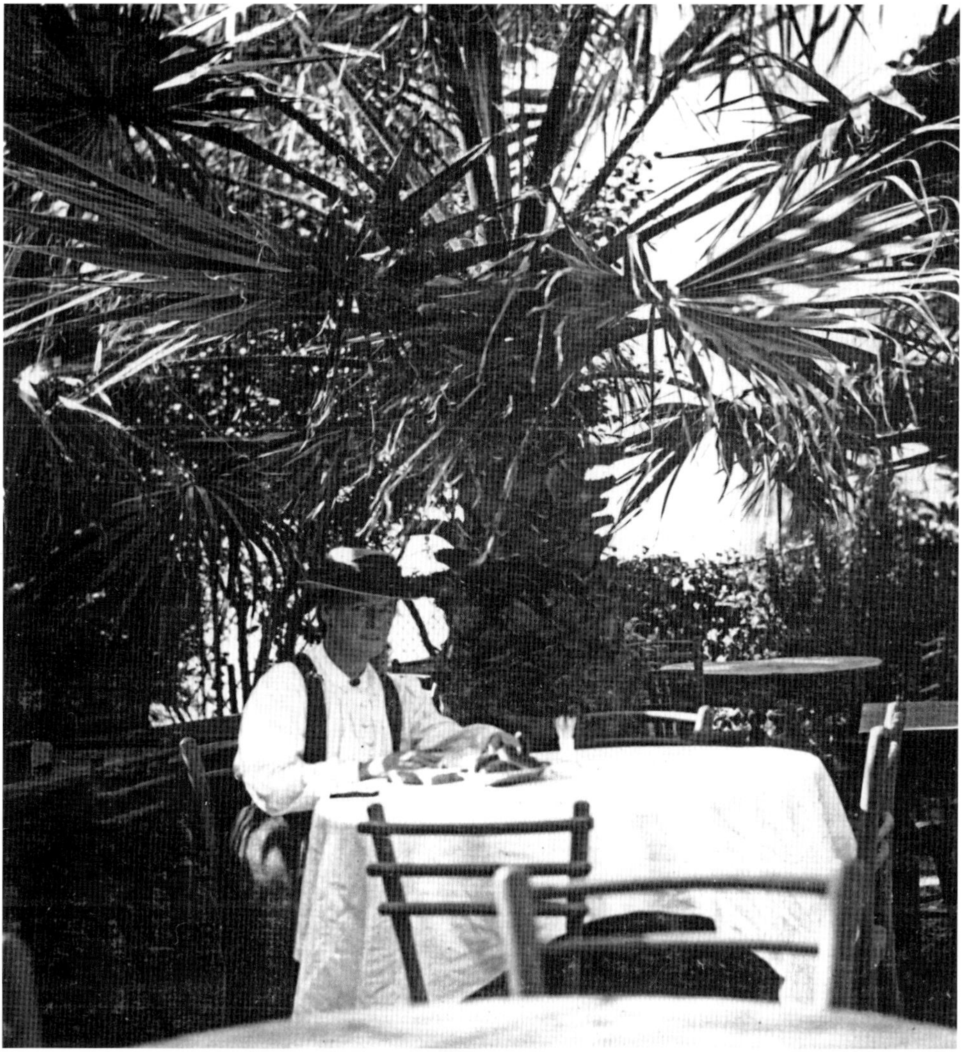

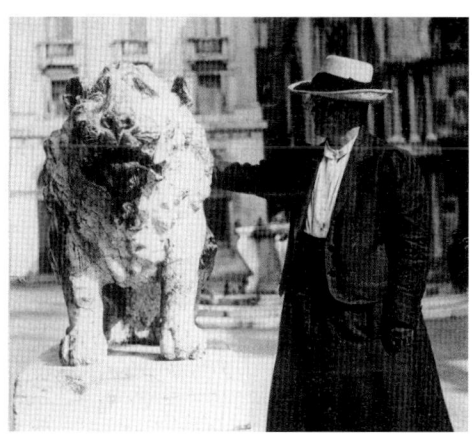

△ *„Dalmatinische Reise. 1910. C. und H.*
Restaurant am Hafen von Lussinpicolo".

◁ *„H. und Löwe neben S. Marco Venedig*
1912". Hope und Carl Lehmann unternahmen gemeinsam mit dem Rad, dem Zug
oder dem Auto Reisen nach Dalmatien,
Italien und England.

terviertel östlich der Isar. Bei Hausbesuchen fuhr sie daher oft nach Haidhausen oder Giesing. In der Innenstadt lagen die sozialdemokratischen Versammlungslokale, in denen Hope wie ihr Mann manchmal Vorträge hielten, ebenso das Gebäude der sozialdemokratischen „Münchener Post" am Altheimer Eck. Das Universitätsviertel war ihr ebenfalls vertraut: Anfangs operierte sie im Josephinum in der Schönfeldstraße; um die Ecke lag das „Hofatelier Elvira", das die Frauenrechtlerinnen Anita Augspurg und Sophia Goudstikker aufgebaut hatten; Carl Lehmann ließ sich 1898 von Sophia Goudstikker fotografieren. Und Hope frequentierte die Bayerische Hof- und Staatsbibliothek.

Sie verfügte jedoch auch über viele Kontakte nach Schwabing: Der von ihr 1909 gegründete Versuchskindergarten lag in der Clemensstraße nahe der Münchner Freiheit, die offizielle Adresse des Vereins war ein Haus in der Leopoldstraße; etliche ihrer Patientinnen wohnten in Schwabing und sie schickte vielfach Frauen zur Beobachtung ins Schwabinger Krankenhaus. Carl Lehmann wiederum, kein Verächter von Bier und Wein, saß oft mit politischen Freunden in Gastwirtschaften. Dort wurden in Bayern üblicherweise die meisten Kontakte gepflegt. Als Gemeindebevollmächtigter nahm er an Sitzungen im Rathaus teil, unternahm mit Städtischen Kommissionen Ausflüge, traf sich mit seinen Freunden im Landtag, der damals noch an der Prannerstraße lag. Hope und Carl besuchten auch das Oktoberfest oder den Münchner Fasching. Dies war der bürgerliche Fasching der Freunde vom Alpenverein: so der „Oberländerball" oder das „Fischessen der Innthaler".

Das Ehepaar Lehmann war aber nicht nur auf die Stadt bezogen. Dokumentiert sind viele Ausflüge ins Münchner Umland, zu zweit oder mit Freunden, mit den Kindern, mit Maxim und Kostja Zetkin. Die Lehmanns wanderten in Wessling, fuhren mit dem Boot auf dem Ammersee oder dem Wesslinger See, mit dem Rad durch den Forstenrieder Park nach Starnberg. Sie besuchten auch die Blockhütten von Freunden in Maisach, Obermenzing oder Stockdorf. Hinzu trat, zumindest bei Lehmann alles überwölbend, das Bergwandern. Zu der Stockdorfer Hütte des Freundes Luigi Krüger, Chef der „Bayerischen Landeskorrespondenz", gibt es eine schöne lokale Überlieferung: In dieser „Filseralm", auch „Thomaalm" oder „Jägerhäusl", soll nicht nur Ludwig Thoma, sondern auch Lenin verkehrt haben; angeblich war sie um einen Eisenbahnwaggon gebaut, der mit 16 Pferden durch den Wald an diese Stelle gezogen worden war. Vor dieser „Filseralm" wurde 1915, nach Lehmanns Tod, vom späteren Bürgermeister Eduard Schmid ein „Marterl" für Carl Lehmann enthüllt. Die Verbindung zwischen Ludwig Thoma und den Lehmanns ist nachweisbar: Er gehörte zu den Unterstützern von Hope Adams Lehmanns „Frauenheim" und trat 1914 gemeinsam mit dem Sozialdemokraten in einer großen politischen Veranstaltung zugunsten der russischen Opfer des Zarismus auf. Die Lehmanns unternahmen auch große Reisen. Sie fuhren mit dem Fahrrad über die Alpen nach Italien, mit der Bahn oder später dem Auto nach Dalmatien oder England.

Die Jahre, die auch die Lehmanns in dieser Stadt verlebten, waren eine besondere Epoche der Stadtgeschichte: Mitte und Ende der neunziger Jahre zogen viele derjenigen in die Stadt, die das quicklebendige und zukunftsorientierte Münchner „fin de sciècle" prägten; dazu gehörten die kreativen Architekten und Möbelbauer rund um die „Vereinigten Werkstätten" ebenso wie die Zeichner des „Simplicissimus" oder die Schwabinger „Enormen" des Stefan-George-Kreises. Es entstanden diskussionsfreudige Zirkel und Kreise, die sich in der besonderen Münchner Atmosphäre schnell mit politischen Zirkeln verbanden und damit dazu beitrugen, dass manche Reformideen nicht nur Kaffeehausprojekte blieben. In diesem vielstimmigen Konzert hatte auch das Ehepaar Lehmann eine wichtige Stimme.

Hope Adams Lehmann, Clara Zetkin und die Politik

Hope und Carl Lehmann waren ein ungemein politisches Paar. Er verstand sich auch dezidiert als Parteipolitiker. Doch welche Rolle spielte die Politik in Hope Bridges Adams Leben? Sie war eine idealistische Sozialistin, ihr erster wie ihr zweiter Ehemann überzeugte Sozialdemokraten. Clara Zetkin, die wichtigste Streiterin für die sozialistische Frauenbewegung, gehörte zu ihren besten Freundinnen. Ob in Frankfurt, in Nordrach oder in München, stets gingen die Spitzen der regionalen und nationalen Sozialdemokratie in Hopes Familie ein und aus.

Dennoch schrieb Clara Zetkin nach Hope Adams Lehmanns Tod, im Oktober 1916, an den gemeinsamen Freund Adolf Geck, den langjährigen Vorsitzenden der badischen Sozialdemokratie: *„Hope war nie eine Politikerin und wollte nie für eine gelten. Sie hatte wohl eine Meinung, sogar eine fanatische Meinung ihrem Wesen nach, war aber weit davon entfernt, sich damit als Autorität und Beispiel zu dünken. Ihre Meinung bildete sie sich eben nicht durch eingehendes selbständiges Quellenstudium, sondern durch Auszüge und Berichte aus zweiter und dritter Hand. Mit der Wahrheitsliebe echter Bildung hat sie das nie verheimlicht, sie sagte mir, es sei ihr unmöglich, die sozialistische Literatur über den Meinungsstreit zu verfolgen, für sie sei maßgebend, was Karl ihr berichte und wie Karl urteile sowie die Leute, mit denen er zusammen war und zusammenarbeitete. Das ist in Wirklichkeit die ganze Erklärung für Hopes Stellung; sie sah mit Karls Augen und hörte mit Karls Ohren. Hopes große Stärke lag in ihrer Weiblichkeit, lag auch in ihrer großen Schwäche; sie empfand das Bedürfnis, Karl selbst an sich und seine Überlegenheit glauben zu machen und da sie sich auf politischem Gebiete nicht selbständig betätigte, war es das gegebene Reich seiner Überlegenheit."*

Dieser Brief stellt in mancher Hinsicht einen Schlüssel dar. Zunächst einmal natürlich für Clara Zetkins eigene Position: Politik war für sie Parteipolitik; die Bereiche, in denen sich Hope Adams Lehmann sehr wohl umfänglich politisch selbständig betätigte – so zum Beispiel Gesundheits- und Krankenhauspolitik, Schul- und Erziehungsreform – zählten für Zetkin offenbar nicht zur „eigentlichen" Politik.

Ein Zweites ist anzumerken: In der Auseinandersetzung innerhalb der Sozialdemokratie stand Hope anders als Clara Zetkin auf der Seite der reformistischen Georg von Vollmar und Adolf Müller. Sie war stets für Kooperation mit anderen, auch bürgerlichen Kräften, so sie nur letztlich in die richtige Richtung mitgingen. Dazu ein Ausschnitt aus ihrem Artikel „Mutterschutz" in der „Neuen Zeit": *„Es hat eine Zeit gegeben, in der Sozialisten nichts von Bewegungen wissen wollten, die anderweitig herkamen. Jetzt sind wir, Gott sei Dank, erfahrener und verständiger geworden; wir haben eingesehen, was es mit dem Hineinwachsen in den Sozialismus für* eine Bewandnis hat; wir haben begriffen, daß unsere Bewegung darum so groß geworden ist, weil sie alles mit sich zieht, weil nicht nur Wissende sondern auch Unwissende mit ihr marschieren, ihre Diener geworden sind. Ist der Sozialismus der Heerstrom unserer Zeit, so müssen alle Nebenströme in ihn hineinfließen und dürfen von ihm darum freudig und kameradschaftlich begrüßt werden, denn sie bedeuten ein Anschwellen der Kraft, mit der er alle Hindernisse des Flußlaufs überwindet. "

Diese integrative Position entsprach in vieler Hinsicht ihrer eigenen, an der englischen „Fabian Society" geschulten Haltung, sie entsprach aber auch ihrem persönlichen Pragmatismus: Adams Lehmann war keine Utopistin, die sich mit theoretischen Überlegungen für die Zukunft zufriedengegeben hätte. Sie hoffte zwar auf eine zukünftige ideale sozialistische Gesellschaft, ermunterte aber ihre Leserinnen stets zum konkreten Handeln in der Gegenwart. In ihrem Vortrag „Die Vorbereitung der Frau zur Lebensarbeit", gehalten 1899 in der „Union für Frauenbestrebungen in Zürich", heißt es: „Daß die Frauenfrage selbst durch diese Einsicht des Einzelnen allein nimmermehr gelöst werden kann, brauche ich kaum vorauszuschicken. Dazu gehört nichts weniger als eine Reorganisation der ganzen Gesellschaft. In anderen Worten, die Frauenfrage ist nur ein Teil der sozialen Frage. … Aber wenn auch die Frauenbewegung von der sozialen Bewegung abhängt, so übt sie doch auch zugleich eine gewaltige Rückwirkung auf die soziale Bewegung aus, und die Vorbereitung der einzelnen Frau für die sozialen Aufgaben unserer Zeit … ist ein Schritt weiter nach dem gemeinsamen Ziel. "

„Wir dürfen nicht müßig zusehen, bis uns der Sozialismus von allen unseren unsozialen Eigenschaften befreit, sondern müssen den Tag der Erlösung durch eine bewußte Selbsterziehung, durch eine Revision unserer Anschauungen, durch ein Umarbeiten der Praxis heute schon vorbereiten. Darum möchte ich bei dieser Praxis ein wenig liebevoll verweilen, denn von ihr hängt das Tempo des Fortschritts und die Erträglichkeit der Gegenwart ab. "

Es steht zu vermuten, dass sich Hope nicht mit Clara Zetkin über diese Fragen streiten wollte, vor allem nicht nach Kriegsausbruch, als sich die Standpunkte bis hin zur Spaltung der SPD verhärteten. Hopes Stellungnahmen zu Krieg und Frieden mündeten jedenfalls in die Forderung nach einem europäischen Staatenbund unter Einschluss Amerikas – und nicht nach einer sozialistischen Weltrevolution.

Doch der Glaube an den heraufziehenden Sozialismus bildete für Hope Adams Lehmann, die angeblich in ihrer Jugend sehr religiös gewesen war, eine der Grundlagen ihres idealistischen Optimismus. In einer Rezension aus der „Neuen Zeit" von 1897 zu einer Broschüre von Prof. Runge über „Das Weib in seiner Geschlechtsindividualität" schreibt sie: „In der sozialistischen Zukunft, welche wir erkämpfen, sehen wir ein von den Fesseln der heutigen ökonomischen und sittlichen Verhältnisse befreites, gesundes, denk- und tatkräftiges Weib, welches in Gemeinschaft mit dem Mann zur vollen Entfaltung seines Geschlechts gelangt und an Kulturarbeit und Lebensgenuß sich ebenbürtig beteiligt. Freilich, nichts weniger als der Sozialismus kann der Frau diese Stellung erringen. Innerhalb der heutigen Gesellschaft ist ihre Befreiung ebenso undenkbar wie die

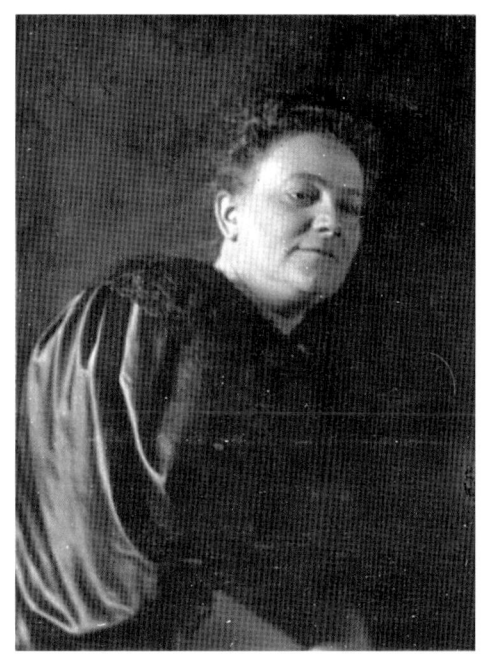
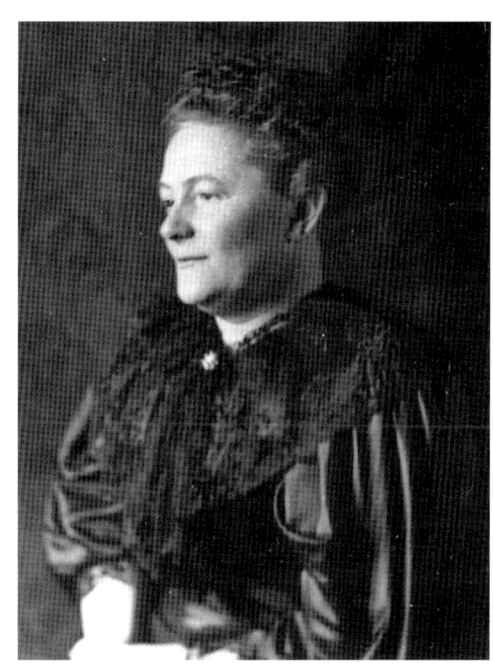

„Clara Zetkin, München,
Schwindstraße, 26. II. 1896".
Selbst die sozialistische
Freundin gab sich bei ihrem
Besuch ganz münchnerisch.

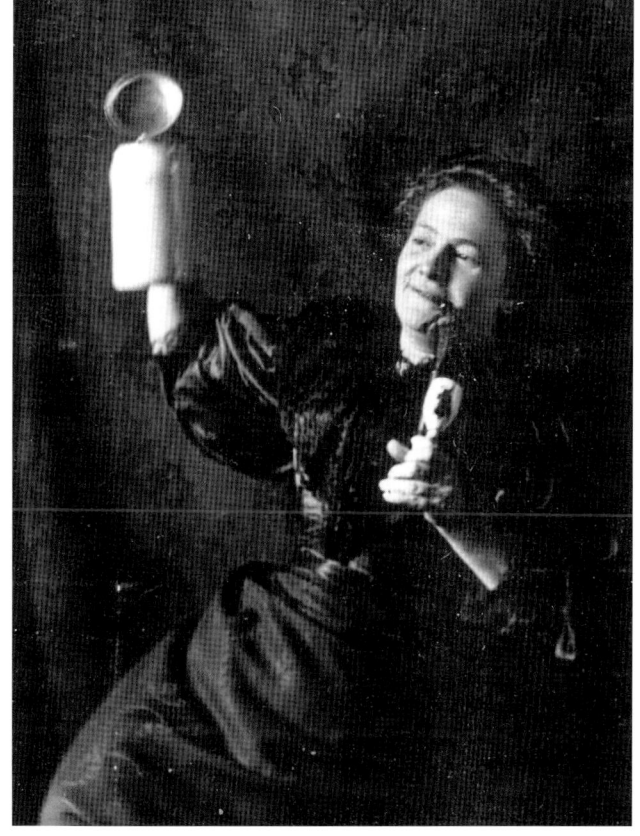

des Proletariats, und für den, dessen Horizont durch die heutige Gesellschaft begrenzt ist, ergibt sich der Pessimismus von Runge und seinesgleichen von selbst. "

Nur auf der Basis der sozialistischen Zukunft war für sie vieles von dem denkbar, was uns noch heute bei ihr höchst frisch und modern anmutet – auch wenn wir damit nicht „den Sozialismus" verbinden, sondern es „soziale Errungenschaften" nennen. Sie fand selbst dafür unterschiedliche Begriffe, es ging jedoch immer um die Lösung der sozialen Frage und um gesellschaftliche Umgestaltung. Hierfür erschienen Adams Lehmann die gemeinwirtschaftlichen und genossenschaftlichen Lösungsansätze vielversprechender als die „bürgerlichen", sprich kapitalistischen, des freien Marktes. Als Beispiel nennt sie die Milchversorgung für Kleinkinder, für die selbst ein bürgerlicher Autor Kommunalbewirtschaftung forderte.

Der „bürgerliche" Standpunkt, den Hope kritisierte, enthielt für sie ein ganzes Bündel an rückwärtsgewandten, überholten Anschauungen, so von der Frau und ihrer angeblich naturgegebenen Lebensaufgabe, von der Organisation der Familie. Dies geht auch aus einer Rezension zu Laura Marholms „Zur Psychologie der Frau" hervor, von ihren Thesen her eine Esther Vilar des 19. Jahrhunderts: *„Ihre Theorien sind durch dieselben zwei Umstände verworren und beengt, welche das Denken so vieler anderer guter und gescheiter Menschen lahmlegen, nämlich: der bürgerliche Standpunkt und der Mangel an naturwissenschaftlicher Bildung … In einem Wort: Frau Marholm hat weder den Sozialismus, noch die Hygiene studiert. Darf man aber heute über die Frau und die soziale Frage schreiben, ohne den Sozialismus studiert zu haben? Und darf man Theorien über weibliche Leistungs- und Genußfähigkeit aufstellen, ohne von der ‚physischen Praxis' der ‚Menschnatur' auch nur eine dunkle Ahnung zu haben?"*

Sozialismus als Mittel zur Lösung der sozialen Frage griff für Hope Adams Lehmann in fast alle Bereiche des menschlichen Lebens ein. Gleichzeitig lässt sich bei ihr – und das unterscheidet sie von anderen Sozialisten – ein ausgeprägter Individualismus feststellen. Hier schließt sie an die Thesen ihres Vaters, William Bridges Adams an, der die Ehe auf der Grundlage eines zivilen Vertrages zwischen zwei Menschen gestalten wollte und sein innovatives Wohnmodell auf genossenschaftliche Basis stellte. Auch seine Tochter Hope forderte den Rückzug des Staates aus vielen Bereichen, die das Zusammenleben von zwei Menschen, Ehe, Kinder und Familienplanung angingen. Ihr großes Krankenhausprojekt und ihren Versuchskindergarten wollte sie, ganz in angelsächsischer Tradition, auf privater Basis verwirklichen. Ihr „Sozialismus" entspricht daher eher Demokratie und „Sozialstaat". Mit den Modellen, die im Zwanzigsten Jahrhundert unter dem Namen des Sozialismus versucht wurden, hätte sie vermutlich – wie viele Sozialisten und Sozialdemokraten ihrer Zeit – wenig anzufangen gewusst.

Als drittes sind in Clara Zetkins Brief die Bemerkungen zu Hopes „Weiblichkeit" bemerkenswert: Sie klingen kritisch, ja etwas mokant. Das Lebenskonzept, das hinter Hopes Verhalten stand und das Hope immer wieder in ihren Schriften propagierte, konnte Zetkin offenbar nicht mit vollziehen. Es war das Leben eines Paares, das sich in großer seelischer, physischer und intellektueller Gemeinschaft den Herausforderungen und Projekten der Zeit stellte. Beide hatten ihre eigenen Bereiche, in denen sich der Partner der Führung des anderen anvertraute, und andere, in denen beide gemeinsam wirkten. Es gab keine Hierarchie oder grundlegende Ungleichheit zwischen ihnen. Sie waren ein zutiefst politisches Paar, das sich auf verschiedensten Feldern engagierte: Er assistierte ihr bei Operationen, sie ging mit ihm in die Alpen, traf sich mit seinen Freunden aus dem Alpenverein und finanzierte sein Hüttenprojekt, die Lamsenjochhütte, mit. Er wirkte im Münchner Gemeindekollegium als Krankenhausreferent und unterstützte sie bei ihrem großen Krankenhausprojekt, sie überließ ihm weitgehend die Wortführung im Bereich der Parteipolitik. Sie schrieb ihr Buch und viele Artikel, er baute in den Bergen, er reiste nach Russland, schrieb ein Buch darüber und fuhr auch mehrfach als Schiffsarzt um die Welt.

Die russischen Abenteuer: Carl Lehmann, Alexander Parvus-Helphand und Lenin

Die russischen Fragen boten Carl Lehmann eine besondere Herausforderung: Im zaristischen Russland wüteten Hunger und Krankheiten, das Regierungssystem galt als reaktionär und absolutistisch. Regimekritiker wurden unbarmherzig verfolgt, eingekerkert, nach Sibirien verbannt. In Erinnerung an die Erfahrungen mit der eigenen Verfolgung unter dem Bismarckschen Sozialistengesetz, die noch nicht lange zurücklagen, unterstützten Sozialdemokraten in internationaler sozialistischer Solidarität diejenigen, die als linke Revolutionäre in Russland verfolgt wurden.

Auf Empfehlung von Clara Zetkin und August Bebel nahmen sich die Lehmanns daher auch des in Russland geborenen Journalisten Dr. Israil Lasarewitsch Helphand an, der sich Alexander Parvus nannte. Er war Ende 1898 wegen seiner Tätigkeit für die „Sächsische Arbeiterzeitung" zusammen mit Dr. Julian Marchlewski aus Sachsen ausgewiesen worden. Die Lehmanns kümmerten sich um ihn und Hope berichtete an die besorgten Genossen Kautsky und Bebel in einem Brief an Karl Kautsky: *„Objektiv haben Sie und August ja recht. Garantieren können wir nicht, aber so wie die Dinge liegen, glaube ich, daß er hier ziemlich sicher ist … Sein Äußeres hat sich auch schon verändert. Anstatt der grimmen Kampfesmiene, die das Jahrhundert in die Schranken forderte, ziert jetzt sein Gesicht meist ein zufriedenes bürgerliches Lächeln … Kurz, seine Sitten sind milder. Sagen Sie das Gradnauer. Es wird ihn sehr freuen, daß so rasch aus dem Stier vom Ural ein braver Gartenlaubenleser geworden ist."* München und die gesellschaftlich etablierten Genossen boten Parvus Sicherheit. Parvus blieb viele Jahre in München und bekehrte sich hier sogar in Teilen zum Kurs der bayerischen Sozialdemokraten: Hatte er noch wenige Jahre früher gegen die von den badischen und bayerischen Genossen praktizierte Zustimmung zum jeweiligen Staatshaushalt gewütet, die er als Verrat am Kurs der Partei ansah, so änderte sich dies in München. Parvus wurde aber auch Mentor Trotzkis und wenige Jahre später Mitanstifter der gescheiterten russischen Revolution von 1905. Er wurde dann zusammen mit Trotzki interniert und nach Sibirien verbannt, von wo es ihm gelang zu entfliehen. Er tauchte auch später immer wieder im Umfeld der Lehmanns auf.

Doch zunächst einmal kam es zu einem bemerkenswerten Projekt: Parvus-Helphand und Carl Lehmann reisten wenige Monate nach ihrem ersten Treffen gemeinsam nach

Rußland, um sich einen unmittelbaren Eindruck von den Zuständen in den dortigen Hungergebieten zu verschaffen. Die Reise begann im Mai. Sie führte den gebürtigen Russen und den deutschen Arzt 8000 Kilometer durch die russischen Hungergebiete: Über Petersburg nach Moskau, von dort mit der Eisenbahn nach Nischni-Nowgorod, dann die Wolga hinunter und die Kama hinauf nach Mursicha im Bezirk Spassk. Von dort aus folgte zu Pferd eine Rundreise; mit dem Wagen ging es weiter in den angrenzenden Bezirk Tschistopol, von dort nach Pjani-Bor in Wjatka und mit dem Kahn durch überschwemmte Gebiete nach Menselinsk. Von Menselinsk zu Pferd bis zur sibirischen Eisenbahn, mit der sie bis Ssamara und Ssimbirsk kamen; dann über Moskau, Wilna, Warschau zurück nach Deutschland. Die beiden befragten Bauern und Tagelöhner, Journalisten und Beamte. Lehmann nahm medizinische Untersuchungen vor allem an Skorbutkranken vor und führte ein medizinisches Tagebuch. Die gesamte Reise dauerte wohl etwas über zwei Monate.

Der Hunger in Russland hatte bereits Friedrich Engels, später auch Rosa Luxemburg beschäftigt. Auch sie bezog sich auf das Nebeneinander von Moderne und Beharren, hochentwickelter Industrie und zurückgebliebener Landwirtschaft, außenpolitischen Erfolgen und Hungersnot. In dem Buch, das Lehmann und Parvus über die Reise verfassten, wird als Grund der Reise genannt: *„Rußland ist das Land der Überraschungen. Bald erscheint es als ein in Auflösung befindliches Reich, am Rande des Bankerotts, bald als eine gefahrdrohende Macht, welche die ganze Welt sich zu unterwerfen anschickt. Es ist arm und reich zugleich, schwach und stark, es ist der gefürchtetste Hort der Reaktion, das rückständigste Kulturland, und es hat eine moderne Literatur geschaffen, die ihren Siegeszug um die Welt gehalten hat … Der russische Absolutismus ist eine längst anerkannte Gefahr der europäischen Demokratie. Von der Politik des Zaren hängt es ab, ob die europäischen Völker in Kriege verwickelt werden. Von der wirtschaftlichen Entwicklung Rußlands hängt die Zukunft der europäischen Industrie ab. Unsere Schrift soll ein Beitrag sein zur Klarlegung der russischen Zustände. Ihre besondere Aufgabe ist, die Wahrheit über die regelmäßig wiederkehrende Hungersnot, ihre Ursachen und Wirkungen, aufzudecken. Zu diesem Zwecke haben wir im Mai 1899 eine Reise in das russische Hungergebiet unternommen.* Für Parvus diente die Reise wohl auch dazu, wieder Kontakte in Russland zu knüpfen. Angeblich traf er in Sewastopol den russischen Schriftsteller Maxim Peschkow, alias Gorkij und handelte mit ihm einen Verlagsvertrag über dessen „Nachasyl" aus. Auch von anderen Begegnungen mit Gesinnungsgenossen ist die Rede.

Die „Wahrheit" über Russland, und hier liegt wohl der Schlüssel für die Reise, sollte in eigener Anschauung gewonnen werden. Ein zentraler Satz lautet daher: *„Wir haben es mit eigenen Augen gesehen."* Das 536 Seiten umfassende Buch enthält aber auch eindrückliche Reiseschilderungen, präzise medizinische Daten, sorgfältige politische Analysen, bewegende Detailbeschreibungen des Elends und Fotos, die die beschriebenen Eindrücke illustrieren. Es ist insofern eine besondere Form von politisch-medizinisch-journalistischem Reisebericht. *„Man sieht viele abgedeckte Ställe und Scheunen. Wenn man an den Fenstern … nahe vorbeigeht, bemerkt man dahinter auf den Pritschen menschliche Gestalten, die zu liegen scheinen. Wir treten in ein Haus ein. Es ist sehr heiß hier … Eine trockene Hitze. Wir begrüßen die Anwesenden, erhalten aber keine Antwort. Alles bleibt auf seinem Platze und rührt sich nicht. ‚Wer ist hier der Hauswirt'?*

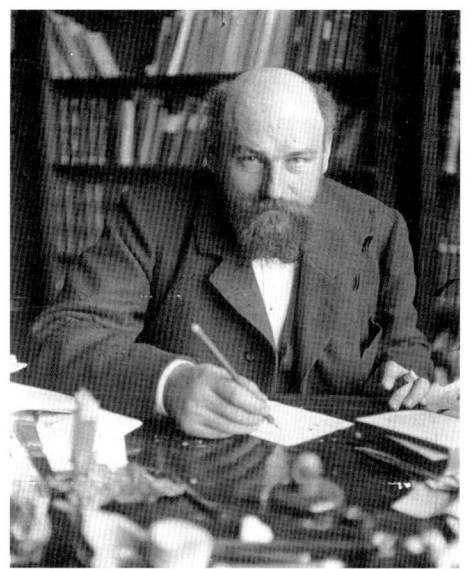

△ „C. in Wohnung von A.M. 1899". Dr. Carl Lehmann, hier bei Adolf Müller, dem Chefredakteur der „Münchener Post", vor seiner Reise nach Russland.

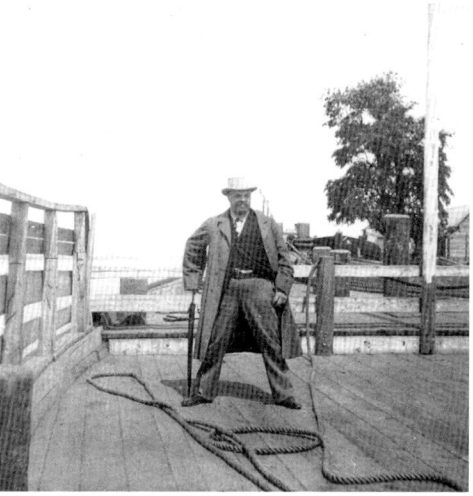

△ „Reise in das russische Hungergebiet. Mai – Juni 1899, Parvus". Auf ihrer Reise durch die Hungergebiete sprachen Lehmann und Parvus-Helphand mit vielen Einheimischen der unterschiedlichen Schichten und Lehmann machte medizinische Untersuchungen.

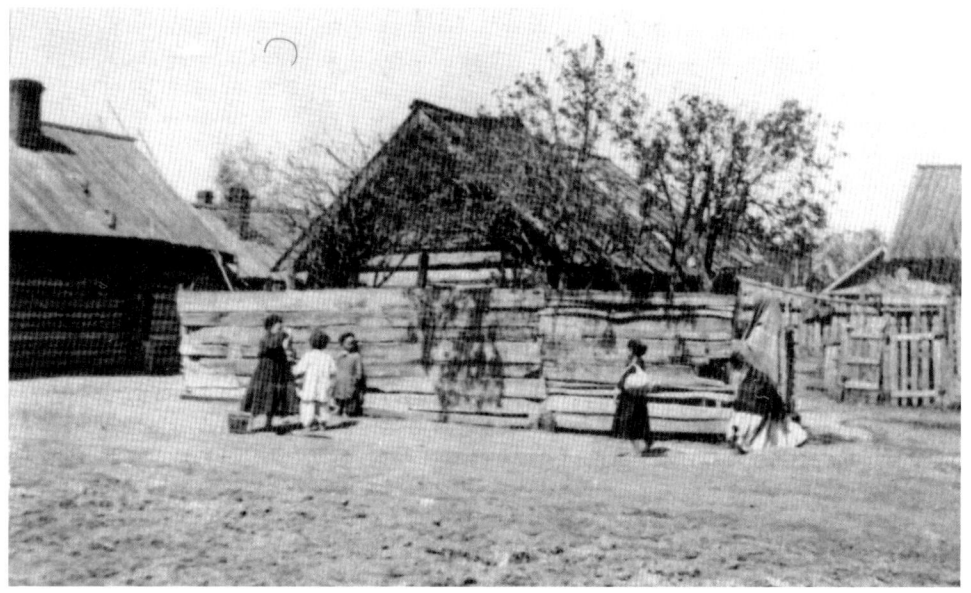

△ „Reise in das russische Hungergebiet. Mai – Juni 1899, Parvus und Dr. C. A. Lehmann. Im Tartarendorf". Carl Lehmann und Parvus (Dr. Israil Lasarevitsch Helphand) unternahmen eine Reise nach Russland und schrieben darüber das Buch: Das hungernde Rußland. Reiseeindrücke, Beobachtungen und Untersuchungen.

‚Ich bin der Hauswirt.' Eine in Lumpen gehüllte Gestalt, die in der Ecke an der Pritsche sitzt, den Oberkörper so weit vornübergeneigt, daß man das Gesicht zunächst nicht sieht, antwortet das. Beim Sprechen hebt der Bauer den Kopf, und wir erblicken sein vom Skorbut entstelltes Gesicht. Sein Name ist, wie er uns auf die nächste Frage mitteilt, Triston Ossipoff. ‚Du scheinst Dich unwohl zu fühlen. Was fehlt Dir?' ‚Ich kann kein Brot kauen. Die Zähne sind mir geschwollen. Da sieh!' Er öffnet den Mund. Haselnußgroße runde Geschwülste bedecken das ganze Zahnfleisch. Eine Anzahl Zähne fehlt. … Der Bauer wird dann auf andere Anzeichen des Skorbuts untersucht, die auch sämtlich deutlich wahrzunehmen sind. Indessen sehe ich mich im Zimmer um. Nackte Wände. Nur im Vorderwinkel das obligate Heiligenbild … Eine ältere Frau in halbliegender Stellung auf der Pritsche."

Ein Großteil des Textes stammt von Carl Lehmann, wie den Bemerkungen des Ich-Erzählers zu entnehmen ist. Parvus war offenbar für die politischen Schlussfolgerungen zuständig. Er wandte sich scharf gegen den zaristischen Absolutismus und das ausbeuterische Steuersystem, argumentierte aber keineswegs nur polemisch; kritisiert wurden vor allem die strukturellen Ursachen der Hungersnöte, die durchaus zu beheben wären. Er zog interessante Vergleiche zur Entwicklung Nordamerikas. Dort sei durch ständigen Technologietransfer über den Ozean, durch Handelsbeziehungen und die Förderung persönlicher Initiative eine blühende Entwicklung zustande gekommen, wohingegen in Russland traditionelle gutsherrliche Beziehungen und politische Überwachung regierten. Die nächste große Hungersnot sei vorprogrammiert.

Die Frage, warum sich die beiden auf diese abenteuerliche Fahrt begaben, ist nicht abschließend zu beantworten. Für Parvus war es die Widerbegegnung mit seiner Heimat, die er vor vielen Jahren zum letzten Mal gesehen hatte. Außerdem bot sich ihm hier die Möglichkeit, wieder als Augenzeuge für russische Fragen mitsprechen zu können. Auf Lehmanns Seite entsprang die Reise vermutlich politischer Überzeugung, medizinischem Interesse wie persönlicher Abenteuer- und Reiselust, die ihn in späteren Jahren zwei Mal als Schiffsarzt nach Südamerika und nach 1914 als Frontarzt in den Ersten Weltkrieg führte. Seine Arbeit für den Alpenverein, mit Hüttenbau in unwegsamem Gelände, Winterbesteigungen der Zugspitze oder des Ankogel, enthielt ebenfalls hohe körperliche Herausforderungen und Risiken. Der Einsatz, die Gefahr und ihre Bewältigung, sei es bei konspirativen Aktionen oder im Gebirge, scheint für Lehmann stets ein zentrales Stimulanz gewesen zu sein.

Lehmanns und Parvus Erfahrungsbericht wurde prägend für die Haltung eines wichtigen Teils der bayerischen Sozialdemokratie gegenüber dem zaristischen Russland. Als das „Deutsche Hilfscomitee für die politischen Gefangenen und Verbannten Rußlands" im Mai 1914 in München einen Vortrag mit dem Sozialdemokraten Ulrich Rauscher veranstaltete, kam es zu umfänglichen politischen Manifestationen, zu denen der Münchner Vorstand des Comitees – Ludwig Thoma, Ludwig Ganghofer, Adolf Müller, Ludwig Quidde und Georg von Vollmar –, aufgerufen hatten. In der Konsequenz sahen die bayerischen Sozialdemokraten in der Julikrise 1914 Russland als den eigentlichen Kriegstreiber. Dazu hatte das Buch von Lehmann und Parvus einen nicht unbeträchtlichen Beitrag geleistet.

Um die Jahrhundertwende verkehrte nicht nur Parvus bei Lehmanns. Auch russische Emigranten wie Vera Sassulitsch und Lenin kamen in die Gabelsbergerstraße 20a. Bereits am 10. Oktober 1900 fügte Uljanow (Lenin) einem Brief an einen russischen Sozialdemokraten hinzu: „*Merken Sie sich diese Adresse: Sie ist sowohl für Geld als auch für Briefe und Bücher geeignet.*" Seitdem war Lehmann, in Fortsetzung seiner Erfahrungen unter dem Sozialistengesetz, einer der wichtigsten und sichersten Mittelsmänner für die Verbindungen der „Iskra"-Redaktion mit Russland, aber auch in die Schweiz. Ein wesentlicher Teil von Lenins Auslandskorrespondenz lief in seiner Münchner Zeit über diese Adresse. Da die Lehmanns ohnehin vielfältige Post aus dem Ausland erhielten, fielen konspirative Sendungen weniger auf. Die Nachrichten wurden in Kunstbüchern, medizinischen Schriften, aber auch in Kissen versteckt. Angeblich sagte Lehmann nach dem Erhalt eines solchen Kissens voller russischer Drucksachen, er werde künftig auch einen ganzen Zug annehmen, wenn dieser auf seinen Namen und seine Anschrift anzuliefern sei. Sollte Lehmann nicht da sein, gingen Sendungen und verschlüsselte Telegramme an „die Zahnärztin", das war Lehmanns Schwester Marie Blei, in der Arcisstraße 19. Auch nach seiner Abreise nach London schrieb Lenin an seine Schwester Anna: „*Die Adresse des hiesigen Doktors kann auf jeden Fall benutzt werden: er schickt alles nach*". In der Wohnung der Lehmanns fanden sich die russischen Emigranten auch regelmäßig zur Teestunde zusammen und Uljanow nutzte Lehmanns reichhaltige Bibliothek. Auch an Münchner Biertischen fühlte er sich durchaus wohl und hatte offensichtlich keine große Lust, dort ständig über die Weltrevolution zu reden.

Lehmanns Schwager Franz Blei beschreibt einen Abend mit Lenin bei Hope und Carl Lehmann: „*In einem Notizbuch, das ich zeitweilig führte, finde ich unter dem 27. Oktober des Jahres 1901 die folgende Eintragung: Bei meinem Schwager zur Begrüßung (er war zusammen mit dem Russen, der sich als Journalist Parvus nannte, zwei Monate in den Hungerprovinzen Rußlands gereist und hat darüber in einem Buch ‚Das hungernde Rußland' berichtet). Bebel war noch da, müde und abgespannt aus Zürich vom Besuch seiner kranken Tochter eingetroffen; er ging bald. Fritz Adler, Dozent der Physik in Zürich, samt seiner Frau. Adolf Müller von der Münchener Post. Und ein Russe, immer als Meier angesprochen, unter welchem Namen er in Schwabing lebt und in der Druckerei der Post ein russisches Blatt Iskra drucken läßt. Mit dem Sack russischer Lettern immer unterwegs. Ob wir uns nicht schon einmal in Genf gesehen hätten, fragte er mich, deutet Ort und Umstände an. Uljanows gutes Gedächtnis. Er hat inzwischen alle Haare verloren. Nicht seine Verehrung Plechanows. Denn er nahm es mir noch übel, daß ich eine sozusagen philosophische kleine Schrift von P. sehr wegwerfend besprochen hätte, vor zehn Jahren, als Student. Ich sagte, ich würde heute wohl das gleiche, nur besser, sagen. Ob ich denn immer noch ‚Machist' sei, fragte U. Ich darauf, daß ich nicht recht wüßte, was das sei und was es mit Marx oder Plechanow zu tun hätte. Adler kommt nervös ins Sprechen. Russische Debatte, wie ich sie aus der Schweizer Studentenzeit her kenne. Mit Leidenschaft wird alles, was man im Westen philosophisch denkt, auf den Nenner Marx gebracht. Am Prüfstein der materialistischen Geschichtstheorie gerieben ... Aber es stünde fatal um die Arbeiterklasse, wenn sie von der Richtigkeit oder Unrichtigkeit einer Theorie abhinge. Diese Marxisten sprechen von der russischen Arbeiterpartei. A. Müller bemerkt, es gäbe in ihr mehr Führer als Geführte. Also Uhren ohne regulierende Gewichte. Herrlich für den Revolutionär, den Verschwörer! Er kann Diktator sein. Braucht keine Ausschüsse, Sitzungen, Kommissionen. Meier ist unwiderlegbar. Was er sagt, ist weder falsch noch richtig. Ein sol-*

cher Mensch braucht nur eine Stunde. Keine Theorie. Egal, ob Marxismus oder Machismus, von dem U. spricht wie von einer Parteisekte, die es in Rußland gäbe und die eine zu bekämpfende Gefahr sei. Adler, immer etwas nervös an seinem rötlichen Spitzbart ziehend, blieb nichts als Physiker in der Debatte und verteidigte Mach. Ich ging um zwei. "

Lehmanns Unterstützung für Lenin entsprang wie gegenüber Parvus-Helphand einer Parteisolidarität, die ein Teil der deutschen Sozialdemokraten gegenüber den russischen Emigranten übte. Lenins Situation erinnerte ihn auch an seine eigene Zeit als illegaler Agent der „roten Feldpost" unter dem Sozialistengesetz. Angst vor Entdeckung war für ihn ohnehin ein Fremdwort. Außergewöhnlich ist das Nebeneinander von Konspiration und Etabliertheit, von Revolution und Revisionismus, von Abenteuer und politischer Zukunftsvision. Hier wird eine besondere Qualität des Lehmannschen Kreises spürbar, diese Offenheit für das scheinbar Unvereinbare, die wohl auch ihren besonderen Stellenwert in München ausmachte.

Bergfreunde. Carl Lehmanns Abenteuer im Karwendel

Carl Lehmann und andere Sozialdemokraten wurden vor dem Ersten Weltkrieg als „Bergfreunde" aktiv in einem bürgerlich bestimmten alpinen Verein tätig, einem Verein, in dem vor allem etablierte Handwerksmeister, Beamte und gehobene Angestellte, Kaufleute, und mit Ärzten, Anwälten, Architekten, Ingenieuren, Apothekern Vertreter der freien Berufe, Mitglieder waren. Der bergbegeisterte Sozialdemokrat Carl Lehmann wurde 1899 Gründungsmitglied der Sektion Oberland und prägte als Hüttenreferent ein Jahrzehnt der Erschließung des Karwendels entscheidend mit.

Bis 1890 waren Sozialdemokraten als Staatsfeinde gehandelt worden. Vom bürgerlichen Kulturbetrieb waren sie oft schon durch lange Arbeitszeit und mangelnde Finanzkraft von vornherein ausgeschlossen. Oft bedeutete das Bekenntnis zum Sozialismus auch den Austritt aus der christlichen Kirche und führte damit zu einer weiteren Außenseiterposition in der noch stark durch das Christentum, seine Feiern und Bräuche geprägten Gesellschaft. Die Sozialdemokratie war für die christlichen Kirchenvertreter beider Konfessionen noch lange der wichtigste Gegner. Doch es ging nicht nur gegen die Kirchen. Die Sozialdemokraten galten auch noch als Gegner einer weiteren zeitgenössischen Religion: Als Internationalisten standen sie in scharfem Gegensatz zum zeitgenössischen Nationalismus, dessen Elemente sich unter anderem im Alpinismus und seinen nationalen Gipfelstürmereien spiegelten.

In München und Bayern war dies jedoch anderes: Zwanzig Jahre früher als im übrigen Deutschen Reich konnten sich hier die Sozialdemokraten als politische Kraft etablieren. Durch Teilhabe an Politik und gesellschaftlichem Leben, durch den bürgerlichen Status eines Landtagsabgeordneten oder Gemeindebevollmächtigten, eines Landrats oder Zeitungsredakteurs gab es ganz andere Möglichkeiten der Integration in die bürgerliche Welt. Dazu gehörten die Vereine, die gleichzeitig als Plattform für inoffizielle politische Kontakte dien-

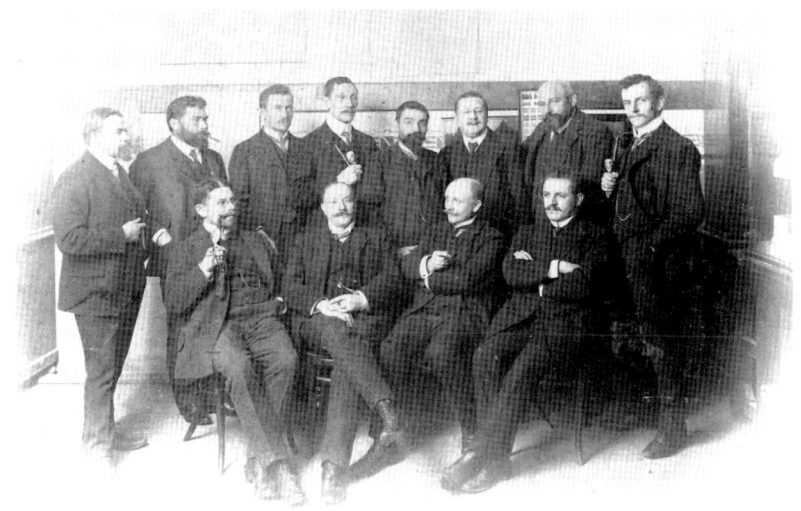

△ *„Ausschuss der Section Oberland. Hergott, Schneider, Schmid, Weithaus, Deigele, Ascher, C.A.L.,* *Carl Siegert, Magin, Schiessl, Schleifer, Pelzmann. 1909".* Der Sozialdemokrat Lehmann war bestens in den bürgerlichen Verein integriert.

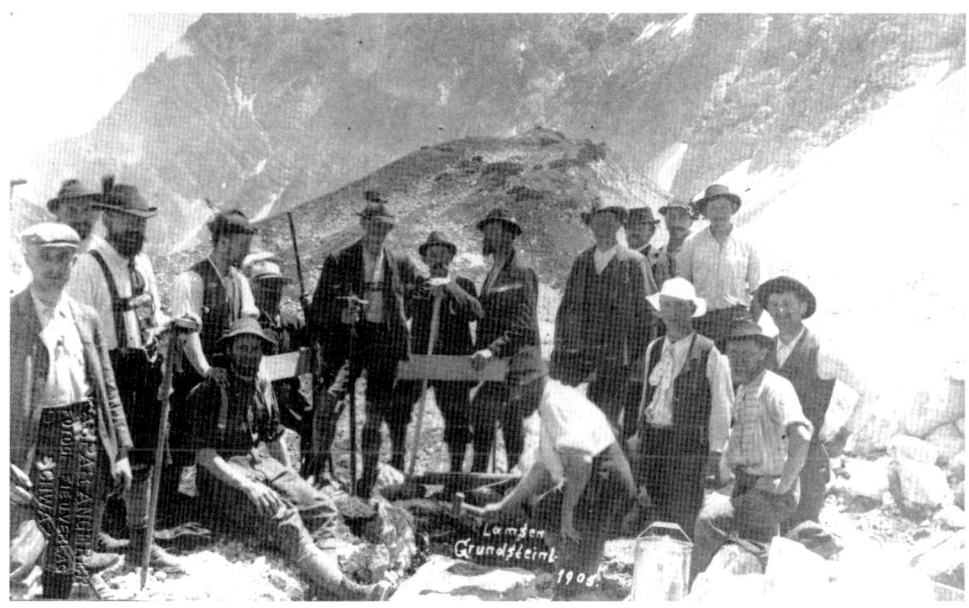

△ *„Grundsteinlegung der ersten Lamsenjochhütte, 1905".* Es gelang Carl Lehmann und seinen Freunden von der Sektion Oberland, die Erlaubnis des Benediktinerklosters Fiecht in Tirol zum Bau einer Hütte auf Klostergrund zu erhalten. Nur so konnte das Karwendel, das der Hochgebirgsjagd vorbehalten war, für die Wanderbewegung erschlossen werden.

ten, die Gegensätze abbauen halfen und die Sozialdemokraten im gesellschaftlichen Netz verankern konnten.

Der Sektion Oberland des Deutschen und Österreichischen Alpenvereins trat zwischen 1899 und 1909 ein Großteil der Führungsriege der Münchner Sozialdemokratie bei. Das war praktisch die gesamte Redaktion der sozialdemokratischen Münchener Post mit Chefredakteur Adolf Müller, den Redakteuren Martin Gruber und Max Kratzsch, dem Redakteur und Landtagsabgeordneten Erhard Auer, dem Redakteur und Magistratsrat Eduard Schmid. Gruber wurde in den zwanziger Jahren als Angeklagter in dem von der rechten Seite inszenierten „Dolchstoßprozeß" berühmt. Hinzu kam mit dem Kasseler Redakteur einer sozialdemokratischen Zeitung, Philipp Scheidemann, derjenige, der 1918 in Berlin die Weimarer Republik ausrufen sollte. Von der bürgerlichen Presseseite her traten der Chefredakteur der Münchner Allgemeinen Zeitung, Max Mohr sowie seine Redakteure Maximilian Krauß bei, der gleichzeitig wichtigster Pressemann im Fremdenverkehrsverein war, daneben Ludwig Munzinger, der später zum Gründer des berühmtesten Pressearchivs, der „Munzinger-Sammlung", wurde. Alle diese Journalisten arbeiteten in journalistischen Berufsverbänden vertrauensvoll mit den Sozialdemokraten zusammen. Aus linken Kreisen wurden Mitglieder der Sektion Oberland: Johannes Timm, Sekretär der Ortskrankenkasse und der Gewerkschaft. Franz Blei, Münchner Schriftsteller und Bohemien, der später als Jude ins Exil gehen musste. Von der jungen Generation kamen hinzu Clara Zetkins Söhne Maxim und Kostja, damals beide Medizinstudenten in München, und Hopes Sohn Heinz Walther, ebenfalls Medizinstudent.

Warum, so ist nun doch zu fragen, gingen alle diese Menschen ausgerechnet in die Sektion Oberland? Die zentrale Integrationsfigur war hier Carl Lehmann. Über ihn ist das Nebeneinander von scheinbar unvereinbaren Polen am besten sichtbar zu machen. Über ihn lässt sich bayerischer Alpinismus und russische Weltrevolution, Lamsenjochhütte und Lenin auf einen Nenner bringen. Diese Menschen markierten Wege im Karwendel und errichteten Hütten, standen aber gleichzeitig am Anfang der glimmenden Lunte zur großen russischen Revolution, zweifellos das Ereignis mit der größten Sprengkraft und weltgeschichtlichen Langzeitwirkung des Zwanzigsten Jahrhunderts.

Carl Lehmann wurde 1890 als Student Mitglied der Sektionen Straßburg und Mittenwald des Deutschen und Österreichischen Alpenvereins. Ein Jahr vorher war er noch einer der Angeklagten des großen „Freiburger Sozialistenprozesses" gewesen: Er hatte sozialistische Schriften, vor allem die im Deutschen Reich verbotene Zeitung „Der Sozialdemokrat", aus Zürich über die Grenze geschmuggelt. Auch sonst wird viel über sein abenteuerliches Leben gemunkelt. Er gehört zu den Legendenfiguren dieser Verfolgungszeit. 1893 führte er beim Internationalen Sozialistenkongress in Zürich Clara Zetkin und andere Genossen auf den Gletscher in Säntis.

Knapp zehn Jahre später, 1899, trat Lehmann mit 33 anderen Mitgliedern empört aus der Sektion Mittenwald des Alpenvereins aus, als diese einen Straßenspritzwagen kaufte, statt ein Hüttenprojekt in Angriff zu nehmen. Er wurde Gründungsmitglied der neuen „Sektion Oberland", die sich die Erschließung des Karwendels auf die Fahnen schrieb und voller Energie eigene Hüttenprojekte vorantrieb.

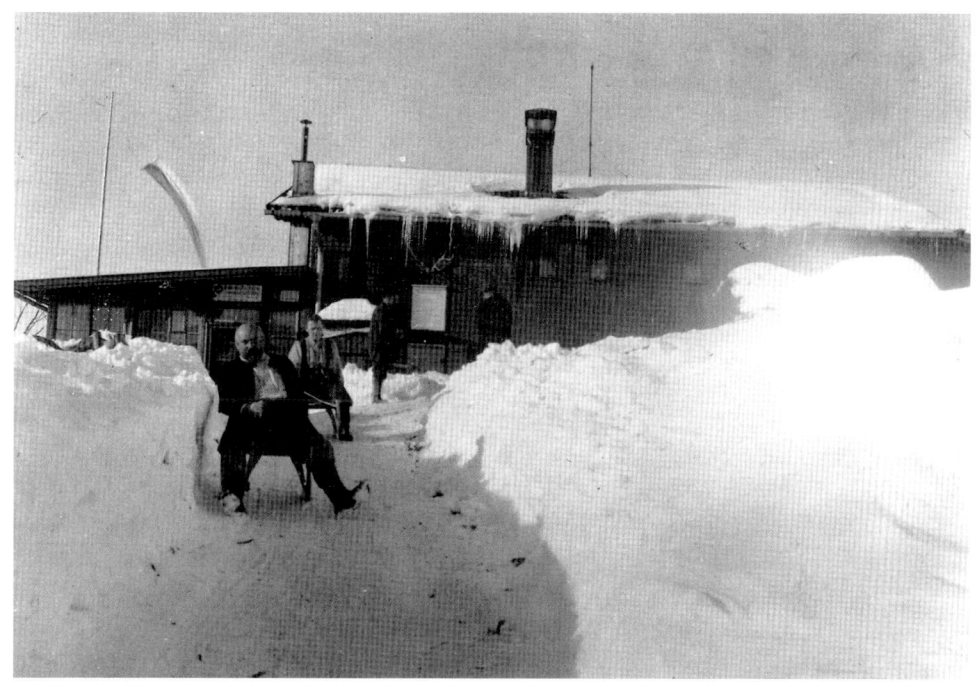

△ *„Vorderkaiserfelden. C. und H. 1909"*. Hope begleitete ihren Mann auch im Winter in die Berge, hier sind beide beim Schlittenfahren an einer weiteren Hütte der Sektion Oberland in Vorderkaiserfelden zu sehen.

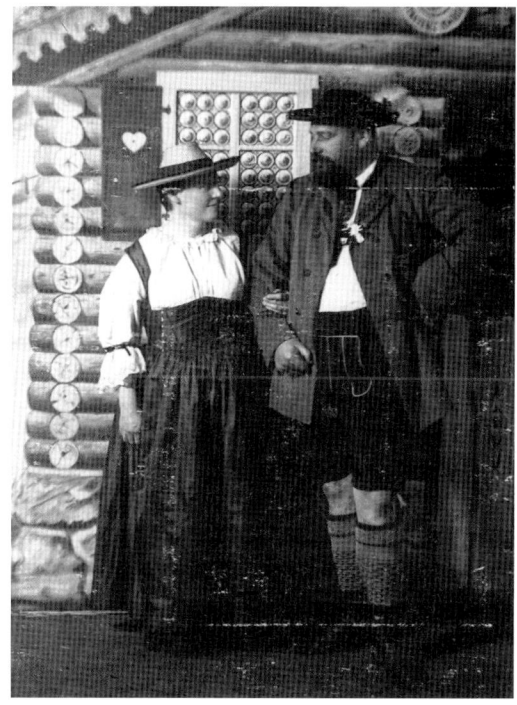

◁ *„C. und H. Oberländerball, Fastnacht 1911"*. Für den oberbayerischen Fasching zog selbst Hope Adams Lehmann ein Dirndl an.

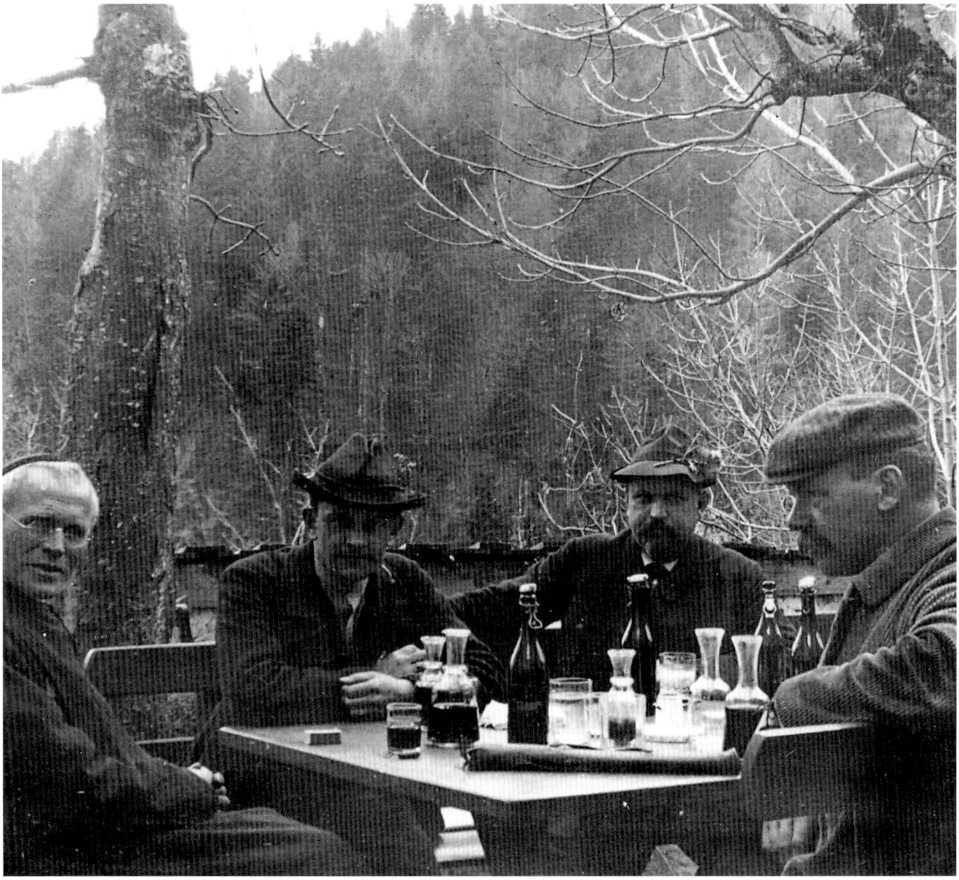

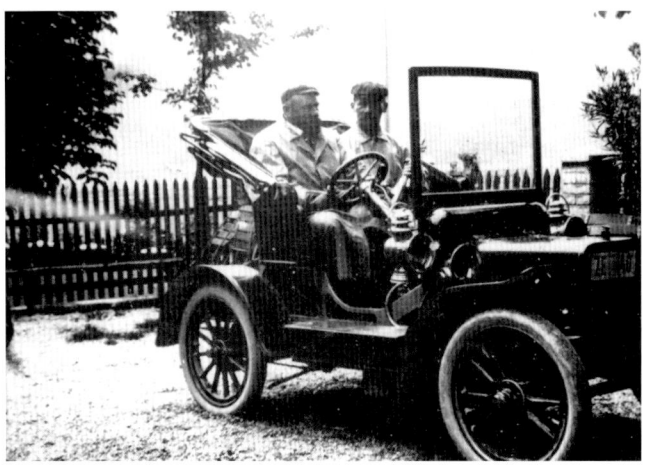

△ *„St. Georgenberg. Pater Leo, Carl Siegert, Hannes Timm, Goergen. 1909".* Der Wirtschaftsleiter des Benediktinerklosters Fiecht sitzt mit den Sozialdemokraten Lehmann, Timm und Goergen kameradschaftlich beim Wein – ein erstaunliches Maß an politischer Integration.

◁ *„C. und Goergen mit Baby im Vomper Hof-Garten. 1906".* Carl Lehmann fuhr mit dem neuen Auto „Baby" häufig in die Berge: Lehmann war Hüttenreferent der Sektion Oberland des Deutschen und Österreichischen Alpenvereins im Karwendel. Hier Carl Lehmann und der Fotograf Fritz Goergen in Vomp in Tirol.

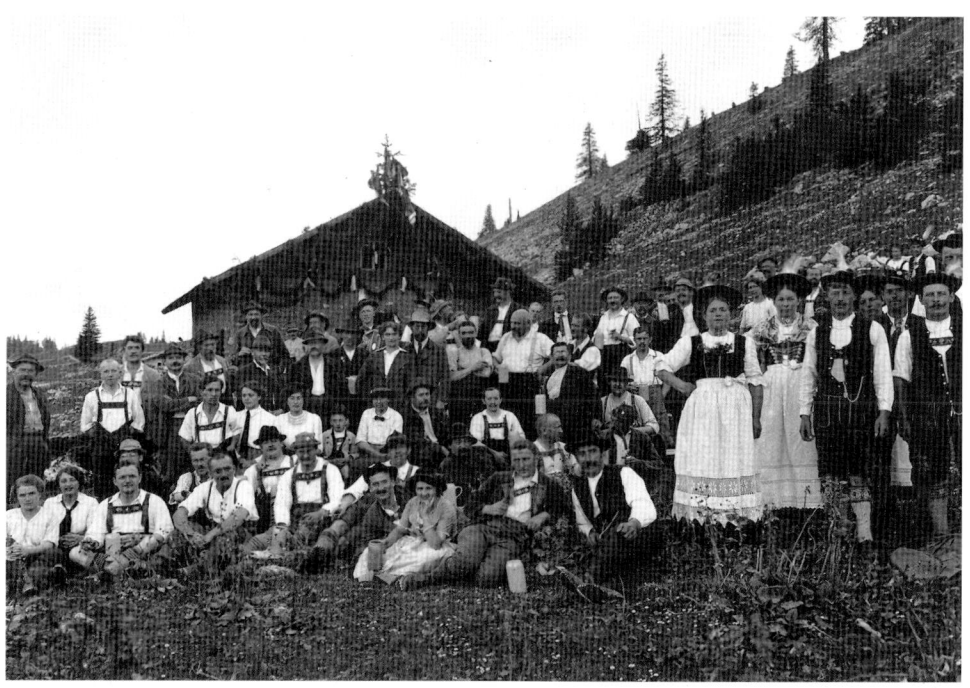

△ *„Hebeweinfeier der Skihütte auf der Riesenalm, Herbst 1903, C. "* Unter den Feiernden neben den ortsansässigen Tirolern in Tracht die Leute aus der Stadt und die Mädchen der sozialistischen Jugend mit roten Krawatten.

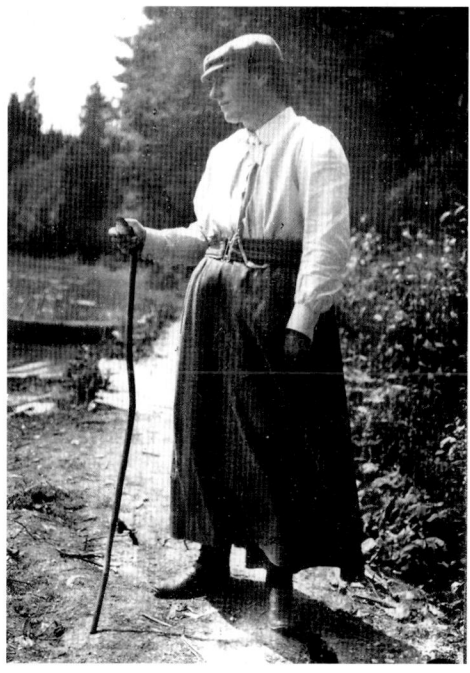

◁ *„H. Simssee. 1903 ".* Zum Wandern trug Hope unter dem Rock eine lange Hose und dazu feste Herrenschuhe.

Das Jahr 1903 wurde für Lehmanns Tätigkeit im Alpenverein überaus wichtig. Im Karwendel fand er seine besondere Aufgabe: Es ging darum, einen bisher der hochalpinen Jagd des bayerischen Königs, des Herzogs von Sachsen-Coburg-Gotha und des österreichischen Hochadels vorbehaltenen Teil der Alpen für alle zugänglich zu machen. Verhindert wurde das lange Zeit durch das Verbot, Wanderwege anzulegen oder Schutzhütten für Wanderer zu bauen. Betrat man das Jagdgebiet außerhalb befestigter Wege, wurde man sofort als Wilderer verdächtigt. Ein halbes Jahrhundert früher galt bei solchen Begegnungen noch die Maxime „tot oder lebendig": Ein potentieller Wilderer durfte nach dem erfolglosen Anrufen durch den Jäger erschossen werden. Gerade bei der Hochwildjagd verstanden die Jäger keinen Spaß. Es musste ihr Ziel sein, so lange wie möglich Wanderer fernzuhalten, von denen sie befürchteten, dass sie das Wild aufstörten. Außerdem war die Jagd in diesem Gebiet eines der wenigen Vergnügen, das dem Adel noch aus vorbürgerlichen Zeiten verblieben war.

Doch der Vorstand der „Sektion Oberland" fand einen Weg, die Fronde der Jäger zu umgehen: Auf dem Lamsenjoch besaß das bei Schwaz in Tirol gelegene Benediktinerkloster Fiecht Gründe, die vermutlich als hochalpine Viehweiden genutzt wurden; hinzu kam der beträchtliche Klosterwald. Das Kloster hatte daher das Wege- und auch das Jagdrecht. Es gelang nun dem Vorstand der Sektion mit Hilfe der Schwestersektion Schwaz und ihrem Vorsitzenden Siegert, den wanderbegeisterten Pater Leo, „Waldmeister" und Wirtschaftsleiter des Klosters, von ihrem Projekt zu überzeugen. Der Hauptgrund für dieses Entgegenkommen war die Bergleidenschaft von Pater Leo, der als herzhaftes Original geschildert wird; er wurde übrigens auch Mitglied der Sektion Oberland. Das Kloster verpachtete der Sektion das entsprechende Fleckchen Karwendel, erlaubte den Bau einer Schutzhütte mit einer Wasserleitung und natürlich auch das Anlegen und Markieren von Wanderwegen zu dieser Hütte. Der Pachtvertrag lief über 99 Jahre zu symbolischen zwei Kronen im Jahr. Das Kloster stellte sogar das Erd-, Sand- und Steinmaterial für den Wegebau unentgeldlich, das Bau- und Brennholz zu günstigen Preisen zur Verfügung. Einzige Bedingung: Der Pachtvertrag schreibt fest, dass die Sektion den Pächter zur „Aufrechterhaltung von Moral und guter Sitte in der Hütte" anhalten wird; und wenn der Pächter Jagdfrevel treibt, ist an das Kloster eine „Pönale", also eine Strafe, von zehn Kronen zu entrichten. Gewisse Wegebenützungsbeschränkungen aus jägerischen Gründen blieben noch einige Jahre bestehen.

Leiter des Hüttenbaus der „Lamsenjochhütte" und später Hüttenreferent wurde Carl Lehmann. Seine Zugehörigkeit zur Sozialdemokratie war offenbar kein Grund, ihn nicht zunächst in den Beirat, dann in den Ausschuss des Vereins aufzunehmen. In erstaunlich kurzer Zeit entstand die Unterkunftshütte. Die Kosten betrugen immerhin 36.000 Kronen, die vom Verein aufgebracht werden mussten. Spenden, an denen Hope und Carl Lehmann, Adolf Müller und Franz Blei maßgeblich beteiligt waren, machten den Bau möglich: Man könnte dabei also fast von einer sozialdemokratisch finanzierten Berghütte auf Klostergrund sprechen. Für die Zeit vor dem Ersten Weltkrieg war dieses Ausmaß an Kooperation zwischen den vom Klerus meist verteufelten Linken und einem katholischen Kloster sicherlich einzigartig. Zwischen Pater Leo und dem Ehepaar Lehmann scheint eine Bergfreundschaft entstanden zu sein und Pater Leo kannte auch keine Berührungsängste mit weiteren sozialdemokratischen Bergfreunden. - So fotografierte Carl Lehmann Pater Leo vom Kloster Fiecht mit Carl Siegert, dem Fotografen Fritz Goergen und Johannes Timm, alle Sektion Oberland, friedlich beim Weine in St. Georgenberg.

Der Hüttenbau war eine logistische Leistung: Alle Baumaterialien mussten mit Mulis oder auf dem Rücken hinaufgebracht werden. Gebaut wurde mit der Hilfe örtlicher Baumeister und Arbeiter. Das Kloster stellte Holzarbeiter als Träger zur Verfügung, Sektionsmitglieder halfen nach Kräften. Franz Blei und andere Freunde waren bei der Feier zur Grundsteinlegung dabei. Die feierliche Einweihung der fertigen Hütte nahm Pater Leo am 16. Juni 1906 vor, in Anwesenheit von 200 Gästen. Als Pächter wurde das Ehepaar Johann und Margit Kofler aus Mayerhofen eingesetzt.

Doch diese erste Hütte hatte kein langes Leben: Schon eineinhalb Jahre nach ihrer Fertigstellung wurde sie im März 1908 von einer Lawine davongefegt. Personen kamen nicht zu Schaden, aber die ganze Arbeit begann von vorne. Lehmann und seine Freunde ließen sich aber nicht entmutigen. Sie suchten einen lawinensichereren Platz aus, auf dem die Lamsenjochhütte bis heute steht. In Rekordzeit war ein Neubau erstellt. Seit Pfingsten 1908 stand eine Nothütte für 25 Personen, die 1908 immerhin von 1100 Personen besucht wurde. Die fertige Hütte enthielt dann 29 Betten und 30 Matratzenlager und hatte sogar einen Abort mit Wasserspülung. Die Hütte wurde erneut von Pater Leo eingeweiht: *„Am 26. und 27. Juni sind die Nachlager für angemeldete Gäste reserviert. Anmeldungen werden bis längstens 20. Juni an den Hüttenreferenten, praktischer Arzt Dr. C.A. Lehmann in München, Gabelsberger Straße 20 a, erbeten. Der fahrplanmäßig erst vom 1. Juli an abends 8 Uhr 10 von Schwaz nach München verkehrende Zug wird voraussichtlich schon am 27. und 29. Juni in Verkehr gesetzt.“* Das Ehepaar Kofler bezog wieder sein Reich.

Schwaz, der dort gelegene „Vomperhof" und seine Bewohner, Pater Leo, der „Lamsenwastl" und andere Originale – das wurden für Carl Lehmann wichtige Bezugspunkte. Er verbrachte viel Zeit rund um den Lamsen, mit Adolf Müller und anderen Freunden aus der Stadt, mit Einheimischen und Gästen. Er verlebte dort manches Weihnachten oder Sylvester, legte die Grundlagen für alpine ärztliche Hilfeleistung und unternahm von hier aus große Touren. Ab 1906 fuhr er mit dem eigenen Auto nach Schwaz.

Auch Hope Adams Lehmann ging immer wieder mit in die Berge, manchmal auch zusammen mit anderen Frauen. Dafür trug sie einen weiten Rock mit Hosenträgern, der für die Wanderung hochgebunden oder abgeknöpft wurde, und darunter eine Hose. Ab 1906 hatten die Ehefrauen der Vereinsmitglieder die gleichen Rechte auf ermäßigte Unterkunft in den Hütten wie ihre Männer.

Aber Lehmann wanderte nicht nur auf das Lamsenjoch. Wie die Fotos zeigen, unternahm er mehrfach Touren auf die Zugspitze, eine Gletscherwanderung auf den Ankogel und andere große Aufstiege. Das Wandern war sein Lebenselement. Er wirkte auch beim Bau anderer Hütten und Alpensteige mit. Im Winter traf man ihn und auch Hope dann manchmal beim Schlittenfahren in den Bergen, beispielsweise in Vorderkaiserfelden, das ebenfalls von der „Sektion Oberland" betrieben wurde. Bei etlichen Touren waren Heinz Walther, Maxim Zetkin oder Adolf Müller dabei. Lehmann nahm aber auch seine Nichte Elisabeth

Oréans, damals ein Mädchen von 17 Jahren, bei einer solchen Winterbesteigung auf die Zugspitze mit; dafür wurde ihr noch schnell von Hope eine entsprechende Hose und ein darüber zu knöpfender Rock genäht. Maria Blei und Mara Walther waren ebenfalls bei einigen Touren dabei.

Die engen Kontakte zu den Einheimischen ebneten alle Gegensätze ein. Auf dem Foto einer Hebeweinfeier von 1913 wird das harmonische Miteinander von sozialistischer Jugend und Sozialdemokraten aus der Stadt mit traditionsgebundener Bayerischer und Tiroler Bevölkerung deutlich.

Es gab auch keinen Gegensatz zu dem „Touristenverein die Naturfreunde", der 1895 in Österreich gegründet worden war und seit 1905 eine Münchner Sektion unterhielt. Die „Naturfreunde", das war an sich das sozialistische Gegenstück zum bürgerlichen Alpenverein. Lehmann war in beiden Vereinen Mitglied und band die Naturfreunde in seine Projekte ein. So ist bei vielen Feiern in den Bergen ausdrücklich erwähnt, dass Abordnungen der „Naturfreunde" dabei waren – in freundlich-alpiner Kameradschaftlichkeit. Der scheinbare Gegensatz war also zumindest zu diesem Zeitpunkt und an diesem Ort keiner. Die Naturfreunde erhielten überdies die gleichen Übernachtungsreduktionen wie die Alpenvereinsmitglieder. Leider sind von ihnen keine Mitgliederlisten überliefert, sonst ließe sich klären, ob auch andere Sozialdemokraten der betrachteten Gruppe dort Mitglied waren. Von Eduard Schmid ist dies fast mit Sicherheit anzunehmen.

In München pflegte die „Sektion Oberland" ebenfalls ein reges geselliges Leben: Lehmann hielt seit 1903 immer wieder „Vorträge mit Lichtbildern", so über die Tour „Durchs Winkelkar auf die Pyramidenspitze" am 27. Januar 1903, über „Wintertouren auf die Zugspitze" am 13. März oder über „Die Lamsenspitze im Karwendel" am 3. November. Auch Adolf Müller sprach mehrfach in der Sektion, z.B. über „Alpinismus vor 100 Jahren", er leitete auch zusammen mit Ludwig Munzinger 1903 den Presseausschuss für ein Wohltätigkeitsfest zugunsten alpiner Überschwemmungsopfer. Er war jedoch der einzige der sozialdemokratischen Bergfreunde, der in den Mitteilungsblättern der Sektion in einer so aktiven Rolle auftaucht.

Man traf sich aber im Vereinslokal, beriet über neue Projekte oder feierte miteinander. Lehmann hielt immer wieder „praktische Abende" ab, in denen es um Bergrettung, erste Hilfe oder Wintertouren in den Alpen ging. Es gab einen Stammtisch, „Kellerfeste", sommerliche Treffen im Biergarten des „Augustiner", Faschingsveranstaltungen. Für den Faschingsball der Oberländer warf sich auch die nonkonformistische Sozialdemokratin Hope Adams Lehmann in ein Dirndl.

Der ausgewiesene Sozialdemokrat Lehmann und seine Freunde hatten keine Probleme in diesem bürgerlichen Verein, in dem Staatsanwälte, Beamte, Kaufleute oder mit Wilhelm Kißkalt auch ein Direktor der „Münchener Rückversicherung" Mitglieder waren. In München waren die Sozialdemokraten eben anders in die Gesellschaft integriert als in übrigen Städten des Deutschen Reiches. Es ist jedoch nicht anzunehmen, dass sie den Verein zur Agitation benutzten; dann hätte vermutlich die Toleranz bald ein Ende gefunden. Die in der Sektion Oberland vertretenen Sozialdemokraten gehörten jedoch, und das machte ihre

Integration noch ein Stück einfacher, zur selben sozialen Schicht wie die übrigen Mitglieder: Sie waren Ärzte und Medizinstudenten, Landtagsabgeordnete, Akademiker. Eine nichtproletarische, aktiv in die Kommunal- und Landespolitik eingebundene Sozialdemokratie gab sich sicherlich anders als die auf die eigene Subkultur zurückgedrängte, in mancher Hinsicht immer noch unterprivilegierte Partei in anderen Regionen des Deutschen Reiches. Lehmanns Rolle bleibt jedoch außergewöhnlich.

Die verschiedenen Freundeskreise der Lehmanns zeigen ein breites Spektrum an politischer, medizinischer, sozialer und gesellschaftlicher Tätigkeit, die sich in persönlichen Bekanntschaften und Freundschaften manifestieren. Mit ihrer großen Spannweite erweist sich das politische Paar Carl und Hope Lehmann als singulär, auch in der toleranten bayerischen Hauptstadt der Jahrhundertwende. Sie nahmen wohl auch ihrerseits keine Abgrenzungen vor, sondern ließen mit bemerkenswerter Offenheit die unterschiedlichsten Menschen in ihrer Eigenart bestehen.

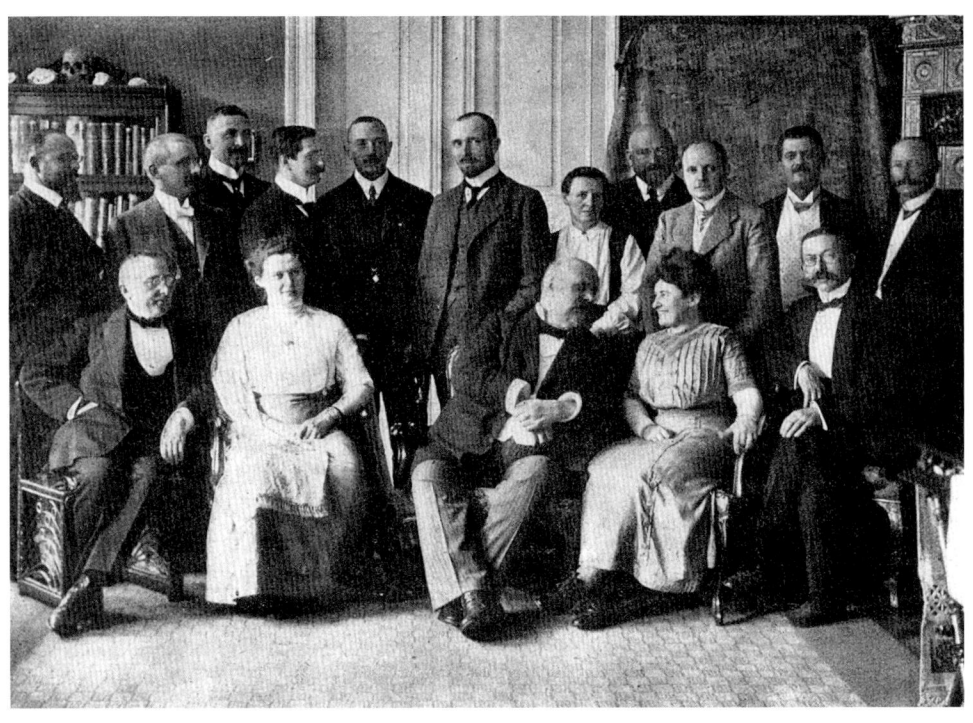

△ „Teilnehmer der 14. Kongresses für Gynäkologie in München, 18.6.1911
V.l.n.r. stehend: Dr. Bennecke (Rostock), Dr. Dietzmann (Berlin), Dr. Denkert (Halle), Dr. Heinstus (Berlin), Prof. Jung (Göttingen), Dr. E. Martin (Berlin), Frau Dr. Lehmann (München), Dr. Lehmann (München), Dr. Hengge (München), Prof. Klein (München), Leibarzt Hofrat Dr. Gröschl (Schloß Hohenberg). V.l.n.r. sitzend: Prof. Knapp (Dresden), Frau Dr. Heinstus, Geheimrat A. Martin (Berlin), Frau Dr. Hengge (München), Prof. Walther (Gießen)". Hope Adams Lehmann nahm am deutschen Gynäkologenkongress als Mitglied teil – die anderen beiden Damen hatten ihren Titel erheiratet; ihre Teilnahme zeigt die Einbindung in die nationale Fachwissenschaft. Außer ihrem Mann waren auch Dr. Anton Hengge und Prof. Gustav Klein warme Befürworter ihres „Frauenheims". Beide sagten im Rahmen des gegen sie laufenden Verfahrens 1914 für sie aus.

Ideen für die Zukunft

Große Projekte im München der
Jahrhundertwende

Hope Bridges Adams Lehmann entwickelte in ihren Büchern, Aufsätzen und Vorträgen immer wieder Entwürfe für das Zusammenleben von Mann, Frau und Kindern in einer zukünftigen Gesellschaft. Es ist jedoch für diese Frau charakteristisch, dass sie es nicht bei Plänen beließ. Sie erarbeitete vielmehr mit ihrem Projekt „Frauenheim" Konzepte für das Krankenhaus der Zukunft. Ihre Erziehungsvorstellungen überprüfte sie in einem siebenjährigen Schulversuch des „Vereins Versuchsschule" in München: Sie gründete einen bilingualen Kindergarten.

Schon bald nach ihrem Zuzug hatten Hope Adams Lehmann und ihr Mann sich in München beste Beziehungen zu städtischen und staatlichen Stellen erarbeiten können, sie wirkten in verschiedenen reformorientierten Gruppen mit, publizierten in medizinischen Fachblättern und waren angesehene Mitglieder der örtlichen ärztlichen Vereinigungen. Welch hohes Ansehen sich Hope Adams Lehmann bei ihren Ärztekollegen errungen hatte, geht aus der Begründung Bayerns auf nachträgliche Anerkennung ihres deutschen Staatsexamens hervor. Dazu waren 1904 die Mitglieder des Münchner Obermedizinalkollegiums gefragt worden. Hier hieß es: „*Von fachmännischer Seite − darunter medizinische Autoritäten − wird, wie die vorgelegten Zeugnisse ausweisen, bezeugt, daß sie während der langjährigen selbständigen Ausübung der Heilkunde den Nachweis hervorragender ärztlicher Tüchtigkeit erbracht hat, wie überhaupt ihrer derzeitigen beruflichen Tätigkeit die vollste Anerkennung gezollt und ihre Gleichstellung mit den Ärzten auf das Wärmste befürwortet wird.*" Hopes langjähriger Gönner Franz von Winckel, damals Vorsitzender dieses Gremiums, hatte seiner Stellungnahme für das Ober-

137

medizinalkollegium nur hinzugefügt, „*daß Referent, der die Petentin seit 25 Jahren genau kennt, gar nichts mehr hinzuzufügen vermag und das Gesuch der Frau Hope Bridges Lehmann nur auf das Wärmste unterstützen kann.*"

Zu den medizinischen Autoritäten kamen die politischen hinzu: Es ist frappierend, dass sich höchste bayerische Stellen, so Kultusminister Anton von Wehner und letztlich als Antragsteller beim Bundesrat der bayerische Ministerpräsident Clemens von Podewils bereitfanden, einer erklärten Sozialistin den Weg zu Approbation und Doktortitel zu ebnen. Sachsen hatte es jedenfalls abgelehnt, sich für Hope Adams Lehmann beim Bundesrat zu engagieren.

Sozialpolitik im Kreise der Lehmanns

Die Lehmanns entfalteten in den Jahren nach der Jahrhundertwende umfängliche sozialpolitische und medizinische Aktivitäten. So sammelten sich in einem Kreis mit eminent politischer Bedeutung Ärzte um Mieczyslaw Epstein in der „Kommission für Arbeiterhygiene und -statistik". Sozialdemokratisch-freigewerkschaftliche Krankenkassenvertreter und sozialdemokratische Ärzte arbeiteten hier mit bürgerlichen Sozialreformern zusammen, um sozialhygienische Bestrebungen voranzutreiben. Auf Seiten der Arbeiterbewegung gehörten für Süddeutschland dazu Paul Kampffmeyer und Erhard Auer für die Krankenkassenbewegung, für die sozialdemokratischen Ärzte neben den Lehmanns und Epstein auch Lehmanns badischer Landsmann Dr. Friedrich Bauer, der ebenfalls seit 1896 in München wirkte. Er war ein Verfechter der freien Arztwahl, Mitglied des Vereins für Mutterschutz. Er wirkte auch im Exekutivausschuss von Hope Adams Lehmanns „Frauenheim". Die Zusammenarbeit in der Kommission macht die Mittlerfunktion sozialdemokratischer Ärzte im Kaiserreich deutlich und sie zeigt das typische „Münchner Profil" partei-, klassen- und konfessionsübergreifender Zusammenarbeit in Sachfragen.

Inhaltlich entsprachen viele der von Epstein und der Kommission propagierten Maßnahmen den Konzepten, die Hope Adams Lehmann bereits in ihrem Frauenbuch und in Artikeln vertreten hatte: Es ging um Krankheitsvorsorge, um Erholungsstätten für Tbc-Kranke, um eine Verbesserung der Milchversorgung, um Gewerbe- und Werkstatthygiene. Bei der Aufklärung der Krankenkassenmitglieder über hygienische Fragen standen zweckmäßige Ernährung, Belüftung der Wohnräume, Informationen über Infektionswege und über die Gefahren des „Kurpfuschertums" im Mittelpunkt. Um Zusammenhänge zwischen sozialen Verhältnissen und Krankheiten sichtbar zu machen, sollten die beteiligten Ärzte Daten über die sozialen und hygienischen Verhältnisse der Erkrankten sammeln und die Schädlichkeit von Arbeitsbedingungen und Werkmaterialien untersuchen. Hope Adams Lehmann beteiligte sich an solchen Untersuchungsreihen und erhob Daten bei ihren Patientinnen.

Ein Bericht von 1907 zeigt beispielhaft die Verbindungen zwischen der Kommission und den Themen und Projekten von Adams Lehmann. Der Frauenarzt Dr. Hermann Faltin, Mit-

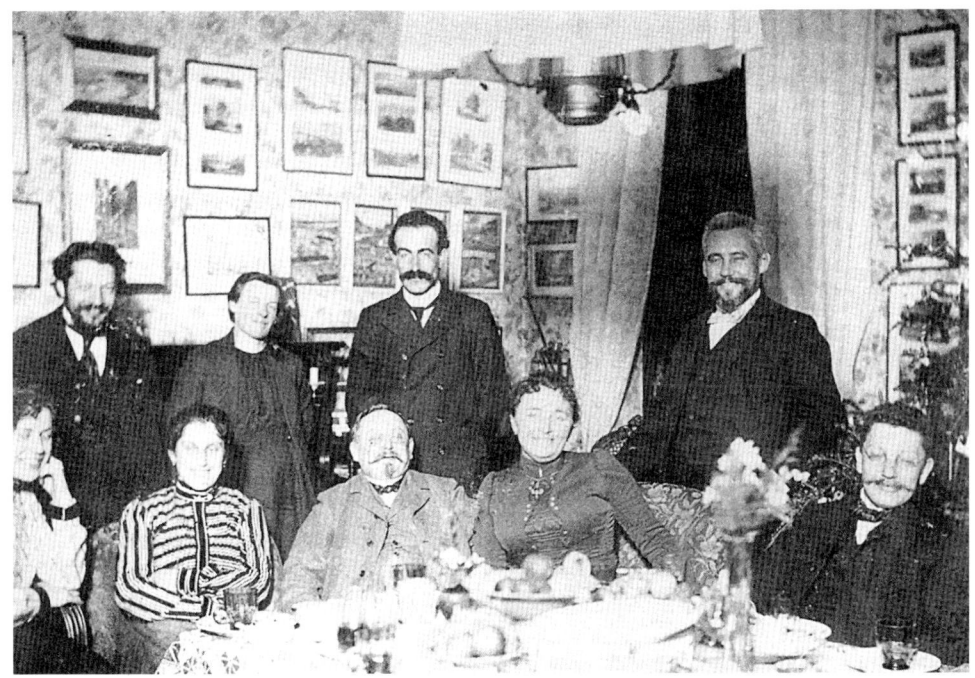

△ Silvesterfeier bei der Familie Lehmann 1897; v.r.: Adolf Müller, Eduard Schmid, Anna Schmid; v.l., stehend: Mieczyslaw Epstein, Hope. In der Wohnung der Lehmanns trafen sich immer wieder politische Freunde zu Gespräch und Geselligkeit.

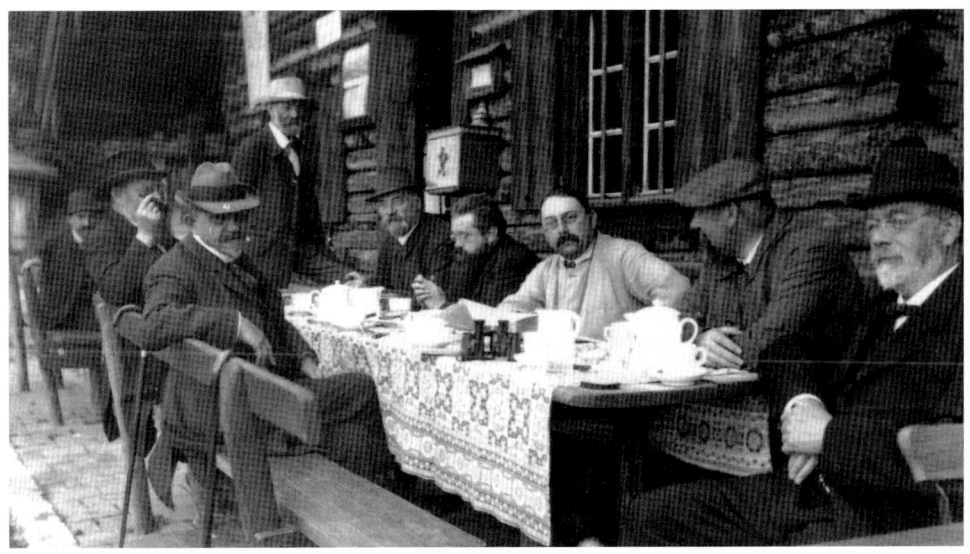

△ *„Städtische Etatkommission im Quellengebiet, 1. Oct., 1910. Beim Morgencaffee auf dem städtischen Blockhaus auf dem Taubenberg. C."* Sozialdemokraten wie Eduard Schmid im Magistrat und Carl Lehmann im Gemeindebevollmächtigtenkollegium versuchten in den Gemeinde-kollegien Reformen voranzutreiben.

glied von Adams Lehmanns „Verein Frauenheim", schrieb dort über die Hebammenfrage. Professor Martin Hahn, ebenfalls Mitglied des Vereins, leitete eine Erhebung über die „Ernährung des tuberkulösen Arbeiters". Es ging um eine Reform der Krankenpflege und, mit besonderem Hinweis auf die Zusammenhänge von Wohnung und Tuberkulose, um Wohnungshygiene. Mit solchen Fragen beschäftigte sich auch der „Verein Mutterschutz". Diesen leiteten mit der Professorengattin Rosalie Schönfliess und Amalie Nacken zwei Vertreterinnen der Münchner bürgerlichen Frauenbewegung. Seit 1907 gehörten Hope Adams Lehmann, Faltin, Epstein und Friedrich Bauer, also wichtige Exponenten der „Kommission für Arbeiterhygiene und -statistik", dem Ausschuss dieses Vereins an, Bauer sogar als zweiter Vorsitzender. Sozialdemokratische und bürgerliche Mitglieder der Kommission regten erfolgreich eine „Zentrale für Säuglingsfürsorge" mit Beratungsstellen für stillende Mütter sowie Milchküchen an und es wurde auf ihren Vorschlag von der Regierung ein Landesgewerbearzt angestellt.

Als Gemeindebevollmächtigter sorgte Carl Lehmann dann dafür, dass die Themen der Kommission auch im Münchner Gemeindebevollmächtigtenkollegium behandelt wurden. So fragte er beispielsweise im August 1909 nach der „Schwesternnot" in den städtischen Krankenhäusern, im Oktober 1909 erhielt er für ihn zusammengestelltes Material über die Verpflegung des Personals in Krankenhäusern und im Februar 1910 gab es eine Anfrage Lehmanns zur Milchversorgung. Medizinische, sozialdemokratische und kommunale Anliegen verschränkten sich hier in bester Weise.

Das „Frauenheim"

In diesem Umfeld wohlwollender Unterstützung liefen anfangs auch die Planungen für das von Hope Adams Lehmann mit großer Energie betriebene Projekt „Frauenheim": In einem Haus mit über 400 Betten wollte sie ihre Vorstellungen von hygienischer und dennoch frauengerechter Krankenhausgeburt verwirklichen. Sie wandte sich gegen die „Poesie der Wochenstube", wie ein Frauenarzt die Hausgeburt genannt hatte, und plädierte für die Krankenhausgeburt, um die Gefahren bei der Entbindung und im Wochenbett zu vermindern. Bereits 1896, also unmittelbar nach ihrem Umzug nach München, hatte sie diese Idee zum ersten Mal zur Diskussion gestellt. Ein genauerer Blick auf dieses Projekt lohnt sich: Hope wollte damit Geburt, die Behandlung von Frauenkrankheiten und die Frauenerholung erleichtern, breite Schichten zur Hygiene erziehen und das Wissen über Krankheiten verbessern. Denn nur durch dieses Wissen könne man sich schützen und rechtzeitig das Richtige tun.

Die Dimension des Projektes „Frauenheim" wird deutlich, vergleicht man es mit den Berliner Klinken für weibliche Ärzte, wie sie die ersten in Deutschland praktizierenden Ärztinnen Franziska Tiburtius und Emilie Lehmus in kleinem Rahmen verwirklicht hatten: Bis zum Ersten Weltkrieg kamen diese nicht über 19 Betten hinaus und auch der in den zwanziger Jahren verwirklichte Bau enthielt nicht mehr als 48 Betten. Beruhte die Berliner Konzeption auf der Idee eines Zusammenschlusses weiblicher Ärzte für weibliche Patienten

– „alles von weiblicher Hand" –, so sollten in München weibliche und männliche Ärzte zusammenwirken. Um die „freie Arztwahl", für die sich Hope und ihr Mann stets eingesetzt hatten, auch im „Frauenheim" zu garantieren, war ein umfängliches Belegarztsystem vorgesehen. Ohne den Neid der Hebammen und letztlich den Ausbruch des Ersten Weltkrieges wäre Hope Bridges Adams Lehmann sicherlich Chefärztin dieses von ihr konzipierten Krankenhauses geworden.

Obwohl das Münchner „Frauenheim" sich zunächst als Wöchnerinnenheim gab, waren doch in drei aneinander gebauten Häusern nahezu gleich viele Betten für Frauenkrankheiten wie für Entbindungen und Rekonvaleszentinnen vorgesehen, mit jeweils 20 bis 30 Einzelzimmern pro Haus; die übrigen Betten waren auf Vierbettzimmer verteilt – für eine Zeit, in der es noch Krankensäle gab und Achtbettzimmer als Luxus galten, ein unerhörter Vorschlag. Das Rekonvaleszentinnenheim sollte dazu dienen, *„die Insassen der beiden anderen Häuser nach Verlassen des Bettes bis zur vollen Wiederherstellung aufzunehmen, ebenso Erholungsbedürftige, welche von der Stadt eingewiesen oder von der ärztlichen Leitung nach Maßgabe des verfügbaren Raumes aufgenommen werden. Diese Sonderung sichert den Bettlägerigen mehr Ruhe und den Rekonvaleszenten mehr Bewegungsfreiheit".* Hopes Entwurf nahm damit auch das Konzept eines Müttergenesungsheimes vorweg. Das Haus sollte eher als Wohnhaus eingerichtet werden, mit Lesezimmer, Veranden, Speisezimmern und mit Waschräumen, in denen für jede Frau ein Waschbecken und für je vier eine Dusche vorgesehen war.

Die Säuglinge im Entbindungshaus wurden in eigenen Zimmern versorgt und nur zum Stillen den Müttern gebracht. In allen Häusern gab es Speisen-, Wäsche-, Personen- und Bettenlifte, jeweils Isolierstationen und Desinfektionseinrichtungen. Im Krankenheim waren zwei Hörsäle für ärztliche Demonstrationen, aber auch für Vorträge über Gesundheits- und Säuglingspflege für die Rekonvaleszentinnen vorgesehen, ebenso eine Bibliothek und Räume für „Mikroskopie".

Einen entscheidenden Fortschritt sah Hope Adams Lehmann jedoch mit gutem Grund in den Einzelzimmern – für Gebärende, für Frischoperierte, aber auch in bestimmten Fällen für Rekonvaleszentinnen: *„In diesen Einzelzimmern liegt eine Hauptberechtigung des Namens Frauenheim. Wer gewohnt ist, Entbindung und Krankheit in der eigenen Wohnung oder in einem Separatzimmer eines gut geleiteten Krankenhauses durchzumachen, kann sich schwerlich vorstellen, was die Arbeiterfrau unter dem Massenbetrieb ebendesselben Krankenhauses leidet, wo zwei bis sechs Frauen gleichzeitig in einem Kreißsaal entbinden und Frischentbundene und Schwerkranke unter Halbgenesenden liegen. Kein Tag vergeht ohne Aufregung, keine Nacht ohne Stöhnen und Unruhe. Das Frauenheim will auch hierin Wandel schaffen und der Frau, die von ihrer Hände Arbeit lebt, dieselbe Schonung und Erholung in schweren Stunden bieten, wie sie jetzt nur die wohlhabende Frau genießt."* Vor allem für die Entbindungen waren daher Einzelzimmer vorgesehen, in denen die Wöchnerin nach der Geburt einige Tage verbleiben konnte. Für schwierige Geburten gab es im dritten Stockwerk des Hauses Operationsräume.

Die Konzeption des Frauenheims enthielt etliche weitere für das Krankenhauswesen geradezu revolutionär reformerische Elemente, die den sozialen und volkshygienischen Überzeugungen von Dr. Adams Lehmann entsprachen. So sollten unter anderem die Mit-

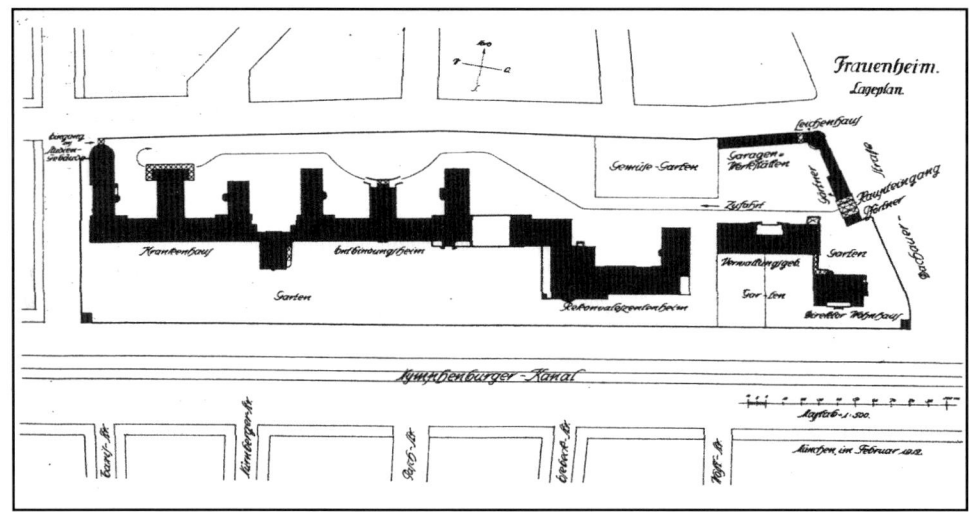

△ „Situationsplan. Von links nach rechts: Krankenheim, Entbindungsheim, Rekonvaleszentenheim, Verwaltungsgebäude, Arztwohnung. Rechts hinten Oeko-
nomiegebäude. Vorn Nymphenburger Kanal".

▷ „Frauenheim. Entbindungsheim 1. u. 2. Stock".
Hope Adams Lehmann konzipierte mit dem
„Frauenheim" in vieler Hinsicht ein Krankenhaus
der Zukunft, mit gleichem Komfort für arme und
reiche Frauen, Geburt in Einzelzimmern und
Mitwirkung von Angehörigen an der Pflege. „Im
ersten und zweiten Stock (des Entbindungsheims) sehen
wir vorn die gemeinsamen Zimmer zu je vier Betten,
im Ostflügel die Entbindungszimmer, im Westflügel die
Einzelzimmer, in welche die Wöchnerinnen für die ersten ruhebedürftigen Tage nach der Entbindung verbracht
werden. Jedes Entbindungszimmer ist nur für je eine
Gebärende bestimmt. An beiden Enden der Südfront im
ersten und zweiten Stock sind je zwei Säle und ein Iso-
lierraum für Säuglinge angebracht. Zwischen den gemeinsamen Zimmern sind Räume für Volontärärzte
und Pflegerinnen. Im Souterrain befinden sich die Räume für die Angehörigen … Im dritten Stock befinden
sich die Privatzimmer für je eine Person, mit zwei
Entbindungszimmern … und Operationsräumen für
das ganze Haus."

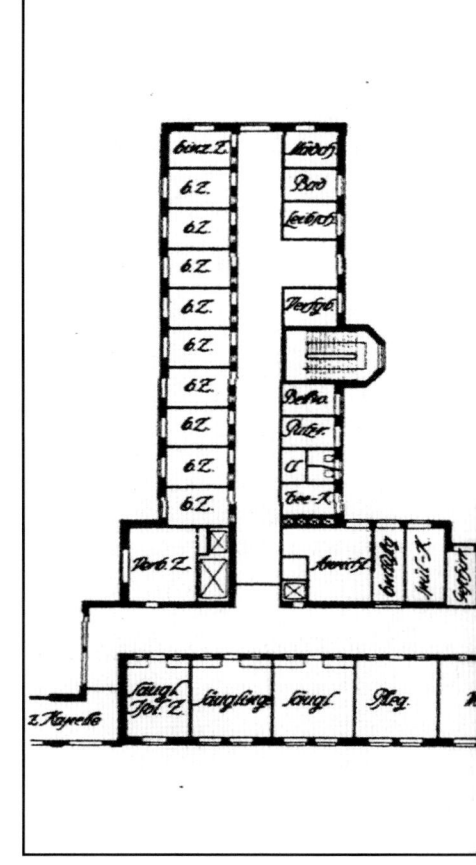

142

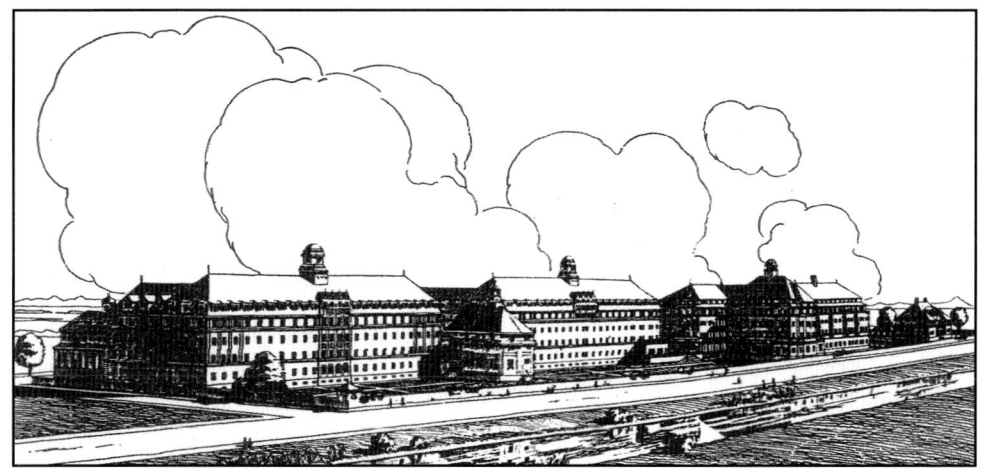

△ *„Gesamtansicht des Frauenheims. Von links nach rechts: Krankenheim, Entbindungsheim, Rekonvaleszentenheim, Verwaltungsgebäude, Arztwohnung. Vorn Nymphenburger Kanal".* In der Planung war Hope Adams Lehmanns „Frauenheim" bereits ausgereift.

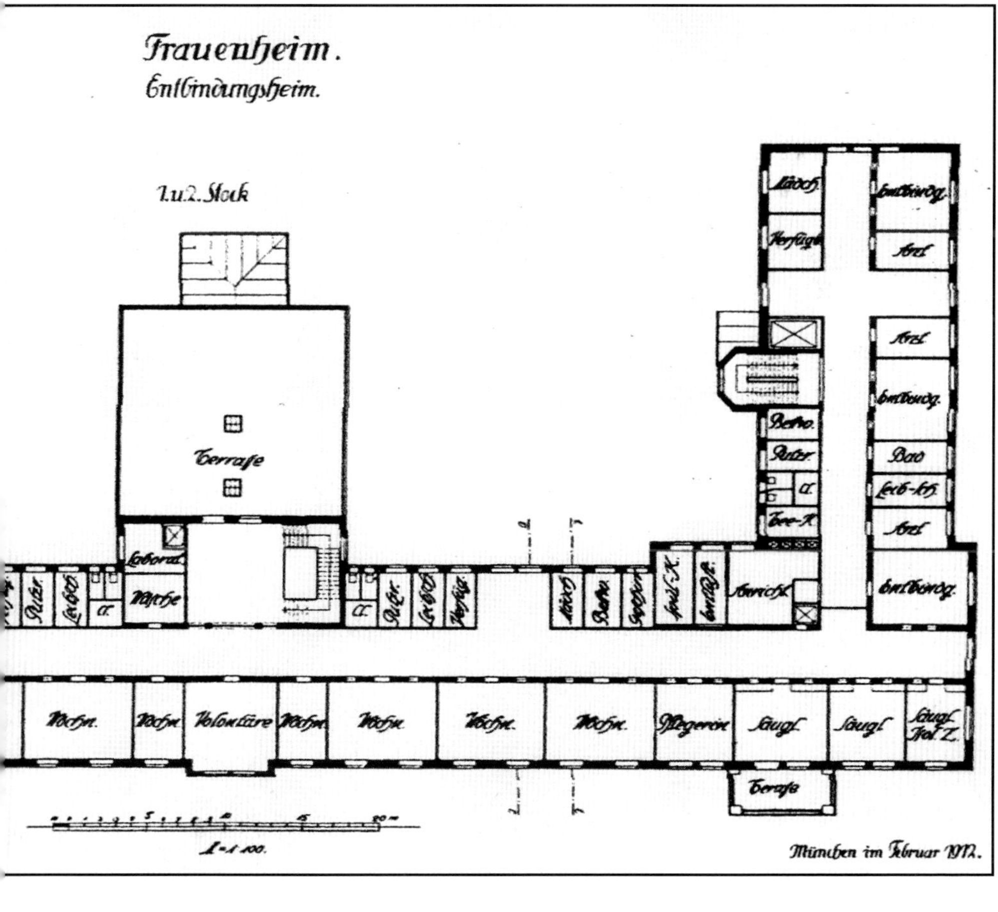
Frauenheim.
Entbindungsheim.
1.u.2. Stock
Terrasse
1:100.
München im Februar 1912.

glieder des Trägervereins „Frauenheim", dem die Patientinnen beitraten, den Chefarzt wählen. Durch ihre Mitgliedschaft befänden sie sich in einem Haus, das ihnen mitgehört, und nicht in einer Anstalt, so Adams Lehmann. Die Klassenmedizin war aufzuheben, arme und reiche, ledige wie verheiratete Frauen konnten in diesem Krankenhaus den gleichen Komfort genießen. Hinzu kam die Forderung nach Transparenz der ärztlichen Maßnahmen: Gründe der Behandlung, Ergebnisse und Art der Operation waren den Patientinnen mitzuteilen und schriftlich mit nach Hause zu geben.

Und noch einen zentralen Kritikpunkt an der Krankenhausgeburt wollte Hope Adams beheben: Keine Frau durfte ohne ihr schriftliches Einverständnis zu Untersuchungszwecken vorgeführt werden: „*Junge Ärzte müssen an Kranken lernen, und wenn niemand mehr untersucht sein will, hat die Wissenschaft ein Ende. Wir finden aber, daß diese Verpflichtung für alle in gleichem Maße da ist, und nicht allein für die Armen, die jetzt mit Aufgabe des Verfügungsrechtes über ihren Körper die ärztliche Behandlung erkaufen müssen.*" Wie dramatisch die Missstände in zeitgenössischen Entbindungsanstalten waren, ist vielfach bezeugt. So fanden dort Geburten oft vor einem mehr oder weniger großen Publikum statt und Untersuchungen wurden wie eine Vergewaltigung erlebt. Dr. Anna Fischer-Dückelmann, eine Arzt-Kollegin von Hope, schilderte das 1902: „*Ich habe ganz einfache und ältere Frauen zittern, beben und krampfhaft schluchzen sehen, wenn sie auf dem Untersuchungsstuhl angeschnallt, ihren nackten, kranken Leib von etwa 100 jungen Burschen, die, Einer nach dem Anderen, an ihr vorbeidefilierten, mußten betrachten lassen.*"

Daher argumentiert Hope Adams Lehmann: „*Es ist ein gewaltiger Unterschied, ob jemand sich genötigt fühlt oder freiwillig … eine Handlung an sich vollziehen läßt. In diesem Sinne hoffen wir, die Pfleglinge des Frauenheims für die Wissenschaft nutzbar zu machen, durch Kurse, welche teils für Ärzte, teils für Volontärärzte … abgehalten werden. Wir würden es als kein Unglück für die Klinik erachten, wenn diese Beschränkung der Untersuchungsfreiheit auch dort eingeführt werden würde.*" Solche praktischen Kurse für angehende Ärzte in kleineren Gruppen könnten auch zu besseren Ergebnissen im Staatsexamen führen. Niedergelassenen Belegärzten böte das Frauenheim wissenschaftliche Fortbildung und Austausch über Behandlungsmethoden.

Ein weiterer wichtiger Punkt in der Konzeption war eine grundsätzliche Reform der Pflege, verbunden mit einem Abbau der Hierarchien zwischen Ärzten und Pflegepersonal. „*Ausschlaggebend für das Wohlbefinden der Pfleglinge ist die Qualität der Pflege. Auch hierin möchte das Frauenheim versuchen, bahnbrechend vorzugehen, indem man die Pflege zwischen jungen Ärzten beiderlei Geschlechts und langjährigen Pflegerinnen teilt. So hofft man die Vorteile der wissenschaftlichen Vorbildung und der jugendlichen Initiative mit denen der Umsicht und Erfahrung zu vereinigen.*" Dafür müssten die Pflegenden von allen Arbeiten entlastet werden, „*welche sich besser für ein Stubenmädchen eignen*" und auch genügend Ruhepausen erhalten. „*Für die jungen Ärzte … dürfte diese Erfahrung von unschätzbarem Werte sein.*"

Wie ungewöhnlich diese Forderungen waren, zeigt ein Vergleich mit den sonst üblichen Bedingungen für die Krankenpflege: Der Tagesdienst einer Krankenschwester begann um 5.30 Uhr und endete um 21 Uhr; es galt die Sieben-Tage-Woche und nur an einem Nachmittag in der Woche konnte die Schwester auf Absprache dienstfrei erhalten. Gehobene Hygienestandards vermehrten die Reinigungsaufgaben des Pflegepersonals. Durch körperliche Anstrengungen und ständige Überlastung angesichts des propagierten Leitbildes der selbstlosen und opferwilligen Krankenschwester stellte man immer mehr „Überanstrengung" und „nervliche Zerrüttung" bei den Pflegenden fest. Der sozialdemokratische Reichstagsabgeordnete Otto Antrick machte daher das Problem eines unausgebildeten, überarbeiteten und unterbezahlten Pflegepersonals zwischen 1900 und 1902 in mehreren Reichstagsdebatten zum Thema.

Hope Adams Lehmann bezog jedoch auch das Verhältnis zwischen Krankenhaus und Familie in ihre Überlegungen mit ein. So war für sie die Krankenhausgeburt nur durch die enge Zusammenarbeit mit einer beträchtlich erweiterten Hauspflege denkbar, um so die Möglichkeit zu schaffen, die abwesende Mutter weitgehend zu ersetzen und ihr damit auch zu einer von Sorgen unbelasteten Erholung im Frauenheim zu verhelfen. Und noch ein weiteres war bei der Pflege zu reformieren: Es ging Hope Adams Lehmann um die „Vereinigung von Laien- und Fachpflege". Daher sollte je ein Angehöriger bei Entbindungen zugelassen sein, ebenso zur Pflege nach der Entbindung; dies sei möglich, da die Geburt in Einzelzimmern stattfinden werde. Das Selbe müsse für die Pflege nach Operationen gelten oder für Rekonvaleszentinnen, die jederzeit den Besuch eines Angehörigen empfangen dürften. Die begrenzten Besuchszeiten waren abzuschaffen. *„Auf den ersten Blick mögen solche Zugeständnisse kaum möglich erscheinen, und zwar wegen der Infektionsgefahr, wegen Störung der Ordnung, wegen Ungenauigkeiten der Pflege und wegen Aufregung der Pfleglinge … Auf der anderen Seite ist die Anwesenheit eines geeigneten Angehörigen im Krankenzimmer von so großen Vorteilen begleitet, sie trägt so sehr zur Gemütsruhe der Patientin bei, sie sichert ihr so viele kleine Dienstleistungen, welche nur die Liebe erfüllen kann, daß das Frauenheim das Problem … unbedingt lösen muß."*

Daher sollte der Krankenhausaufenthalt gleichzeitig für Pfleglinge wie für Angehörige einer ausgedehnten Hygieneerziehung dienen. Die Besucher waren ärztlich zu begutachten, mussten baden und Anstaltskleider anlegen, bevor sie zu den Kranken gelassen wurden. Die Ärzte sollten, wie bei der Privatpflege, den Angehörigen dann genaue Anweisungen geben. Dies würde die Familie in ihrem Verhalten gegenüber Leidenden erziehen. Hier stand Adams Lehmann ganz in der ärztlichen Tradition ihrer Zeit; durch die Verhaltensregeln der öffentlichen Hygiene, wie sie hier eingeübt werden sollten, führten die Ärzte zunächst den Mittelstand, dem sie meist selbst entstammten, an die Hygiene heran und nahmen dann eine Sozialisation der Unterschichten in Angriff.

Greift man aus den Reformvorschlägen nur den Gedanken der Anwesenheit eines Angehörigen bei der Geburt heraus, so wird deutlich, dass dieses Konzept erst vor rund zwanzig Jahren verwirklicht wurde, ähnlich wie die Abschaffung der fixierten Besuchszeiten, die Aufwertung der Hauspflege oder die Geburt in Einzelzimmern. Die klassenlose Krankenhauspflege ist heute wieder auf dem Rückzug und die Demokratisierung der inneren Klinikhierarchie steht in weiter Ferne. Die Vorstellungen von Adams Lehmann griffen also der Zukunft weit voraus.

Um dieses Frauenheim zu verwirklichen, benötigte Hope Adams Lehmann Geld, viel Geld: *„Das Projekt setzt ein Baukapital von mehreren Millionen voraus, und wenn das Frauenheim jemals im*

Geist eines Frauenheimes entstehen soll, so muß es eine Schöpfung der Privatinitiative sein. Kein neuer Gedanke von großer, reformatorischer Tragweite springt in die Erscheinung als behördliche Organisation. Erst muß das Fundament von einzelnen gelegt werden." Besitzrechte und Verwaltung sollten daher auf eine genossenschaftliche Basis gestellt werden. Damit hätte das Frauenheim zu den Heilanstalten in privater Trägerschaft gehört, die um diese Zeit eine bedeutende Rolle spielten.

Doch es stand in vieler Hinsicht im Gegensatz zu den üblichen Häusern dieser Art, war es doch kein Sanatorium für gut zahlende Privatpatienten. Es ähnelt damit eher den spezialisierten Heilanstalten in privater Trägerschaft, wie es sie für Dermatologie, Orthopädie und Ähnliches gab, hier unter dem besonderen Aspekt der Frauenmedizin. Obwohl also ein Verein als Träger eines solchen Krankenhauses durchaus denkbar war, hatte dies in den zeitgenössischen Vergleichsfällen keine Auswirkungen auf die innere Hierarchie, die im Geiste der Zeit höchst patriarchalisch organisiert war. Der genossenschaftliche Gedanke eines Mitbesitzes und der demokratischen Mitbestimmung vieler einfacher Patienten oder gar Patientinnen war bei anderen nicht vorgesehen. In dieser Konzeption spiegelt sich also vor allem der demokratische Geist von Hope Adams Lehmann.

Wie wichtig dieses Projekt in München genommen wurde, zeigt sich daran, dass die Stadt dem Verein Frauenheim ein 12.000 Quadratmeter großes Grundstück zwischen Dachauer Straße und Würmkanal – das Gelände des heutigen Dantestadions, nur noch größer – und städtische Zinserträge zur Verfügung stellte, es gab mehrere große Mäzene und kleine Spender; 1913 verfügte der Verein bereits über ein Betriebskapital von jährlich über 20.000 Mark. Adams Lehmann rechnete überdies auf Verträge mit den Krankenkassen, auf Belegung der Betten aus städtischen Stiftungsgeldern, auf die Mitgliedsbeiträge des Vereins und auf Einnahmen aus Privatzimmern. Hier wird deutlich, wie sehr sie auf die Solidarität der Besitzenden mit den Armen setzte, denn es wäre wohl das Einkommen Kriterium dafür gewesen, ob eine Frau für ein Einzelzimmer bezahlen musste oder nicht. Doch Solidarität sollte ja ohnehin die Grundlage dieses demokratisch geführten gemeinsamen „Heims" aller Schichten bilden, vom Bau über die Organisation bis zu den Betriebskosten. In gewisser Hinsicht repräsentierte es das von Hope Adams Lehmann auf die Ebene des Krankenhauses übertragene Modell ihrer „idealen Gesellschaft" der Zukunft.

Ganz unwichtig dürfte es für die städtische Förderung nicht gewesen sein, dass Carl Lehmann seit 1909 Gemeindebevollmächtigter war, davon drei Jahre lang Vorsitzender des Schul- und Sanitätsausschusses sowie Krankenhausreferent des Gemeindekollegiums. Ein Beispiel für die Wertschätzung stammt von 1910; der Verein erhielt den Alten Rathaussaal für einen Vortrag von Dr. Hengge zur Verfügung gestellt, der im Auftrag des Vereins eine Studienreise nach England, Schottland und in die USA unternommen hatte und nun darüber berichten sollte: An der Veranstaltung bestand, so die Begründung, städtisches Interesse.

Die Mitgliederliste des Vereins liest sich in weiten Teilen wie ein „Who is Who" der Münchner Gesellschaft. Die Prominenz der Vereinsmitglieder zeigt den großen Kreis an tonangebenden Münchnern, Männern wie Frauen, zu dem Hope und Carl Lehmann inzwischen Kontakt hatten und den sie für ein solches Projekt mobilisieren konnten. Die genaue Art der

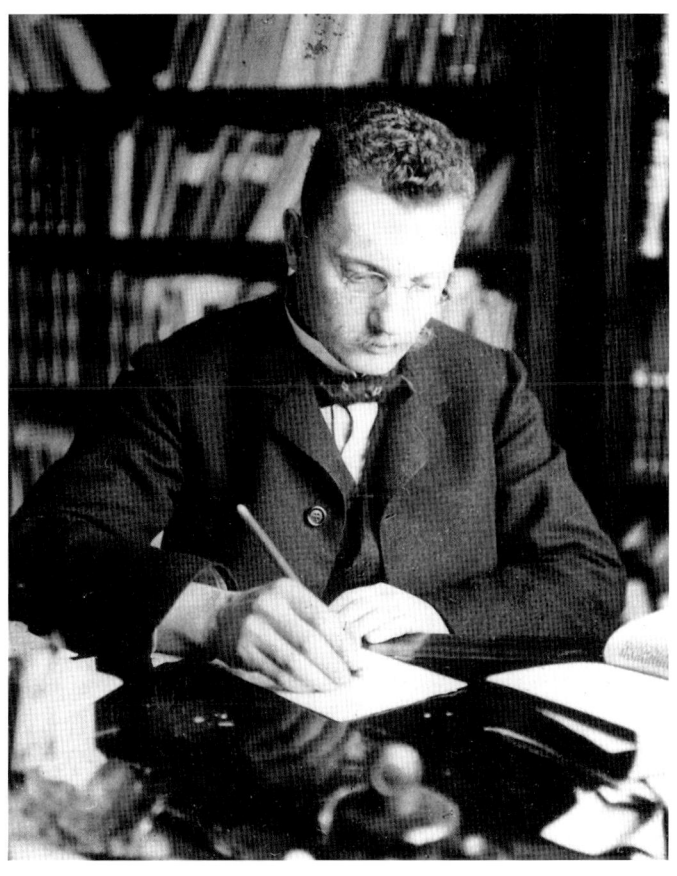

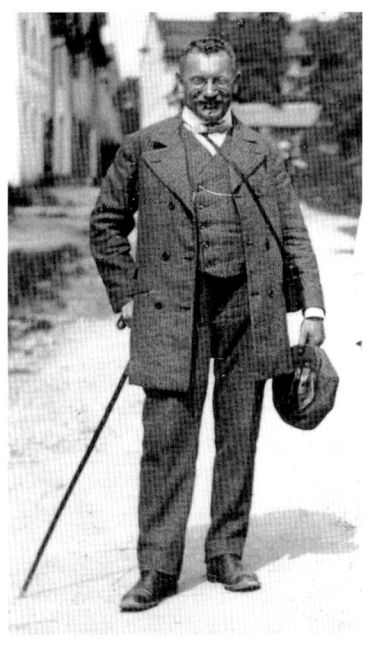

Der Journalist und Landtagsabgeordnete Adolf Müller, Chefredakteur der „Münchener Post", hatte es geschafft, aus einem sozialdemokratischen Informationsblatt eine anerkannte Zeitung zu machen, die wegen ihrer investigativen Artikel von den Mächtigen gefürchtet und von der Polizei beobachtet wurde. Er war einer der engsten Freunde der Lehmanns und sie arbeiteten mit ihm in vielen Projekten zusammen (oben 1899, links 1913).

Verbindungen zwischen den Lehmanns und den Unterzeichnern ist meist nicht zu rekonstruieren. Manche mögen dazu gestoßen sein, weil sie von der Idee angetan waren, und nicht wegen ihrer persönlichen Verbindungen zu Hope Adams Lehmann. Doch bei vielen war dies nachweislich anders. Und es wird, wie bei der Kommission für Arbeiterhygiene und -statistik oder der Wanderbewegung, auch an diesem Projekt deutlich, dass die Zugehörigkeit der Lehmanns zur Sozialdemokratie diesen Kreis prominenter Münchner und Münchnerinnen keineswegs von der Unterstützung des Projektes abhielt. Damit ist die Mitgliederliste auch höchst politisch, zeigt sie doch, wie sehr die beiden sozialdemokratischen Ärzte in der Münchner Gesellschaft integriert waren.

Zunächst zu den Mitgliedern von 1914: Ministerpräsident a. D. Clemens von Podewils gehörte ebenso dazu wie der Münchner Oberbürgermeister Wilhelm von Borscht, wie der Aufsichtsratsvorsitzende der MAN Theodor Freiherr von Cramer Klett, wie der Direktor der „Münchener Rückversicherung" Carl Thieme und seine Frau Else oder wie Karl Wildt, Direktor des großen Bauunternehmens „Heilmann und Littmann". Neben den Genannten saßen im „Ausschuss" des Vereins der Mitbesitzer der „Münchner Neuesten Nachrichten" und der „Jugend" Georg Hirth neben Chefredakteur Adolf Müller von der sozialdemokratischen Münchener Post. Es fehlten auch nicht die Landtagsabgeordneten und Gemeindebevollmächtigten Eduard Schmid und Johannes Timm, der SPD-Vorsitzende und Gemeindebevollmächtigte Sebastian Witti, der Gemeindebevollmächtigte Karl Pailler und der Landtagsabgeordnete Ludwig Pickelmann. Ausschussmitglieder waren auch die inzwischen in München praktizierenden Ärztinnen Dr. Ida Democh Maurmeier, Dr. Mally Kachel, Dr. Martha von Reding-Biberegg, Dr. Rahel Straus sowie mehrere Ärzte, darunter Dr. Mieczyslaw Epstein und Dr. Friedrich Bauer. Es wirkten mit die Ortsvorsitzende des Vereins für Mutterschutz Rosalie Schoenflies sowie Amalie Nacken, Schriftführerin des Waisenpflegeverbandes.

Unter den einfachen Mitgliedern fanden sich viele weitere wichtige Namen: Amalie von Auer, Frau des vielfachen Aufsichtsratsvorsitzenden und bayerischen Reichsratsvizepräsidenten, die Bankiersgattin Rosa Aufhäuser, die Frau des Buchdruckereibesitzers Oldenbourg, der Prokurist der Münchener Rückversicherung Victor Bernhardt, der sächsische Generalkonsul Dr. Theodor Wilmersdoerffer, die SPD-Magistratsräte Georg Birk und Maximin Ernst – Besitzer der Druckerei der „Münchener Post" –, ebenso deren Redakteur Paul Kampffmeier und seine Frau Margarethe. Sie leitete Hope Adams Lehmanns Versuchskindergarten. Der Verein für Fraueninteressen war durch seine Schriftführerin Rosa Böhm und Franziska von Braunmühl aus der Rechtschutzstelle vertreten. Auch Lotte Willich, Vorsitzende des „Vereins für soziale Arbeit" war Mitglied, ebenso Lida Gustava Heymann, Vorsitzende des Vereins für Frauenstimmrecht, Wanda von Debschitz, deren Mann die Debschitz-Schule für Kunstgewerbe gegründet hatte, Dr. Rosa Kempf, Schülerin des „Kathedersozialisten" Lujo Brentano. Auch der Hochadel fehlte nicht: Zwei Gräfinnen Castell-Castell waren Mitglieder, die eine davon Hofdame, sowie Dr. Hans Graf zu Toerring-Jettenbach und seine Frau Sophia, geborene Herzogin in Bayern. Sogar Marie Oertel, Hopes alte Freundin und Kommilitonin aus Leipzig, gehörte dazu. Hinzu kamen etliche niedergelassene Ärzte wie Dr. Hermann Faltin und Professoren wie Martin Hahn oder Gustav Klein, Chefarzt der gynäkologischen Universitätsklinik. Einige Vereinigungen waren korporativ beigetreten, so der Verband der Deutschen Buchdrucker, der Verein für Volkshygiene, die katholische Gruppe Bayern der Krankenpflegerinnen Deutschlands, der Konsumverein München-Sendling. Einige Vereinigungen waren wohl auf die eine oder andere Weise über gewerkschaftliche, sozialdemokratische oder sozialhygienische Kontakte zu diesem Kreis gestoßen: Der „Verein für Volkshygiene" arbeitete eng mit Epsteins Kommission zusammen. Es waren auch durchaus mitgliederstarke Vereinigungen; so verfügte der sozialdemokratisch-gewerkschaftliche Konsumverein München-Sendling 1910 bereits über 21.000 Mitglieder. Auffällig sind in diesem Kontext jedoch die katholischen Krankenpflegerinnen. Für die Krankenpflegerinnen bot das neue Projekt die Chance deutlich verbesserter Arbeitsbedingungen; außerdem hatte sich die Kommission für Arbeiterhygiene und -statistik nachdrücklich für die Verbesserung ihrer Arbeitsbedingungen in den Krankenhäusern eingesetzt. Auch für diese katholische Gruppierung gab es keinen Grund, eine Zusammenarbeit mit den sozialdemokratischen Ärzten zu scheuen.

Unter den sogenannten „Urgründern", die 1906 den öffentlichen Aufruf zur konstituierenden Versammlung des Vereins Frauenheim unterzeichnet hatten, fanden sich neben bereits Genannten unter anderen der Landtagspräsident Dr. Georg von Orterer, Reichsrat Ludwig Frhr. von Würtzburg, Magistratsrat Alois Ansprenger, Stadtschulrat Georg Kerschensteiner, der Geschäftsführer des Gewerkschaftsvereins Friedrich Jacobsen, die Landtagsabgeordneten Alois Frank, Ludwig Giehrl, Dr. Friedrich Goldschmit sowie der mächtige „Bauerndoktor" Dr. Georg Heim, die Mäzene Baron Rudolf von Hirsch und Professor Karl von Linde, Gründer von „Lindes Eisfabrik" und Vorsitzender des evangelischen "Vereins für innere Mission". Außerdem die Vorsitzende des Vereins für Fraueninteressen Ika Freudenberg sowie Therese Danner, Vorsitzende des Vereins der Bayerischen Hebammen, ihre Stellvertreterin Theodolinde Hirsch und die Kassiererin Margarethe Kupferschmid. Auch die Presse war, vermutlich dank Adolf Müllers Position im „Landesverband der bayerischen Presse", gut vertreten durch die Chefredakteure der Allgemeinen Zeitung Dr. Martin Mohr, des Münchner Tagblattes Georg von der Tann, der Münchner Zeitung Max Scharre, der Münchner Neuesten Nachrichten Dr. Friedrich Trefz, des Bayerischen Kurier Dr. Paul Siebertz. Hinzu kamen die Schriftsteller Max Halbe und Ludwig Thoma, der Nationalökonom Professor Lujo Brentano, der Philosoph Professor Theodor Lipps, der Maler Professor Fritz von Uhde, der mit den Lehmanns im selben Haus wohnte.

Diese umfängliche Liste ist in vieler Hinsicht wichtig. Einmal wird die große Resonanz sichtbar, die das Frauenheim in allen Kreisen der Münchner Bevölkerung fand, waren doch auch viele einfache Frauen in dem Verein vertreten, darunter vermutlich auch etliche Patientinnen der Ärztin. Die Liste macht die breite Basis deutlich, auf der Hope Adams Lehmanns Bemühungen standen. Es gehörten neben vielen Sozialdemokraten höchste Kreise von Gesellschaft, Wirtschaft und Politik in Stadt und Staat dazu, die Presse, Universitätsprofessoren, Schriftsteller sowie die männliche wie weibliche „Reformszene" Münchens. Nicht zuletzt mit dieser Liste erweist sich das München der Jahrhundertwende als ein Ort produktiver Innovationen, lebendiger Zusammenarbeit und ernsthaften Reformstrebens. Es ver-

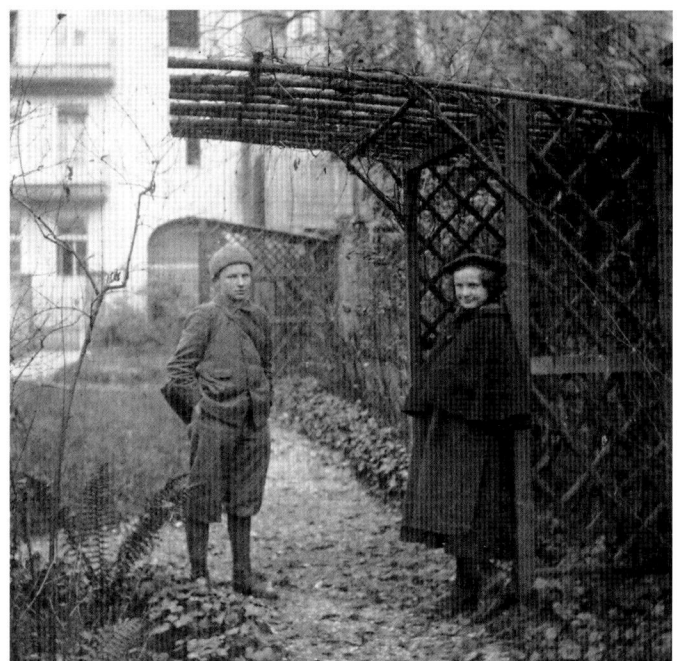

◁ *„Heinz und Mara im Garten, Gabelsbergerstraße 20a, München 1898".* Während der Schulzeit lebten die Kinder aus ersten Ehe bei Hope und Carl Lehmann in München.

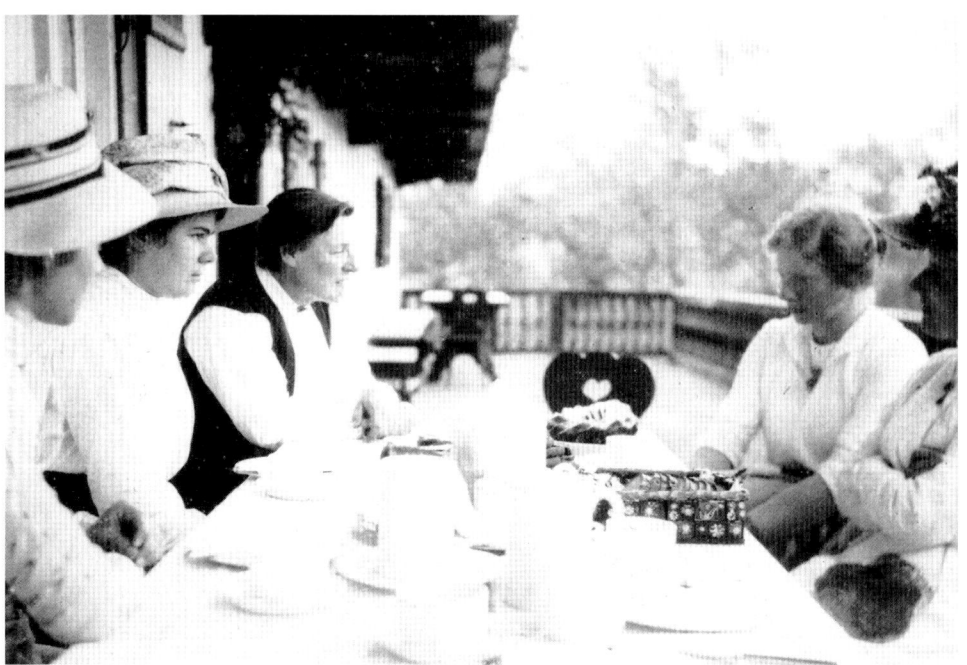

△ *„Reutter Hof bei Tölz. Kinderheim von Frl. Clara Bohnenberger. Elisabeth, Miriam, H., Frl. Clara Bohnenberger, Frau Johanna Bohnenberger, 1910".* Im Umfeld ihrer Versuchsschulpläne unternahm Hope Adams Lehmann Informationsbesuche, hier zusammen mit ihrer englischen Kindergärtnerin Miriam Alison.

banden sich unterschiedlichste Kreise zu zukunftsweisenden Projekten. Das Ärzteehepaar – immerhin Sozialdemokraten im wilhelminischen Deutschland, Hope sogar eine presbyterianische Engländerin, geschieden und unkonventionell – verstand es offensichtlich, diese grundverschiedenen Menschen für eine gemeinsame Sache zu begeistern.

Das Scheitern des Projektes „Frauenheim" zeigt jedoch auch die Grenzen solcher Offenheit: Mit dem Beginn des Ersten Weltkrieges verwandelte sich auch München, die konservativen, ja reaktionären Kräfte erstarkten: In der Weimarer Republik hätte es sicherlich ein Unterstützerspektrum wie das für den „Verein Frauenheim" in München nicht mehr gegeben. Sichtbar werden die Probleme auch daran, dass die Spitzen der Medizinischen Wissenschaft sich weitgehend von dem Verein fernhielten; und auch der Hebammenverband hatte sich bis 1913 aus dem Projekt komplett zurückgezogen. Beides war sicherlich nicht unbeträchtlich daran beteiligt, dass letztlich das Projekt nicht verwirklicht wurde: Die Klinikchefs befürchteten Schaden für ihre eigenen konkurrierenden Neubauprojekte, wenn das Frauenheim gebaut worden wäre. Sie stellten sich daher, bis auf wenige Ausnahmen wie Prof. Gustav Klein und Prof. Hermann Kerschensteiner, in der 1914 gegen Hope Adams Lehmann veranlassten Untersuchung wegen „Verbrechen wider das Leben" gegen sie. Die Hebammen wiederum fürchteten, mit dem Bau des Frauenheims ihre Existenzgrundlage zu verlieren. Ihre Denunziationen gegen Hope waren eine Folge davon. Insofern löste das „Frauenheim" Neid und Angst aus, die alle Versicherungen von Hope Adams Lehmann, man werde Ärzte und Hebammen in dem neuen Haus mit einbeziehen, nicht beruhigen konnten. So blieb ein Modellprojekt unausgeführt, das in mancher Hinsicht die Entwicklung des Krankenhauses im 20. Jahrhundert hätte revolutionieren können.

Die „Versuchsschule" – ein zweisprachiger Kindergarten

Ein zweites großes Projekt von Hope Adams Lehmann betraf einen anderen Bereich: Erziehung und Schule. Am 12. Juli 1909 stellte sie zusammen mit sechs Mitunterzeichnern einen Antrag an die Königliche Lokalschulkommission in München, „Betreff: Verleihung einer Konzession für Errichtung und Betrieb einer Versuchsschule für moderne pädagogische Bestrebungen." Ziel des „Vereins Versuchsschule" war es, praktische Erfahrungen mit neuen Unterrichtsmodellen zu sammeln und zwar für Kinder vom dritten bis zum zehnten Lebensjahr. In der siebenklassigen Modellschule sollten in der ersten bis dritten Klasse je 15 Kinder, in den übrigen Klassen je 20 Kinder unterrichtet werden. Der Verein wünschte sich letztlich ein eigens für seine Zwecke gebautes Schulhaus; vorerst war jedoch eine Wohnung in der Helmtrudenstraße 11 gemietet worden, ebenso eine große Wiese in der Biedersteinerstraße für die Freiluftaktivitäten. Die Finanzierung sollte über Privatspenden, Schulgeld und städtische Zuschüsse erfolgen.

Zunächst zum Hintergrund: München war in dieser Zeit, dank Stadtschulrat Georg Kerschensteiner, ein Mekka der Pädagogik. Seit seinem Amtsantritt 1895 hatte er sich intensiv um das kommunale Schulwesen gekümmert und vor allem das Pflichtschulwesen grundlegend reformiert. Er wollte Bildung durch Arbeit und praktisches Tun erreichen. Bildung sollte aus einem elitären Privileg für wenige zu einer Chance für alle werden. Diese Vorstellungen verbanden ihn im Gemeindekollegium oft stärker mit den Sozialdemokraten als mit den Liberalen. Er plädierte für eine gleich lange Schulzeit aller Kinder, nur in unterschiedlichen Schulen, und wehrte sich gegen eine ständische Bevorzugung der Kinder aus reicheren Familien. Um den Lehrstoff anschaulicher zu machen, sollte im Lehrplan der Schulen der Bezug auf die Lebenswelt der Kinder eine große Rolle spielen: Geschichte durch Heimatkunde und mit Förderung der „vaterländischen Gesinnung", Geografie mit Exkursionen in die nähere Umgebung, aber auch Naturkundeunterricht. Um 1909 war diese Lehrplanrevision weitgehend abgeschlossen. In den Werktagsschulen wurden für die bisher freiwilligen achten Klassen der Buben Schulwerkstätten und Laboratorien eingerichtet – und für die Mädchen Schulküchen, um sie auf ihren „eigentlichen" Beruf als Hausfrau und Mutter vorzubereiten. Es gab Schwimmunterricht und Brausebäder, schulärztliche Untersuchungen und Schultheater. Klassenstärken von 50 bis 70 Schülern galten als normal.

Der Antrag des „Vereins Versuchsschule" und damit Hope Adams Lehmanns von 1909 wurde abgelehnt, da keine „fachmännische Leitung" nominiert worden sei. So erging es auch einem erneuten Gesuch vom 8. Mai 1910, Versuchsklassen einzurichten. Man diskutierte dies jedoch heftig im Gemeindekollegium und in der Lokalschulkommission; auch die Regierung von Oberbayern wurde damit befasst.

Letztlich nahm man den Gedanken des Vereins auf, um in einer Versuchsschule die Kerschensteinersche Arbeitsschule zu erproben. In seinem Bericht über die auf dieser Basis errichtete „Münchner Versuchsschule" schreibt 1930 der Leiter der Schule, Oberlehrer Hans Brückl, dessen neuromantisch-heimatkundliche, auf eine scheinbar kindgemäße Welt bezogene Fibel „Mein Buch" nach 1945 wiederaufgelegt wurde und die Münchner Volksschule damit noch weitere zwanzig Jahre prägte: *Den unmittelbaren Anlaß zur Gründung gab ein Gesuch des Vereins Versuchsschule München, der … mit der Bitte um Errichtung einer Versuchsschule an die städtischen Behörden herantrat. Er fand hier weitestgehendes Verständnis für seine Vorschläge und bereits im Schuljahr 1910/11 wurde die erste Versuchsklasse (im Schulhaus an der Hohenzollernstraße) errichtet*". Doch, so geht aus dem ersten Jahresbericht der Versuchsschule an der Hohenzollernstraße hervor: *„Dem Verein ,Versuchsschule', der die Bildung der Versuchsklasse … angeregt hat, wird eine unmittelbare Beeinflussung des Unterrichts nicht zugestanden. Es bleibt ihm aber unbenommen, Anregungen für die Ausgestaltung des Unterrichts an die Schulverwaltung zu geben."* Dem Verein war also seine Idee aus der Hand genommen und völlig verändert umgesetzt worden. Übrig blieben die „praktische Erprobung" neuer Ideen und die „Förderung der Selbsttätigkeit" der Schüler. Die Versuchsklasse war an eine normale Volksschule angegliedert, ihr Lehrziel und die Klassenstärke entsprachen denen aller anderen Volksschulen mit Religion, Deutsch, Anschauungsunterricht mit Zeichnen, Rechnen, Turnen, Singen. Die Mädchenhandarbeit war in den Anschauungsunterricht integriert und auf die manuellen Fertigkeiten aller Kinder wurde großer Wert gelegt.

Doch der Verein ließ sich nicht entmutigen und gründete 1909 den „Versuchskindergarten" in der Clemensstraße 105, gegenüber dem Luitpoldpark: Einen Kindergarten durf-

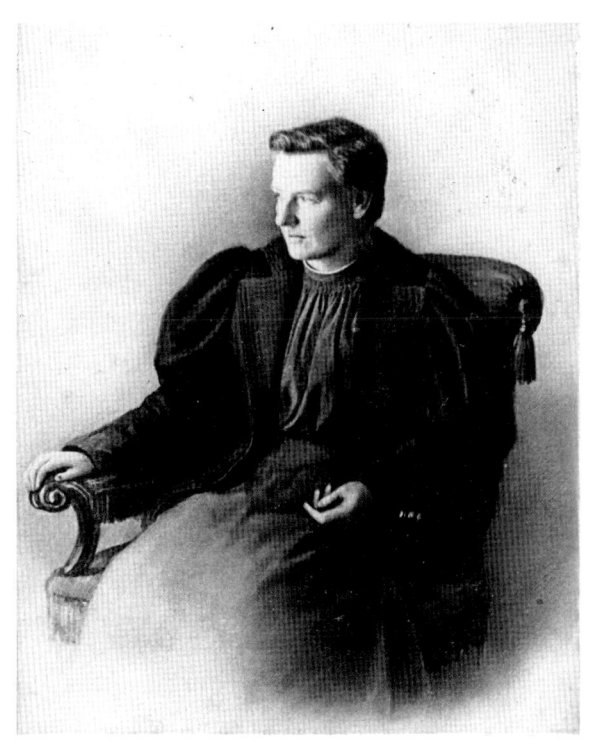

„*Ich sage Bildung kurzweg und nicht etwa Frauen- oder Mädchenbildung, denn es hat mir immer geschienen – und je länger ich lebe, desto mehr schien es mir –, daß die Bildung eins und unteilbar und von dem Geschlecht ihres Trägers ganz und gar unabhängig sei. Es gibt eine allgemeine und eine Fachbildung, aber eine männliche und eine weibliche Bildung gibt es nicht. Was für den Mann gut ist zu wissen und zu können, ist auch für die Frau gut, und wenn wir gewöhnt sind, Mann und Frau ein getrenntes Gebiet von Wissen und Können zuzusprechen, so liegt das nicht an der Eigenart der Bildung, die jedem von Natur zukommt, sondern an der Verbildung, welche jeder im Laufe der Jahrtausende von der Unnatur hat erdulden müssen.*"*

Hope Bridges Adams Lehmann

te man errichten, ohne mit der Schulaufsicht in Konflikt zu geraten. *„Der Versuchskindergar-*
ten nimmt unentgeldlich Kinder im Alter von 3-6 Jahren, ohne Rücksicht auf Konfession und
Geschlecht auf. Er trachtet darnach, den Kindern in Spiel und Unterricht mehr geistige Anregung zu
geben als der gewöhnliche Kindergarten es tut. Um dieses Ziel zu erreichen, beginnt er schon bei drei-
jährigen Kindern mit Anschauungsunterricht, Lesen und Schreiben in spielender, leicht faßlicher Weise
und führt sie ebenso in die Kenntnisse der englischen Sprache ein. Der Versuchskindergarten wendet
weder beim Spielen noch im Unterricht eine bestimmte, einheitliche Methode an. Er sucht sich aus dem
Fröbel-System, der Methode von Montessori und aus dem Prinzip der Arbeitsschule von Dr. Georg
Kerschensteiner jene Einrichtungen heraus, die für seine Zwecke am geeignetsten erscheinen. Er ist von
9-12 Uhr und von 3-6 Uhr geöffnet.“

Der Kindergarten, der immerhin über 150 Plätze verfügte, stand über sieben Jahre unter
der Leitung der „geprüften Lehrerin" Margarethe Kampffmeyer, einer Sozialdemokratin.
Sie wurde unterstützt von zwei Kindergärtnerinnen, einer Praktikantin und drei englischen
Lehrkräften. Eine davon, Miriam Alison, hatte Hope extra für diese Aufgabe aus England
geholt; sie heiratete 1914 Hopes Adams Lehmanns Sohn Heinz Walther.

Englische Lehrkräfte? Englische Sprache im Kindergarten? In Punkt 4 des ursprünglich gestellten Antrages auf Einrichtung einer Versuchsschule hieß es, eines der Hauptziele
sei: *„Die Erlernung von modernen Sprachen neben der Muttersprache zur Entlastung der späteren*
Schulzeit.- Die Bedeutung von fremden Sprachen nimmt mit dem wachsenden Weltverkehr von Jahr
zu Jahr zu. Sie sind Werkzeuge, welche der Gebildete nicht entbehren kann, und der weniger Gebil-
dete oft schwer entbehrt ... Vielfache praktische Versuche, sowie die Erfahrungen in allen Sprachgrenz-
gebieten beweisen, daß Kinder zwei und drei und selbst vier Sprachen nebeneinander spielend lernen
ohne Beeinträchtigung der Muttersprache, sobald sie die Gelegenheit haben, die Sprachen zu hören
und zu sprechen. Diese Gelegenheit soll ihnen in der Versuchsschule durch englische und französische
Lehrkräfte geboten werden. Diese Lehrkräfte geben keinen eigentlichen Sprachunterricht, sondern
beteiligen sich am allgemeinen Unterricht in ihren eigenen Sprachen, d.h. die Kinder erhalten den
nämlichen Unterricht an verschiedenen Tagen in verschiedenen Sprachen. Auf diese Weise erwerben
sie einen Wortschatz, welcher mit ihrem Bildungsumfang wächst, und die Erlernung der fremden
Sprachen geht nach demselben Prinzip wie die Erlernung der eigenen Muttersprache vor sich ...
Durch Kurse, Spielvereinigungen und eine fremdsprachige Bibliothek soll den Kindern auch später
Gelegenheit gegeben werden, die erst durchs Gehör erlernten Sprachen lesen, schreiben und weiter
sprechen zu können.“ Solche Vorstellungen zum Erwerb von Fremdsprachen gab es bei
Kerschensteiner an keiner Stelle; in seiner „Versuchsschule" wurde sogar der Deutschun-
terricht um die Hälfte gekürzt.

Ganz vergleichbare Vorstellungen werden fast hundert Jahre später - wieder als Mo-
dellversuche - erprobt, z.B. an den „Staatlichen Europaschulen"; 1990 hatte sich die
deutsche Kultusministerkonferenz mit Blick auf die EU auf „Hinführung zur Mehrspra-
chigkeit" verpflichtet. Auch in diesen Europaschulen lernen die Kinder die Fremdsprache
vorwiegend mündlich und spielerisch, verzahnt mit den Inhalten des übrigen Unterrichts, von muttersprachigen Lehrern. Je früher ein Kind mit anderen Sprachen in Berüh-
rung komme, so ein Wissenschaftler, desto leichter falle sie ihm, und der Spracherwerb

laufe dann ähnlich wie in der Muttersprache. Dies entspricht also den Konzepten von Hope Adams Lehmann.

Zurück zur vorletzten Jahrhundertwende. Ihre Ideen zum Thema Schule hatte Hope Adams Lehmann bereits 1907 in der „Neuen Zeit" entwickelt. In diesem Artikel weist sie darauf hin, sie habe vor Jahren bereits die einschlägigen Fragen studiert, einen Studiengang für eine kleine Gruppe von Kindern ausgearbeitet und ihn fünf Jahre lang praktisch ausgeführt; dabei sei sie durch Rat und Kritik von Lehrern unterstützt worden. Dieses Experiment fand in Nordrach statt und die Gruppe umfasste ihre eigenen Kinder, Maxim und Kostja Zetkin, vielleicht noch weitere. Als ausgebildeter Lehrer wirkte wohl Hopes Bruder Walter Bridges Adams an diesem Unterricht mit. Maxim Zetkin berichtete darüber: „*Wir sammelten und bestimmten Blumen, trockneten sie, stellten sie zu Kräuterbüchern zusammen. Wir fingen und schossen sogar kleine Tiere wie Mäuse, Ratten, kleinere Vögel und lernten sie ausstopfen. Wir machten unter sachverständiger Führung Ausflüge, wobei wir lehrreiche Gesteinsaufschlüsse kennen lernten, mit dem Leben von Pflanzen und Tieren in der Freizeit bekannt gemacht wurden, die Forellen beobachten konnten, desgleichen Füchse und ihre Jungen und Dachse am Bau, Habichte und andere Vögel im Nest*". Die Jungen wurden „*zu Körperübungen angehalten, zum Wettlaufen, zu Hoch- und Weitsprung und im Winter zum Schneeballwerfen und Schlittenfahren, was für uns Pariser ganz neu war*". Hope entwickelt in ihrem Artikel in der „Neuen Zeit" ein umfängliches Curriculum, und zwar nicht nur für die Grundschule, sondern auch für das Gymnasium. Ein zentraler Punkt ihrer Vorstellungen war hier wie in vielen anderen Zusammenhängen: gleiche Bildung für Knaben und Mädchen. Damit unterschied sie sich deutlich von Kerchensteiners Konzepten. Adams Lehmann forderte die gemischte Schule mit gleichem Lehrplan für beide Geschlechter.

In Hopes Konzepten beginnt die Ausbildung früh: Ab dem dritten Lebensjahr sollen Kinder den Kindergarten besuchen, um den Umgang mit anderen zu üben; bereits dort lernen sie durch muttersprachliche Betreuer spielerisch Englisch und Französisch. In der Schule, in der Mädchen und Knaben gemeinsam und halbtags – nicht ganztägig, wie damals noch üblich – unterrichtet werden, liegt das Schwergewicht neben einer deutlich erweiterten und verbesserten Körperbildung vor allem auf der Kultur der Vergangenheit, mit alten Sprachen – um die griechischen und römischen Autoren selbst lesen zu können –, mit Einblick in die orientalischen Sprachen, in Entstehung und Bau von Altdeutsch, Altfranzösisch, Altenglisch, mit Kultur-, Kunst- und Kirchengeschichte, Mythologie und Literatur. Ein zweiter Schwerpunkt ist die Kultur der Gegenwart mit den modernen Sprachen. Deutsch, Englisch und Französisch gelten als Muttersprachen. Darüber hinaus fordert Adams Lehmann eine genügende Kenntnis von Russisch, Spanisch, Italienisch, Dänisch, „*um einen Brief oder eine Zeitung zu entziffern, ein Buch mit dem Wörterbuch zu lesen, einen Ausländer zu verstehen und ohne Dolmetscher reisen zu können*".

Hinzu kamen in ihrem Konzept die „*Naturwissenschaften, insbesondere die angewandten, inklusive Mathematik, Lehre von Körperbau und Gesundheitspflege*"; diese sollte man auch praktisch betreiben, „*im Laboratorium und Feld*". Noch immer werde viel zu sehr „*das lebendige*

Bild durch das tote Wort verdrängt", sei doch der Lehrplan nach staubigen Methoden einge-richtet. Das müsse sich auch für weitere Unterrichtsgegenstände ändern. Dazu gehörten die Vermittlung der Grundzüge der Technik in Industrie, Ackerbau und Verkehrswesen, der Grundzüge des Staats- und Gemeindewesens, der Gesetzgebung, des Völkerrechts, der sozi-alen Institutionen; außerdem von Grammatik, Stil, moderner Literatur, Geschichte, Geogra-fie; Zeichnen, Modellieren, Musik; Handfertigkeiten.

Es ging Hope Adams Lehmann aber nicht nur um die Inhalte, sondern auch um die Methoden. Als erste Forderung hieß es in ihrem Antrag auf eine Versuchsschule: Das Kind solle durch „Selbstbetätigung", und damit „organisch", nicht aber durch mechanisches Aus-wendiglernen Kenntnisse und Fähigkeiten erwerben; auf der Vor- und Grundschulebene seien dies Gärtnerei, Tierpflege, Laboratoriumsarbeiten, Zeichnen, Modellieren, Singen, Turnen, Schwimmen. In diesen praktischen Bereichen sind die Ähnlichkeiten zu Kerschen-steiners Konzepten nicht zu übersehen. Doch im Gegensatz zu Kerschensteiner stand nicht die „Arbeit" im Mittelpunkt, sondern die „Übung", nicht das Schaffen an der Werkbank, sondern das Aufnehmen des Stoffes beim Spazierengehen und in der freien Natur, um die Freude am Gegenstand zu wecken. Und Hope Adams Lehmann befürwortete auch Wissen ohne konkrete Anwendung: *„Es besteht eine rationalistische Richtung, die in der Bildung nur das direkt in Geld und Aktualität Umsetzbare gelten läßt. Auf diesem Standpunkte stehe ich nicht ... Es gilt, einen Wissensdurst zu stillen, der keinen unmittelbaren Bezug zur Gegenwart hat, sich eines Genusses zu befähigen, der seine Berechtigung in sich selbst trägt."* Um das zu befördern, kam bei ihr noch etwas hinzu, das sich nicht bei Kerschensteiner findet: Es müsse, so der „Verein Versuchsschule", um die „Pflege des Denkens" gehen. Schüler sollten nicht nur mit genü-gendem Denkstoff versehen, sondern auch an richtige Denkmethoden gewöhnt werden. Denn: *„Die Schule der Zukunft soll uns nicht nur bessere Methoden, sondern auch, als Resultat dieser Methoden, ein weit tieferes und umfangreicheres Wissen bringen, als sich die heutige Schulweis-heit träumen läßt."* Hier bezog sich Adams Lehmann auch auf ihre eigene Schulerfahrung in England; die dortige Schule entlasse im Gegensatz zu Deutschland Kinder, die Freude am Lernen hätten.

Neben Inhalten und Methoden wird ein weiter gehendes zentrales Lernziel genannt: *„Die Erziehung zum gemeinsamen Leben.- Die Versuchsschule legt besonderes Gewicht auf die so-ziale Schulung der Zöglinge. Sie sollen ihre Stellung als Einzelne unter vielen und ihre Pflichten gegen die Gesamtheit erkennen lernen. Man will sie zur gegenseitigen Rücksichtnahme und Hilfsbe-reitschaft und zur Achtung vor den Rechten Anderer erziehen."* Hierzu finden sich zwar Anklän-ge in Kerschensteiners Ideen; bei ihm hieß es jedoch: Erziehung nicht durch Bildung zur Gemeinschaft sondern in Gemeinschaft, sowie zu „vaterländischer Gesinnung" und Pa-triotismus durch Arbeit im Dienste der Gemeinschaft. Das war in Hopes Konzept nicht zu lesen. Sie verlangte vielmehr das, was sie auch von Mann und Frau forderte: Respekt, Rücksichtnahme, Solidarität.

Der Schulentwurf von Hope Adams Lehmann nimmt sich in vieler Hinsicht ungemein modern aus; die größte Tragweite hat sicherlich ihr zutiefst europäisches Fremdsprachen-konzept, das seit hundert Jahren Modell geblieben ist und selbst in seinen didaktischen

Grundüberlegungen „modern" wirkt. Auch ihre anderen Konzepte lassen sich als Erziehung zu Selbständigkeit, vernetztem Denken und sozialer Kompetenz interpretieren.

Mit den Forderungen der bayerischen Sozialdemokraten zur Bildungspolitik hatten die hier skizzierten Ansätze von Adams Lehmann nur insofern etwas gemein, als auch sie von dem Konzept einer einheitlichen Bildung für alle ausging und von einer ausgeprägten „sozialistischen Bildung" und Theorieschulung nichts hielt. Für die Bedürfnisse der erwachsenen Arbeiter gab sie, im Rahmen der Bildungsbestrebungen der Münchner Sozialdemokraten und ihres „Sozialdemokratischen Bildungsvereins", eigene Kurse. In ihrer hier geschilderten Initiative ging es um ein Schulkonzept – und das ist das Besondere –, das eine Integration der Arbeiterklasse in den Staat und aller Kinder in Europa bereits vorwegnahm und auf dieser Basis ein Bildungskonzept für alle zu entwickeln versuchte.

Viel intensiver als auf die Beseitigung der Klassenunterschiede geht sie dabei auf den Abbau der „Klassen zwischen den Geschlechtern" in der Schule ein. „Bildung ist unteilbar" – das galt für sie in allen Bereichen. In ihrer Schule wurden jedoch bestimmt keine zukünftigen Klassenkämpfer, ja nicht einmal zukünftige Parteirhetoriker ausgebildet, wie dies ihr Freund Adolf Müller forderte. Ihr Blick ging weit über den lokalen oder nationalen Tellerrand hinaus, sie nahm im Schulbereich die zukünftige Entwicklung zu einem in Frieden verbundenen und durch engen Austausch gekennzeichneten Europa voraus, wie sie es auch einige Jahre später in ihren Friedensinitiativen während des Ersten Weltkrieges erneut beschwören sollte.

Beide Reformprojekte waren von ungewöhnlicher Originalität. Vielleicht war es Hope Adams Herkunft und Erziehung als Tochter eines englischen Nonkonformisten, der mit seinen Freunden und Feinden in der Times ebenso wie in der späteren „Ethical Society" viele Jahre lang Diskussionen über Zukunft geführt hatte, zu dessen Kreis die originellsten Köpfe seiner Zeit gehörten – zu nennen ist hier nur William Morris –, und der selbst als Eisenbahningenieur und Erfinder trotz allem immer der technischen Innovation verpflichtet war. Sicherlich schärfte auch die Lebenssituation als Migrantin mit perfekter Zweisprachigkeit ihren Blick auf beide Heimatländer. Und sie leitete aus ihrer Überzeugung von der zukünftigen idealen sozialistischen Gesellschaft im Gegensatz zu vielen anderen das Recht ab, über die Organisation einer solchen Gesellschaft in Einzelbereichen nachzudenken. So entstanden Konzepte, die in mancher Hinsicht bis heute noch erstrebenswert und bis heute noch nicht verwirklicht sind.

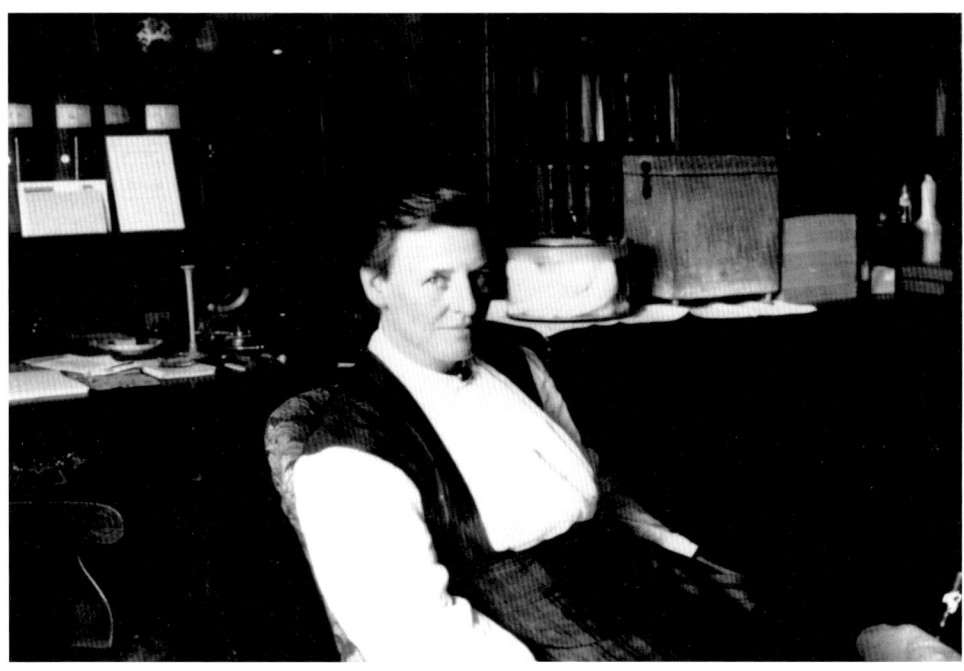

△ „*H. Sprechzimmer. 1910*". Hope Adams Lehmann in ihrer Praxis, Gabelsbergerstraße 20a.

Hope im Kreuzfeuer

Die Untersuchung wegen „Verbrechen wider das Leben"

Im Frühjahr 1914 wurde Hope Adams Lehmann von einigen Hebammen denunziert, „fortgesetzte Verbrechen wider das Leben" begangen zu haben; man warf ihr vor, im Krankenhaus des Roten Kreuzes, in dem sie täglich operierte, bei vielen Frauen Schwangerschaften unterbrochen zu haben, obwohl keine ausreichende medizinische, sondern nur soziale Indikation vorgelegen habe. Ohne Rücksicht auf das Arztgeheimnis beschlagnahmte die Staatsanwaltschaft ihre ärztlichen Unterlagen und verhörte über 70 Patientinnen und viele Kollegen.

Die Untersuchung gedieh bis zur Anklageerhebung; das Verfahren wurde aber letztlich eingestellt, da man Hope Adams Lehmann in nicht einem der betrachteten Fälle nachweisen konnte, die gesetzlichen Vorschriften verletzt zu haben. Dennoch war sichtbar geworden, dass sie sich im Gegensatz zu vielen anderen Ärzten ihren Patientinnen zuliebe einem Problem gestellt hatte, das noch das ganze 20. Jahrhundert über mit unterschiedlicher Heftigkeit diskutiert wurde.

Mit großem Mut bekannte sich die Ärztin auch bei den polizeilichen Vernehmungen zu ihrer Position: der Abbruch solle in der ersten Hälfte der Schwangerschaft freigegeben werden. Da sich die Haltung der Mediziner zur „medizinischen Indikation" noch im Diskussionsprozess befand, versuchte sie überdies, in der „Gynäkologischen Gesellschaft" ein Verfahren gegen sich selbst in Gang zu setzen, um diese Fragen grundsätzlich zu klären. Damit wollte sie das Problem, das sie als ein gesellschaftliches begriff, von der Ebene der individuellen Schuldzuweisung an den einzelnen Arzt auf eine wissenschaftliche und gesellschaftliche Ebene heben.

Wie konnte es überhaupt zu diesem Verfahren kommen? Und warum ging es gegen Hope Adams Lehmann und nicht gegen andere Ärzte, die oft zusammen mit Hebammen Abtreibungen vornahmen? Viele der Argumente gegen Adams Lehmann erwiesen sich letztlich als Tratsch und Klatsch, als Kollegenneid und vorgeschobene moralische Entrüstung. Doch durch die Untersuchung wurde ihr Ruf beschädigt, und dies nicht nur bei den Zeitgenossen: Auch in wissenschaftliche Untersuchungen ging diese auf vielen Gebieten visionäre Frau vielfach als Abtreibungsärztin ein. Aufgrund der Aussagen der befragten Patientinnen gerät sie bei den Wissenschaftlern außerdem in den Verdacht, „Eugenikerin" oder „Malthusianerin" zu sein: Sie war für Geburtenkontrolle, das verband sie mit den Anhängerinnen von Malthus. Sie sah die Einschränkung der Geburtenzahl jedoch nicht als „sittliche Verpflichtung" der Armen oder Kranken an. Sie war aber der Überzeugung, dass manche Kinder lieber nicht geboren würden – dies vor allem mit Blick auf den Gesundheitszustand der jeweiligen Mutter und die Schwierigkeit, das Kind nach der Geburt am Leben zu halten.

Hopes Mann Carl, der vielleicht im Vorfeld die Wucht des Angriffs auf Hope hätte abfangen können, befand sich in den entscheidenden Monaten März bis Mai 1914 als Schiffsarzt auf einer Reise nach Brasilien. In den Monaten März bis August 1914 lief neben dem juristischen Verfahren gegen Hope Adams Lehmann vieles gleichzeitig ab: zentrale Landtags- und Reichtagsdebatten zu den hier verhandelten Themen mit pointierten Stellungnahmen, das Erstarken der „Rassenhygiene" in München unter Professor Max von Gruber, die wachsende Kriegshysterie mit dem Ruf nach mehr Geburten, die konservative Ablehnung der neuen Lebensmodelle von Frauen, das Attentat von Sarajewo und der Kriegsausbruch, vielleicht auch ein Feind-Freund-Denken gegen die gebürtige Engländerin Hope Bridges Adams Lehmann. Es ging also um sehr viel mehr als um ein Verfahren gegen eine einzelne Ärztin. Und es waren viele einzelne Personen und Gruppen beteiligt, die vor Adams Lehmann und ihren Projekten Angst bekommen hatten.

Hebammen, Ärzte, Politiker

Eine dieser Gruppen waren die Hebammen. Seit Hope Adams kritischem Artikel über das Hebammenwesen im Jahre 1884 und ihren nicht minder kritischen Bemerkungen in ihrem „Frauenbuch" standen die Hebammen in einem Spannungsverhältnis zu der Ärztin. Sie führte viele Erkrankungen im Wochenbett auf die mangelnde Ausbildung, mangelnde Sorgfalt und arbeitsmäßige Überlastung der Hebammen zurück, die mit Rücksicht auf ihr Einkommen oft zu spät den Arzt riefen, zu wenig die Hygieneregeln beachteten und sich auch noch eine Behandlung von Frauenkrankheiten zutrauten. Die Geburt gehöre in ein Krankenhaus und in die Hände eines Arztes, das war die Überzeugung von Hope Adams Lehmann: *„Die große Mehrheit der Hebammen ist trotz der vorschriftsmäßigen Ausbildung und trotz des ehrlichen Bestrebens, ihre Pflichten pünktlich zu erfüllen, in keiner Weise befähigt, den Forderungen des Berufes zu genügen. Eine nicht geringe Zahl richtet unmittelbaren Schaden an. Wie wäre das anders* *möglich? Man kann nicht irgendeinen beliebigen Menschen in sechs Monaten zum Geburtshelfer machen.*" Noch viel weniger seien Hebammen befähigt, Frauenkrankheiten zu heilen.

Als die Pläne für das geplante „Frauenheim" immer sichtbarer Form annahmen, wuchs auch die Sorge der Hebammen um Lohn und Arbeit. In der „Bayerischen Hebammen Zeitung" wurde das entsprechende Kapitel aus Adams Lehmanns Frauenbuch nochmals abgedruckt, ohne anzugeben, dass es vor zwanzig Jahren geschrieben war. Dies heizte die Stimmung weiter an. Am 4. März fand im Bayerischen Landtag eine Debatte über das Hebammenwesen statt, in deren Verlauf sich der SPD-Landtagsabgeordnete Max Süßheim in ganz ähnlicher Weise über die Hebammen äußerte, wie dies Hope Adams Lehmann getan hatte: Sie seien mitverantwortlich für die Mütter- und Säuglingssterblichkeit in Deutschland; ärmere Frauen gingen aus Kostengründen eher zur Hebamme als zum Arzt. Die Hebammen, mangelhaft ausgebildet und ungenügend entlohnt, seien jedoch den Anforderungen ihres Dienstes oft nicht gewachsen. Die Geburtshilfe müsse, so Süßheim, für ärmere Frauen unentgeltlich sein. Der oft beklagte Geburtenrückgang sei neben den Fehlern der Hebammen auf Armut, mangelhafte Ernährung und ungenügende Wohnverhältnisse zurückzuführen, also auf soziale Probleme.

Die Belege dafür waren leicht zu erbringen: Allein 10.000 Frauen starben in Deutschland jährlich an Kindbettfieber, 50.000 erkrankten daran. Die Babynahrung war oft bakteriell verunreinigt; Frauen, die zehn Stunden außer Haus arbeiten mussten, konnten aber ihre Kinder nicht stillen, selbst wenn sie körperlich überhaupt dazu in der Lage gewesen wären. Im Sommer 1911 starb in den Städten fast die Hälfte aller Säuglinge durch falsche Ernährung oder Hitzestau in den engen Wohnungen. Überdies war sogar frische Kuhmilch oft zu teuer. Viele Kinder hungerten schon im Mutterleib und bei etwa einem Drittel der in den ersten drei Monaten gestorbenen Säuglinge war die Todesursache eine angeborene Lebensschwäche.

Hinzu kam ein weiteres: Bei 56 Prozent der Todesfälle von Arbeiterinnen in München war Tuberkulose die Ursache, hingegen nur bei 44 Prozent der Arbeiter: Für Frauen war die Gefahr viel größer, dass die Tuberkulose bei Schwangerschaft und Entbindung zum Tode führte. Ihre Kinder erkrankten dann häufig auch an TBC.

Der Zentrumsabgeordnete Götz beklagte in der genannten Landtagsdebatte demgegenüber die „Unsittlichkeit" in den Großstädten und warf den Sozialdemokraten vor, die Geburtenbeschränkung zu fördern. Auch einen Tag später stand das Thema im Landtag wieder auf dem Programm: Dem Staate gehöre die Zukunft, so der SPD-Abgeordnete Ernst Schneppenhorst, der möglichst viel für Mutterschutz und Kinderschutz aufwende, nicht dem, der Frauen zur „Vielgebärerei" zwinge. Doch die Abgeordneten der Zentrumspartei forderten, es müsse das „positive Christentum" wieder stärker Fuß fassen. Außerdem sollten die „unchristlichen Mütter", die nicht mehr gebären wollten, ihr Verhalten revidieren. Wenige Tage später wurden im Landtag Verhütungsmittel von den Zentrumspolitikern scharf verurteilt.

Dies zeigte eine gemeinsame Linie, die weit über eine Verteidigung der Hebammen hinausreichte. Es ging gegen all das, was sich in den vergangenen zwanzig Jahren entwickelt hatte: Sozialdemokratie, zaghafte Demokratisierung, religiöse Indifferenz, Frauenemanzipation, Geburtenkontrolle. In ganz Deutschland wurden in dieser Zeit, vor allem mit Blick auf die scharfe nationale Konkurrenz und einen möglicherweise kommenden Krieg, Fragen des Geburtenrückgangs diskutiert: „Deutschland braucht Soldaten", war die Parole. Auch in Bayern hatte sich politisch der Wind gedreht. Seit 1912 das Zentrum über die Mehrheit im Landtag verfügte, kühlte sich das Reformklima deutlich ab. Der Katholizismus gewann wieder an Einfluss und mahnte vernachlässigte Traditionen an. Bereits Erreichtes wurde in Frage gestellt.

Einer der wichtigsten wissenschaftlichen Vertreter dieser Position in München war der Sozialhygieniker Professor Max von Gruber. Er behandelte ebenfalls im März 1914 die Fragen des Geburtenrückgangs in einem Vortrag, der von der „Münchner Medizinischen Wochenschrift" mit großer Zustimmung abgedruckt wurde. Auch der „Bayerische Kurier", Sprachrohr des Zentrums, lobte Grubers Haltung Anfang März in dem Bericht über eine katholische Volksversammlung. Stagnation im Bevölkerungswachstum sei für ihn, so Gruber, gleichbedeutend mit dem Niedergang eines Volkes, die Vorbedingung für alle großen Taten hingegen die „ausgiebige Vermehrung"; Sozialdemokraten, Feministen und Neo-Malthusianer hätten eine „lebensfeindliche" Auffassung, das *Ideal der sogenannten Frauenemanzipation"* vertrage sich nicht mit *„wirklicher Mutterschaft"*. Empfängnisverhütung, Schwangerschaftsabbruch und „geschlechtliche Zügellosigkeit" lehnte er ab.

Gruber lag mit seinen Auffassungen ganz im Trend einer neuen Forschungsrichtung, die sich in den Jahren des Ersten Weltkrieges und in der Weimarer Zeit weiterentwickelte, bis sie dann im Nationalsozialismus höchsten Einfluss erlangte: der „Rassenhygiene". Die am 14. Juli 1914 in München ins Leben gerufene Regionalorganisation der seit 1905 in Berlin bestehenden „Deutschen Gesellschaft für Rassenhygiene" hob bereits in ihren Gründungsleitsätzen die Notwendigkeit hervor, den Geburtenrückgang zu stoppen. Viele Ärzte teilten diese Anschauungen. Im Dezember 1915 bildete der Münchner Ärzteverein einen Ausschuss zur „Erhaltung und Mehrung der Volkskraft", dem Gruber vorstand. Den Unterausschuss „Bekämpfung der Fehlgeburten" leitete der Gynäkologe Professor Hans Döderlein, als Nachfolger Franz von Winckels Vorsitzender des einflussreichen Münchner Obermedizinalkollegiums und Hauptgutachter in der Untersuchung gegen Hope Adams Lehmann wegen „Verbrechen wider das Leben".

Sie war in vieler Hinsicht eine Repräsentantin dessen, was abgelehnt wurde: eine emanzipierte, akademisch ausgebildete Frau, eine Sozialdemokratin, geschieden, eine freimütige Verteidigerin von Geburtenkontrolle und Schwangerschaftsabbruch. Insofern wehte ihr nun politisch heftig der Wind ins Gesicht. Durch ihre Erfolge und die Öffentlichkeit ihres Auftretens als Ärztin und Reformerin hatte sie überdies auf vielen Ebenen, auch bei ihren ärztlichen Kollegen, Neid und Ablehnung ausgelöst. Sie, die eher schüchtern auftrat und sich nicht in den Vordergrund spielte, war längst durch ihre Aktivitäten eine Person des öffentlichen Lebens geworden und stand viel mehr unter Beobachtung als noch einige Jahre vorher.

Ein weiteres kam hinzu. Die Auseinandersetzung um Hope Adams Lehmann macht einen Grenzstein des Aufstieges der Ärzte zu professionellen Experten für Leben und Tod deutlich. Bis heute geht es bei Diskussionen über Schwangerschaftsabbruch um die Frage, wer letztlich die Entscheidung über einen Abbruch treffen darf und kann: die betroffene Frau, der Arzt oder gar die Kirche. Über den Gesetzgebungsprozess und die Rechtsprechung sind auch die Politiker und die Juristen beteiligt. Letztere haben dann in einem Verfahren die Möglichkeit, die Gesetze weit oder eng auszulegen. Auf allen diesen Ebenen spielt die persönliche, oft hoch emotionalisierte Grundüberzeugung zum Thema Schwangerschaftsabbruch bei der Einschätzung und Beurteilung des Einzelfalles eine wichtige Rolle. Darüber hinaus versucht jede Gruppe, die Entscheidungsmacht an sich zu ziehen. So ist am Fall Adams Lehmann zu sehen, dass die Auseinandersetzung darüber, wie weit die Entscheidungsmacht der Ärzte in diesem zentralen Bereich anerkannt werden sollte, von großer Bedeutung war.

Der Aufstand der Hebammen

Am 5. März 1914 fand als Reaktion auf die vorangegangene Landtagssitzung eine öffentliche Versammlung zum Hebammenwesen statt; die Gegnerschaft der Hebammen zu Adams Lehmann wurde dort deutlich zum Ausdruck gebracht. Am gleichen Tage trafen sich drei Hebammen zum privaten Kaffeekränzchen und unterhielten sich über die Geschäftsschädigung durch Empfängnisverhütung, Geburtenrückgang und die Konkurrenz der Ärzte, besonders aber durch Adams Lehmann. Sie tauschten Klatsch aus über eine Fürsorgeschwester, die angeblich Frauen zur Abtreibung zu Hope Adams Lehmann schickte, und über die Ungerechtigkeit, dass Ärzte Schwangerschaftsabbrüche ungestraft vornehmen durften, nicht aber Hebammen, die stets Gefahr liefen, in solchen Fällen die Konzession entzogen zu bekommen. Dies war der gastgebenden Hebamme Barbara Rauhenzahner gerade passiert.

Als sie sich einen Tag später deshalb auf dem Polizeirevier einfinden musste, rechtfertigte sie ihr Tun mit Hinweis auf die Ärzte, die dies auch machten, vor allem Hope Adams Lehmann. *„Ich habe seinerzeit die fraglichen Ausschabungen in meiner Wohnung nur deshalb vornehmen lassen, weil diese Operationen durch Ärzte erfolgten und solche Eingriffe auch bei anderen Hebammen, ja sogar im ,Roten Kreuz' wiederholt vorkamen und noch vorkommen. Die Herren Dr. Dr. Fränkel, Heinrich, Schoch, Hengge, vor allem die Frau Dr. Adams-Lehmann ,operieren' dort, führen Fehl-Frühgeburten und Sterilisationen (Unterbindungen des Eierstocks) aus .Frau Dr. Adams Lehmann soll sich immer äußern: ,Ach das Frauchen muß ich dem Manne erhalten; der Mann braucht ein gesundes Frauchen; zu was die vielen Kinder'. Ein Arzt, dessen Namen ich vorläufig nicht nenne, hat mir gesagt, daß die Frau Dr. Adams Lehmann im Roten Kreuz ihre Gutachten verschlossen niedergelegt; weiter sagte er: ,da kann sie genau das hineinschreiben, wie wenn man jemand auf die Kirchweih' lädt'. Eine Fürsorgeschwester im Roten Kreuz sagt den Frauen, die Frauen sollen nicht so dumm sein und Mutter werden, sie sollen zur Frau Dr. Adams Lehmann gehen, die hilft ihnen. Frau Dr. Adams Lehmann hat in ihrer Wohnung Gabelsbergerstraße bis Nachts 11 und 12 Uhr Sprechstunden; es soll dort furchtbar zugehen; sie soll auch gesagt haben, bzw. in einem ihrer Werke den Satz niedergelegt haben, daß die Hebammen noch ganz verschwinden werden, wie seinerzeit die Barbiere und Chirurgen."*

„*Wo hätte ich also Vorsicht üben sollen? Etwa durch Verschleiern und Abweisung von indicierten Fällen? Warum hätte ich mir den Anschein von Schuldbe-wußtsein geben sollen, wenn ich kein Schuldbewußtsein habe? Das verbietet die Selbstachtung und das Reinlichkeitsgefühl. Und die Abweisung von indicierten Fällen wäre eine Verletzung der ärztlichen Pflicht. Der Arzt darf einem Patienten, der sich ihm anvertraut, die Hilfe nicht versagen, weil ihm persönliche Unannehmlichkeiten daraus erwachsen könnten, so wenig als er den Besuch bei einem Infektionskranken unterlassen darf, weil er selbst daran sterben könnte.*"

Hope Bridges Adams Lehmann

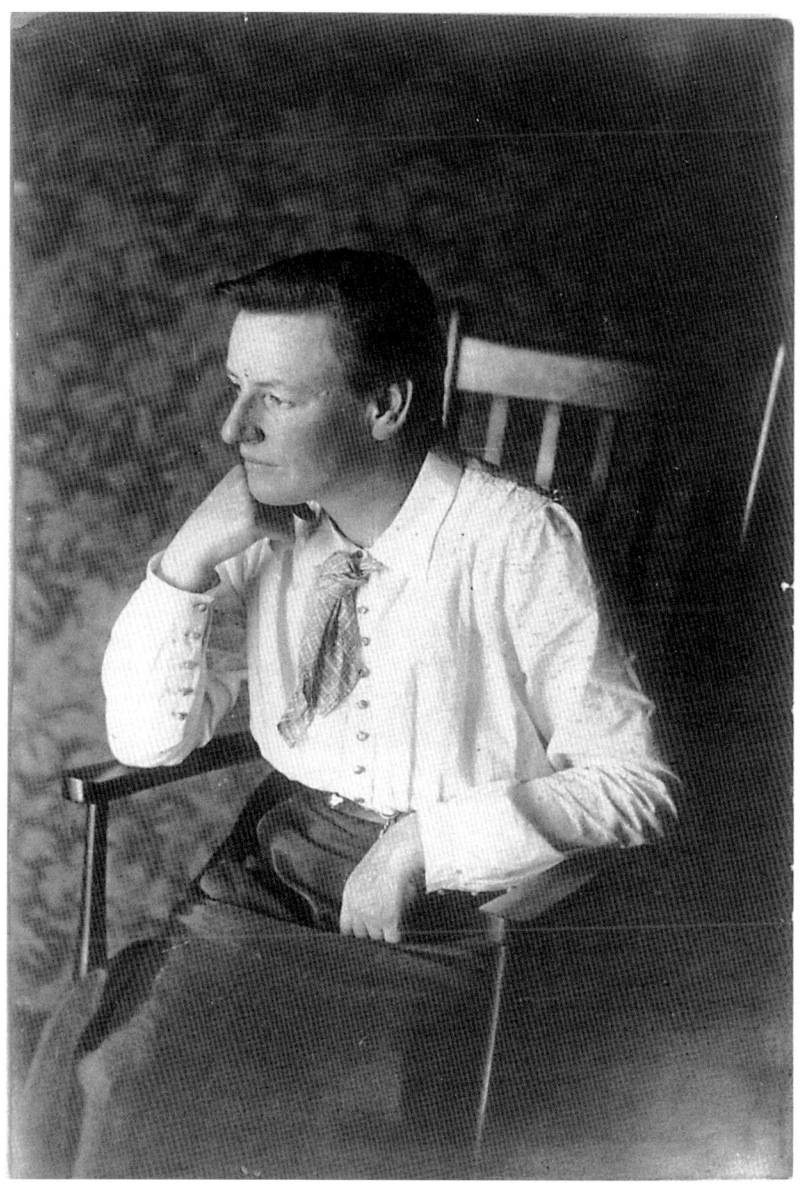

△ Hope Bridges Adams Lehmann, undatiert.

Die Polizei ging dieser Mischung aus Tratsch, Verleumdung und Halbwahrheiten mit Sorgfalt nach. Zunächst wurden über zwanzig weitere Hebammen teils mehrfach verhört, auch die beiden, die bei dem ursprünglichen Kaffeekränzchen dabei gewesen waren. Sie hatten sich offenbar abgesprochen, denn auch sie behaupteten, dass vor allem *„die Frau Dr. Adams Lehmann jeder schwangeren Frau, die zu ihr komme, das Kind abtreibe"*. Dies war in höchstem Grade scheinheilig: Nachweislich nahm eine ganze Reihe von Ärzten Schwangerschaftsabbrüche vor, oft zusammen mit Hebammen und in deren Praxen. Üblicherweise setzten Hebammen auch empfängnisverhütende Pessare ein. Bei Hebammen oder Kurpfuschern kostete ein Schwangerschaftsabbruch rund 100 Mark, bei Ärzten das Doppelte bis Vierfache. Hope Adams Lehmann hingegen verlangte von ihren Patientinnen den Kassensatz von zehn bis 30 Mark. Eine der verhörten Hebammen gab auch zu, tatsächlich in ihrer Wohnung zusammen mit einem Arzt, *„dessen Namen sie nicht mehr wisse"*, eine Ausschabung vorgenommen zu haben. Sie fügte hinzu, *„daß im Roten Kreuz ein ganzer Saal mit Frauen fast ständig belegt sei, welche ausgeschabt wurden. Die Herren Ärzte seien eben zu viele, wie auch die Hebammen zu viele seien und da scheine es ihr, als ob die Herrn Ärzte sich Geschäfte, die einträglich sind, verschaffen müßten"*. Auch die Vorsitzende des „Bayerischen Hebammenverbandes", die Adams Lehmann Anfang März so heftig angegriffen hatte und in der Hebammenzeitung für die Kampagne gegen sie verantwortlich zeichnete, nahm Eingriffe vor. Die Hebammen taten also, um Geld zu verdienen, genau das, was sie Hope Adams Lehmann vorwarfen, jedoch meist ohne über die Indikationen für die Eingriffe auch nur nachzudenken.

Als nächstes wurden von der Polizei Ärzte vernommen, die die Hebammen als Zeugen für Adams Lehmanns Tätigkeiten benannt hatten. Einer von ihnen, der praktische Arzt Dr. Karl Bruner, äußerte bei seiner polizeilichen Vernehmung, er habe gehört, 65 Prozent der von Frau Adams Lehmann durchgeführten Operationen seien Ausschabungen gewesen: *„Nach seiner Ansicht und auch der anderer Kollegen könne unmöglich angenommen werden, daß so viele ‚Operationen' nötig waren, um das Leben der Mutter zu schützen oder zu retten. Bestimmte Fälle könne er nicht angeben; er könne nur bestätigen, daß auch er habe sagen hören, die Frauen sollten nur zur Frau Lehmann-Adams gehen, wenn sie von der Schwangerschaft befreit sein wollten. Er könne sich das Verhalten der Frau Dr. Lehmann-Adams nur so erklären, daß Frauen kein so großes Verantwortlichkeitsgefühl wie Männer haben und die Genannte deshalb auch viel eher als ein Arzt von Frauen zu diesen ‚Operationen' zu veranlassen sei."* Ähnlich klang es bei Dr. Lutz und Dr. Eberle. Dieser bestätigte, *„einer Hebamme gegenüber gesprächsweise die Äußerung gemacht zu haben, daß die Frau Dr. Adams Lehmann den Frauen die Kinder abnehme … In der Ärzteschaft sei es längst bekannt, daß eine Reihe von Ärzten – er könnte die Namen nennen, bitte jedoch hiervon Umgang nehmen zu dürfen – sich dazu hergeben, Frauen und Mädchen zur Beseitigung der Leibesfrucht behilflich zu sein. Es sei nicht denkbar, daß in allen diesen Fällen tatsächlich ein notwendiger, wissenschaftlich zu rechtfertigender Grund zu solchen schweren Eingriffen vorliege."*

Die Polizei verhörte überdies drei Patientinnen von Adams Lehmann, deren Namen die Hebammen benannt hatten. Zwei davon waren schwer lungenleidend und das war ihnen auch im Schwabinger Krankenhaus bestätigt worden. Die dritte, eine Metzgersfrau, seit längerem unterleibsleidend, hatte bei ihrer siebten Schwangerschaft starke Blutungen bekommen. Daraufhin war sie von Adams Lehmann operiert worden. Ein Ansatzpunkt für gesetzeswidriges Handeln konnte nicht gefunden werden. Auch weitere 13 Patientinnen, die von Adams Lehmann in die II. Gynäkologische Klinik in der Nußbaumstraße zur Begutachtung eingewiesen worden waren, hatte sie laut Aussage von Dr. Hans Albrecht korrekt diagnostiziert. Bei den drei dort abgelehnten Frauen war auch von Hope Adams Lehmann die Indikation als fraglich bezeichnet worden; die meisten der Patientinnen litten an Tuberkulose. Dr. Albrecht fügte hinzu: *„Die auffällige Tatsache, daß von Frau Dr. Adams Lehmann in einem so auffällig hohen Prozentsatz Schwangerschaftsunterbrechungen zur Überweisung kamen, glaubt der Unterzeichnete wie folgt erklären zu müssen: 1.) es handelt sich um eine Frauenärztin, die in dem Rufe steht, nicht nur den körperlichen Leiden der Frau, sondern auch den familiären und sozialen Leiden derselben Verständnis und Hilfe entgegenzubringen. 2.) es handelt sich um eine Frau, die aufgrund ihrer in der Operationsstatistik des Roten Kreuzes einzusehenden reichlichen operativen Tätigkeit und ihrer einwandfreien operativen Erfolge in dem Rufe steht, eine erfolgreiche Operateurin zu sein."* Auch die Fürsorgeschwester, die von den Hebammen als Empfehlungsgeberin beschuldigt worden war, sagte nur, dass sie *„Frauen, welche in Folge von mehreren Geburten schon nervös oder blutarm, vielleicht auch krank geworden sind"*, zu Ärzten verweise, so auch zu Frau Dr. Adams Lehmann, *„welche sie schon seit Jahren als eine gewissenhafte Ärztin kenne"*. Diese Empfehlungen spreche sie aus, um die Frauen vor den Eingriffen von Hebammen zu bewahren.

Obwohl also nichts Greifbares zutage kam, entzog das Pflegerinnenkomitee des Rotkreuzkrankenhauses Hope Adams Lehmann Anfang Mai 1914 mit Hinweis auf die „umlaufenden Gerüchte" ihre Belegbetten. Sie selbst vermutete dazu: *„Auch unter den Schwestern des Roten Kreuzes befinden sich m. W. welche, die mir aus konfessionellen Gründen nicht gewogen sind; doch handelt es sich hier nicht um persönliche Gegnerschaft. Der Einfluß solcher Schwestern reicht bisweilen sehr weit und soll sich in meinem Fall bis zur höchsten Stelle erstreckt haben."*

Dies zielte wohl auf die katholische Ablehnung gegenüber den Lebensentwürfen und Grundhaltungen der presbyterianischen Ärztin, der bereits der spätere Kardinal Michael Faulhaber auf einem Katholikentag öffentlich Ausdruck gegeben hatte. Mit der von Hope genannten „höchsten Stelle" war vermutlich der Leiter des Krankenhauses, Professor Amann, gemeint, der für die Entscheidung des Pflegerinnenkomitees mit ausschlaggebend war. Formal stand ihm eine Überwachung der im Hause operierenden Ärzte nicht zu. Amann gehörte wie sein Kollege Döderlein zu denjenigen, die nur Tuberkulose in einem akuten Stadium als Grund für Schwangerschaftsabbruch anerkannten; Gerichte und Standesvereine sollten seiner Ansicht nach Ärzte verfolgen, die hier zu weitherzig vorgingen.

Außerdem war Amann, wie Hope und andere Kollegen wohl zu Recht vermuteten, auch ein Gegner ihres „Frauenheims", von dem er Konkurrenz befürchtete. Die Mediziner hatten insgesamt ihre Meinung zur „Poesie der Wochenstube", also der Hausgeburt, geändert. Die zunächst von vielen verteufelte Krankenhausgeburt wurde immer mehr als Geschäft entdeckt, das man jedoch nicht der Kollegin überlassen wollte.

Hinzu kam möglicherweise ein Weiters: Im Rotkreuzkrankenhaus operierte als Augenarzt auch Prinz Ludwig Ferdinand von Bayern, gleichzeitig ein wichtiger Förderer des Hauses. Seine Frau, Prinzessin Maria de la Paz, galt als streng katholisch und höchst einflussreich.

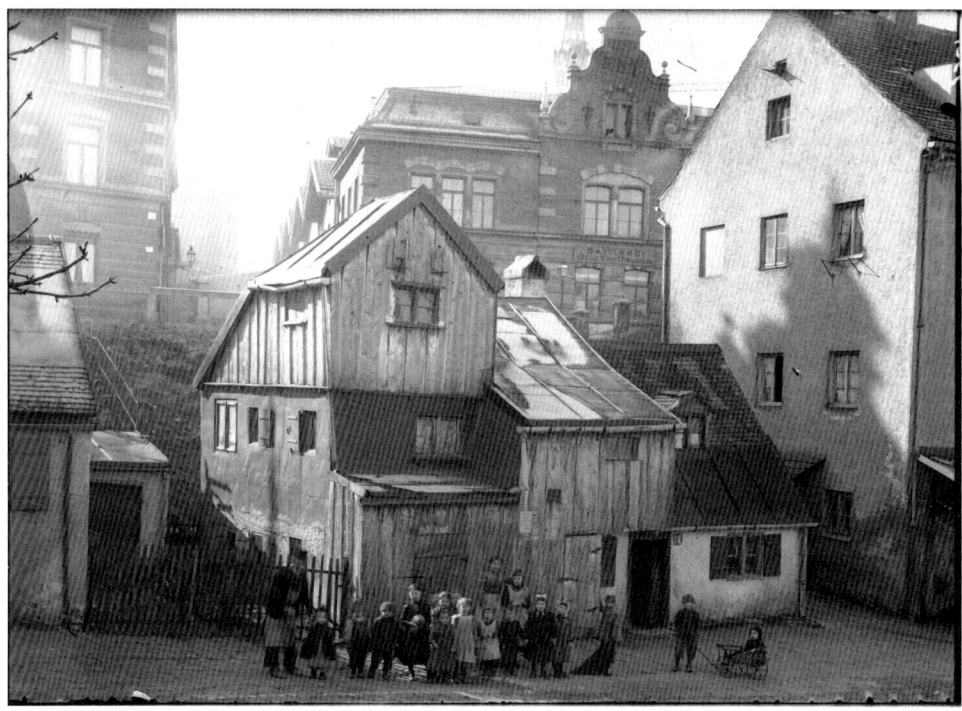

In den Münchner Vorstädten Au und Haidhausen lebten viele arme Tagelöhner, die hofften, in der prosperierenden Großstadt auf der anderen Seite der Isar Arbeit zu finden. Die hygienischen Zustände in den Wohnungen waren katastrophal. Hier wohnten viele der Frauen, die Hope in ihrer Praxis oft kostenlos behandelte. Oben: ehemals „In der Grube"; unten: Paulanerplatz. Fotos Franz Paul Burgholzer, um 1900.

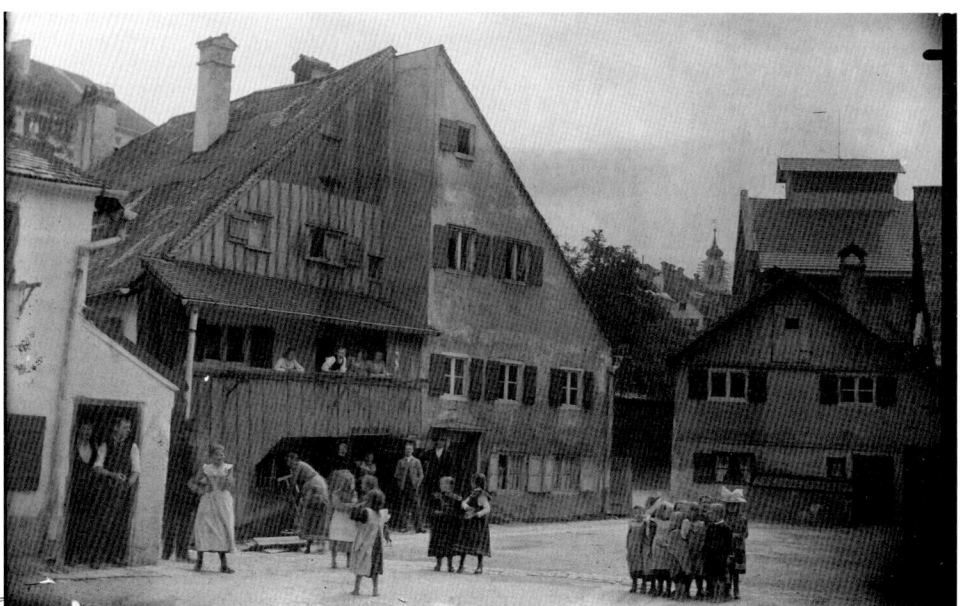

So hatte Carl Lehmann schon 1900 an Bebel geschrieben: „*Deren Einfluß auf den Polizeidirektor ist so groß, daß man Hope früher von einschlägiger Seite geraten hat, sich in Sachen ihrer Niederlassung an eben diese Prinzessin zu wenden, denn die Polizei mache alles, was sie, die Prinzessin, wolle. Dieser Prinzessin sollen auch alle die Nuditätsschnüffeleien zu verdanken sein, die sich die Polizei manchmal zu schulden kommen läßt.*" Vielleicht ist hier also eine der Ursachen für die Haltung des Pflegerinnenkomitees vom Roten Kreuz und für die Gründlichkeit der Polizei bei der Untersuchung gegen Hope Adams Lehmann zu finden.

Die Absage des Roten Kreuzes war jedenfalls für Hope eine schwere Beeinträchtigung. Im Juni wandte sich Hope Adams Lehmann deshalb an den ärztlichen Bezirksverein und seinen Vorsitzenden Prof. Hermann Kerschensteiner mit der Bitte um Unterstützung: Sie wollte mit seiner Hilfe ein Verfahren gegen sich selbst bei der „Gynäkologischen Gesellschaft" einleiten, um die Sache über ihren Einzelfall hinaus prinzipiell klären zu lassen.

Dafür legte sie ihren Fall ausführlich dar. Erst begründete sie, dass die Art ihrer Praxis zu dieser Häufung von Abbruchfällen geführt habe. „*Die meisten dieser Frauen gehörten den ärmsten Klassen an; sie hatten oft geboren und viele Kinder durch den Tod verloren; die Übriggebliebenen konnten sie nicht ernähren, und auch nicht erziehen, weil sie selbst zur Arbeit gehen mußten, um die Einnahmen des Mannes auf ein Existenzminimum zu ergänzen; die Ehe war häufig zerrüttet durch die ständige Angst vor dem Kind. Das sind ja soziale Indikationen, die für den Arzt, also auch für mich, nicht gelten dürfen. Aber wenn diese Zustände, das jahrelange Hungern, die schwere Überarbeit, die endlose Sorge, zur körperlichen Erkrankung geführt hatten, und wenn die Zukunft ebenso wenig Möglichkeit für bessere Ernährung und Schonung bot wie die Vergangenheit, so war auch für den Arzt der Zeitpunkt gekommen, solche Frauen für gänzlich untauglich zu neuen Schwangerschaften zu erklären.*" Bei Tuberkuloseerkrankungen war es nach einem Eingriff sogar oft zu einer Heilung gekommen. Hope betonte, niemals ohne exakte ärztliche Indikation und die Zustimmung eines Kollegen, aus Mitleid oder Gefälligkeit oder wegen persönlicher Vorteile Schwangerschaften unterbrochen zu haben, oft jedoch ohne Bezahlung; sie habe aber einen Abbruch nie verweigert, wenn sie eine Indikation für gegeben hielt und ein Kollege dies bestätigte:

Sie führte aus, warum die Hebammen so gegen sie seien und fuhr fort: „*Bei einem Stand, der so verzweifelt um die Existenz kämpft, ist alles menschlich begreiflich.– So ist mein Name mit leichtfertiger Schwangerschaftsunterbrechung verknüpft worden, und so kalt, wie mich sonst Redereien lassen, hier bin ich gezwungen, mich zu wehren. Das Pflegerinnencomitee des Roten Kreuzes, wo ich seit 15 Jahren in bestem Einvernehmen und mit guten Resultaten operiere, hat mich ohne jede Untersuchung oder Rücksprache mit mir ,wegen der umlaufenden Gerüchte', ,um den guten Ruf des Hauses zu wahren', ersucht, meine Kranken anderweitig unterzubringen. Da es in München keinen Platz gibt, wo ich meine Kranken unterbringen kann, bedeutet dieses Vorgehen des Roten Kreuzes die Unterbindung meiner Praxis und die Vernichtung meiner Existenz. Es bedeutet auch die Antastung meiner Ehre, denn mein Fernbleiben von der gewohnten Arbeitsstätte bleibt nicht ohne Commentar und hat bereits zu Äußerungen geführt, welche klagbar wären, wenn sie faßbar wären.*"

Sie legte ihre Fälle und ihre Indikationen offen und äußerte die Zuversicht, „*daß nicht mehr die maßgebenden Kreise wie noch vor 20 Jahren auf dem Standpunkt stehen werden, das kindliche Leben gelte mehr als das mütterliche und daß möglichst viele Kinder geboren werden müßten, ohne*

Rücksicht auf Qualität und Lebensfähigkeit. Ich möchte mir die Frage erlauben, ob ein Arzt unter den Umständen, welche mich zum Eingreifen veranlaßt haben, seiner eigenen Frau eine Schwangerschaft zugemutet hätte." Dennoch sehe sie die Unterbrechung nur als einen Notbehelf und hoffe auf zukünftige Zeiten und gesündere wirtschaftliche Verhältnisse.

Erst am 3. August reichte Kerschensteiner die Sache weiter; da er sich auch später sehr für sie einsetzte, steht zu vermuten, dass die zugespitzte politische Lage im Juli 1914 für diese Verzögerung verantwortlich war. Für Hope Adams Lehmann wurde die Sache jedoch immer ernster: Am 15. Juli 1914 erhob die Staatsanwaltschaft Anklage gegen sie und stellte Antrag auf gerichtliche Voruntersuchung wegen Verbrechen nach Paragraf 219 des Strafgesetzbuches. Dieser lautete: „*Mit Zuchthaus bis zu zehn Jahren wird bestraft, wer einer Schwangeren, welche ihre Frucht abgetrieben oder getötet hat, gegen Entgelt die Mittel hierzu verschafft, bei ihr angewendet oder ihr beigebracht hat.*" Legale Schwangerschaftsabbrüche waren hier nicht definiert. Ärzte griffen dazu auf den Paragraf 54 des Strafgesetzbuches zurück, den „Notstandsparagraphen", der Handlungen straffrei setzte, die begangen wurden, um eine „unverschuldete", auf andere Weise nicht zu behebende Gefahr für Leib und Leben einer Person zu beseitigen.

Doch es gab unterschiedlichste Auslegungen, welche Krankheiten als lebensbedrohlich angesehen werden sollten und diesen Tatbestand erfüllten: Es ging dabei meist um Krankheiten, die sehr häufig bei Frauen aus armen Bevölkerungsschichten vorkamen. Die Grenze zwischen sozialer und medizinischer Indikation ließ sich damit oft nur schwer ziehen.

Warum es überhaupt zur Anklageerhebung kam, ist nicht genau zu klären. War es die allgemeine Stimmung dieser Zeit unmittelbar vor dem Ausbruch des Krieges, die sich gegen die gebürtige Engländerin, eine potentielle „Feindin", wandte? Sahen die Vertreter von Gebärfreudigkeit und traditioneller Mutterschaft hier eine Möglichkeit, über Adams Lehmann die ganze Frauenbewegung auf die Anklagebank zu setzen? Waren es die medizinischen Konkurrenten, die das „Frauenheim" verhindern wollten? Oder gab es vielleicht auch mächtige Feinde in der Politik, die über sie die Sozialdemokraten zu treffen suchten? Letztlich wirkte wohl all dies zusammen. Der Erste Weltkrieg muss als Hintergrund der Untersuchung gegen Adams Lehmann jedenfalls immer mitgedacht werden.

Das Verfahren

„*Am 18. Juli 1914 vormittags um 7 ¾ Uhr begab ich mich mit Herrn Med. Rat Dr. Dall'Armi in die Wohnung der praktischen Ärztin Frau Dr. Lehmann Gabelsbergerstraße 20 a/II. Frau Dr. Lehmann war zu Hause, der Ehemann war nicht anwesend. Sie wurde über den Gegenstand der von dem Herrn Untersuchungsrichter bei dem k. Landgerichte München II gegen sie geführten Untersuchung aufgeklärt und ersucht, die von ihr während der letzten drei Jahre geführten ärztlichen Bücher (Journale) und die auf die Berufsausübung bezüglichen Briefschaften, welche als Beweismittel für die Untersuchung von Bedeutung sein können, herauszugeben. Sie erklärte sich sofort dazu bereit. Herr und Frau Dr. Lehmann-Adams haben ein gemeinsames Sprechzimmer und eine gemeinsame Buchfüh-*

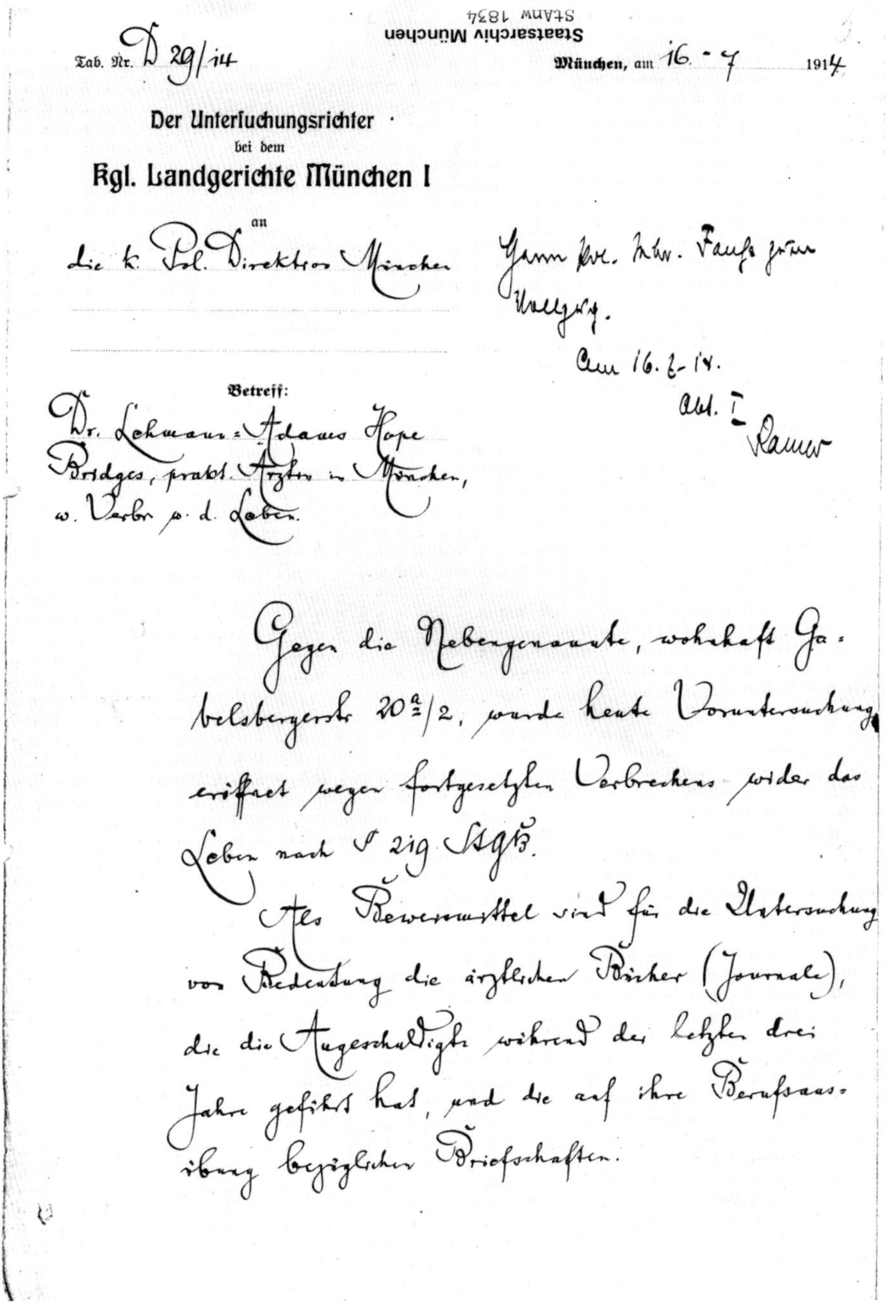

Tab. Nr. D 29/14   München, am 16 - 7   1914

Der Unterſuchungsrichter ·
bei dem
Kgl. Landgerichte München I

an

Die k. Pol. Direktion München

Herrn kol. Adv. Fauth zur
Kneipp.
Am 16. 7. 14.
Abt. I
Kammer

Betreff:

Dr. Lehmann-Adams Hope Bridges, prakt. Ärztin in München, w. Verbr. g. d. Leben.

Gegen die Nebengenannte, wohnhaft Gabelsbergerstr. 20 a/2, wurde heute Voruntersuchung eröffnet wegen fortgesetzten Verbrechens wider das Leben nach § 219 StGB.

Als Beweismittel sind für die Untersuchung von Bedeutung die ärztlichen Bücher (Journale), die die Angeschuldigte während der letzten drei Jahre geführt hat, und die auf ihre Berufsausübung bezüglichen Briefschaften.

△ „*Gegen die Nebengenannte, wohnhaft Gabelsbergerstr. 20 a/2, wurde heute Voruntersuchung eröffnet wegen fortgesetzten Verbrechens wider das Leben nach § 219 Stgb. Als Beweismittel sind für die Untersuchung von Bedeutung die ärztlichen Bücher (Journale), die die Angeschuldigte während der letzten drei Jahre geführt hat, und die auf ihre Berufsausübung bezüglichen Briefschaften.*" Erste Seite der Voruntersuchung gegen Hope Adams Lehmann vom 16.7. 1914.

171

rung." Soweit der Polizeisekretär. Die Beamten erhielten von Hope Adams Lehmann 18 Leitzordner, ein Operationsbuch und ein Notizbuch mit den Rechnungen von 1914.

Am Nachmittag dieses Tages wurde sie dann erstmals selbst ausführlich verhört. Sogar in dieser kritischen Situation bekannte sich Hope Adams Lehmann klar zu ihren Grundsätzen. Sie gab zu Protokoll: *„Meine theoretische Anschauung über die Zulässigkeit einer vorzeitigen Unterbrechung der Schwangerschaft ist die, daß man an sich jeder Frau das Recht einräumen sollte, über ihre Leibesfrucht bis zum Ablaufe des fünften Monats der Schwangerschaft zu verfügen, wie sie es selbst für recht und billig hält. Ich kann die innere moralische Berechtigung der Gesetzesbestimmung, die eine Abtreibung der Leibesfrucht für strafwürdig, ja sogar für ein Verbrechen erklärt, nicht anerkennen. Das ist aber, wie gesagt, meine theoretische Anschauung. In der Praxis stelle ich mich selbstverständlich auf den Boden des Gesetzes. Nach dem geltenden Recht halte ich eine künstliche Unterbrechung der Schwangerschaft nur dann für zulässig, wenn durch die Schwangerschaft oder durch die bevorstehende Geburt eine Gefahr für Leib und Leben der Mutter herbeigeführt wird.*" Sie betonte weiter, dass in allen von ihr durchgeführten Fällen eine solche Gefährdung bestanden habe. Diese Operationen seien von ihr mit nur einem Ausnahmefall in Krankenhäusern durchgeführt worden.

Im Anschluss legte sie ausführlich die Krankheiten dar, die für ihre Indikationsstellung maßgeblich waren: aktive und latente Tuberkulose, Herzfehler, Unterleibstumore, Krampfadern mit Gefahr einer Embolie oder Sepsis durch Venenentzündungen, Epilepsie, Kropf mit erheblichen Atembeschwerden, ein hoher Grad an Unterernährung, Blutleere, Untergewicht, Nierenerkrankungen, Einklemmung der Gebärmutter; hinzu kamen Magenblutungen, extreme Beckenenge, chronische Gebärmutterentzündung mit Gefahr der Fehlgeburt, Basedowsche Krankheit ohne Möglichkeit zur Schonung der Patientin, unbehandelbares nervöses Asthma, Erkrankungen der Eierstöcke mit Blutungen, Lues mit Wahrscheinlichkeit des Aborts. Alle diese Krankheiten für sich, so betonte sie, müssten noch nicht als Indikation ausreichen. Viele ihrer Patientinnen hätten jedoch gleich mehrere dieser Krankheiten gleichzeitig gehabt und der jeweilige Einzelfall rechtfertigte dann die medizinische Indikation.

Adams Lehmann nannte auch mehrere Ärzte, mit denen sie zusammengearbeitet hatte, darunter Mieczyslaw Epstein. Offenbar war es seit Anfang des Jahres mit dem „Verein für freie Arztwahl", über den sie mit den Krankenkassen abrechnete, zu Schwierigkeiten gekommen, da die Kassen aus Kostengründen die für Schwangerschaftsabbrüche relevanten Krankheiten eingeschränkt hatten. Da die nun nötige Untersuchung durch ein Vorstandsmitglied des Vereins zu großen Verzögerungen führte, schickte sie ihre Patientinnen in der Folge in die II. Gynäkologische Klinik zur Beobachtung und zur Operation. Sie führte aus, dass sie an den Schwangerschaftsunterbrechungen vor allem bei Kassenpatientinnen, die das Gros ausmachten, kaum etwas verdient habe, dass aber viele Kollegen das Gegenteil annähmen. Vielen Patientinnen sei von ihr nachträglich die Gebühr erlassen worden.

Nach Hope wurden etliche Arztkollegen vernommen. Sie stützten letztlich ihre Aussage, sie habe korrekte Indikationen gestellt. Sogar diejenigen, die vorher über sie hergezogen waren, waren deutlich vorsichtiger geworden. Dazu gehörte Dr. Rolf Lutz aus dem Krankenhaus Schwabing, der nun auch die medizinischen Diagnosen von Adams Lehmann guthieß. Er fügte hinzu: *„Die Möglichkeit, daß die über Frau Dr. Lehmann umlaufenden Gerüchte nichts weiter sind als bloßer Tratsch, ist durchaus nicht ausgeschlossen; keinesfalls bin ich selbst imstande, irgendwelche Anhaltspunkte dafür zu bringen, daß sie mehr sind als bloßes Gerede.“* Auch der vorher recht kritische Dr. Hans Eberle relativierte seine Aussagen und Dr. Karl Bruner sagte nun, er habe zwar einmal im Roten Kreuz über Adams Lehmann sprechen gehört, sei aber niemals persönlich irgendwie damit befasst gewesen.

Andere Kollegen setzten sich sehr für sie ein, so Dr. Anton Hengge, Dr. Mieczyslaw Epstein, Dr. Rudolf Schollenbruch und Prof. Dr. Gustav Klein, Leiter der gynäkologischen Poliklinik und Vorsitzender der „Gynäkologischen Gesellschaft“. Klein gab zu Protokoll: *„Ich kenne die Frau Dr. Adams Lehmann ungefähr seit dem Jahre 1898 und habe in dieser Zeit mir ihr selbst 3 Fälle untersucht, in welchen es sich um die Frage der Einleitung des künstlichen Abortus handelte. Ich habe unter ihrer Assistenz selbst zahlreiche andere Operationen gemacht, ihr auch früher wiederholt bei gynäkologischen Operationen assistiert. Frau Dr. Lehmann ist eine Idealistin von ungewöhnlicher Aufopferung für ihre Kranken. Oft haben mir ihre Kranken in den Ausdrücken höchster Dankbarkeit und Verehrung von ihr erzählt. Sie hat nach meinem bestimmten Wissen nicht nur jahraus jahrein zahlreiche Frauen unentgeldlich behandelt, sondern, was ich nicht von ihr, sondern von ihren Kranken gehört habe, oft auch pekuniäre Opfer für notleidende Kranke gebracht. … Die beabsichtigte Gründung des Frauenheims hat ihr wohl am meisten Gegnerschaft eingetragen, ganz besonders nach meinem Wissen unter den Ärzten, vielleicht auch im Roten Kreuz selbst; denn einige Zeit nach dem Bekanntwerden dieses Planes hat die Anstalt des Roten Kreuzes selbst ein Frauenheim, also mit dem gleichen Namen, eröffnet, den Frau Dr. Lehmann für die andere Anstalt festgelegt hatte, und zwar dient dieses Frauenheim des Roten Kreuzes auch heute noch für Entbindungen.“*

Dr. Anton Hengge brachte die Situation in seiner Aussage auf den Punkt: *„Ich übe meine Praxis in München seit 1904 aus. Ich bin schon in früheren Jahren mit Frau Dr. Lehmann häufig in Verbindung gekommen, glaube aber, daß erst in den letzten 3 Jahren Frau Dr. Lehmann ihre Patientinnen, bei denen sie die künstliche Schwangerschaftsunterbrechung für angezeigt hielt, an mich gewiesen hat, um die Stellung der zweiten ärztlichen Indikation zu veranlassen. … Ich weise darauf hin, daß es sich zum größten Teil um Kassenmitglieder, um Angehörige der armen, ja ärmsten Bevölkerungsschichten handelt. Gerade bei diesen ohnehin schlecht genährten, der Erkrankung und Degeneration am meisten ausgesetzten Klassen finden sich natürlich auch am meisten die Frauen, bei denen eine Geburt eine Lebensgefährdung bedeutet, insbesondere also die lungen- und herzleidenden Frauen. … Ich führe also das Anwachsen der von Frau Dr. Lehmann ausgeführten Schwangerschaftsunterbrechungen darauf zurück, daß die Mehrzahl ihrer Patientinnen den armen Kreisen angehört … Meiner Überzeugung nach ist der gegen Frau Dr. Lehmann erhobene Vorwurf völlig unbegründet. Man wird selten jemanden treffen, der sich von so edlen Beweggründen leiten läßt, wie Frau Dr. Lehmann … Es gehört freilich Überzeugungstreue und Opfermut dazu, auf diesem Gebiet seine Anschauung auch durch die Tat zu vertreten. Es gibt viele Ärzte, die innerlich im einzelnen Fall zwar von der Notwendigkeit einer Schwangerschaftsunterbrechung überzeugt sind, die es aber nicht wagen, den Schritt zu tun, aus Angst vor Unannehmlichkeiten, vor dem Gerede der Leute und vor dem Gericht.“*

Auch Professor Hermann Kerschensteiner betonte: *„Aus ihrem Charakter schließt er, daß ihr jedes andere Motiv, als den Kranken zu helfen und die Gesundheit zu bewahren, ferne gelegen hat.*

Die Anzeigen zur Unterbrechung der Schwangerschaft sind zur Zeit noch Gegenstand wissenschaftlicher Diskussion ... Wenn Frau Dr. Adams Lehmann diese Anzeigen ziemlich weit faßt, so entspricht das ihren wissenschaftlichen Überzeugungen, die wohl wissenschaftlich angefochten und debattiert werden können, aber nach der Ansicht des Unterzeichneten nicht Gegenstand gerichtlicher oder ehrengerichtlicher Verhandlungen sind." Kerschensteiner ging es also auch darum, die Entscheidungsfreiheit der Ärzte in diesen Fällen zu betonen, die er sich nicht durch Juristen beschneiden lassen wollte. Diese Position entsprach auch der zeitgenössischen Praxis, da es in der Rechtsprechung keine festgelegten Kriterien für den Schwangerschaftsabbruch gab. Letztlich mussten immer wieder Mediziner darüber befinden, ob die Haltung des Kollegen oder der Kollegin korrekt war.

Doch Professor Hans Döderlein stellte sich in seinem Gutachten für das Obermedizinalkollegium gegen Adams Lehmann. Er setzte sich zunächst mit ihren Indikationen auseinander und gestand ein, dass diese Krankheiten sehr wohl Grund für einen Schwangerschaftsabbruch sein könnten, aber nur in *„besonders gelagerten Fällen"* nach ausführlicher Beobachtung. Tuberkulose z.B. akzeptiere er nur in einem aktiven und fiebrigen Stadium, andere gar nicht, so Kropf, Epilepsie, Unterernährung, Beckenenge, chronische Gebärmutterentzündung, nervöses Asthma, Erkrankung der Eierstöcke (*„es ist unmöglich, daß bei erkrankten Adnexen eine Frau schwanger wird"*). Zumindest unbewusst habe sich Hope Adams Lehmann vermutlich doch von ihrer selbst bekannten „theoretischen Anschauung" leiten lassen. *„Aus der Häufigkeit der von der Angeschuldigten ausgeführten künstlichen Unterbrechungen der Schwangerschaft und ihrer Diagnosenstellung, sowie aus ihrer grundsätzlichen Auffassung der Indikation geht hervor, daß sie nicht mit der Ethik des ärztlichen Handelns entsprechender Gewissenhaftigkeit vorgegangen ist und wir möchten ihr ganzes Verhalten umso weniger billigen, als sie sich in den meisten Fällen nicht etwa damit begnügte, eine gerade bestehende Schwangerschaft zu unterbrechen, sondern sogar soweit ging, die Porro'sche Operation auszuführen, das ist die supravaginale Amputation des Uterus, womit sie den Frauen in allen Fällen die weitere Möglichkeit späterer Conception genommen hat. Auch hiermit verstößt die Angeschuldigte gegen die wissenschaftlichen Regeln medizinischen Handelns ... Wir kommen somit zu dem Schlusse, daß das Vorgehen der Angeschuldigten vom wissenschaftlich-medizinischen Standpunkte aus nicht zu rechtfertigen ist."* Die übrigen Mitglieder des Obermedizinalkollegium schlossen sich diesem Gutachten an. Hope Adams Lehmanns langjähriger Gönner Franz von Winckel, der sie vielleicht unterstützt hätte, war bereits 1911 gestorben.

Obwohl selbst Döderlein eine nachträgliche Einvernahme der Patientinnen nicht für sinnvoll gehalten hatte, verlangte dies Staatsanwalt Friedrich Federschmidt nach Abschluss der Voruntersuchung; ihm ging es offensichtlich darum, genügend Material für die Eröffnung einer Hauptuntersuchung zusammen zu bekommen. *„Ich ersuche die Frauenspersonen, bei denen die Angeschuldigte ausweislich ihres Operationsbuches die Entfernung der Leibesfrucht vorgenommen hat, über die näheren Umstände, unter welchen dies geschah, persönlich einvernehmen zu lassen, insbesondere also über die Frage, aus welchen Gründen sie sich zur Operation entschlossen, ob und inwiefern sie körperlich leidend waren, ... welche Ärzte sie außer der Angeschuldigten zugezogen, ... wie es kam, daß schließlich die Angeschuldigte um Hilfe angegangen wurde, ob diese aus freien*

Stücken die Operation vorschlug … Es soll durch diese Untersuchung nach Tunlichkeit klar gestellt werden, ob die von der Angeschuldigten vorgenommenen Operationen wirklich nur deswegen erfolgten, weil die … Entbindung bei dem körperlichen Zustand der Schwangeren .. Lebensgefahr für sie bedeutet hätte, oder ob es sich nicht vielmehr um ein allzu bereitwilliges Eingehen auf subjektive Wünsche und Beschwerden der Schwangeren handelte, vielleicht nur um sogenannte soziale Indikationen, d.h. die Erwägung, daß nach den persönlichen, insbesondere wirtschaftlichen Verhältnissen der betreffenden Frauenspersonen Schwangerschaft und Fortpflanzung vom sozialen Standpunkte aus unerwünscht erscheine.“

Er wollte also vor allem herausfinden, ob die Beschuldigte möglicherweise allzu bereitwillig auf die *„subjektiven Wünsche und Beschwerden der Schwangeren“* eingegangen sei und damit doch letztlich „soziale Indikation“ bestanden hätte. Oberlandgerichtsrat Stauber, der eigentlich für eine Einstellung der Untersuchung gewesen wäre, beugte sich diesem Antrag und stellte eine Liste mit 75 Patientinnennamen zusammen, die ein Beamter verhören sollte.

Dies geschah im Januar 1915, wobei viele erschütternde Einzelfälle sichtbar wurden. Ein Beispiel: Fall Nr. 30, Patientin A.L., Schleißheimer Straße 26/0 , Frau eines „Ausgchers“. *„Ich habe 11 mal entbunden, zuletzt am 26. Januar 1912. Zur ersten Entbindung – Zangengeburt – mußte ein Arzt herangezogen werden. Die übrigen Entbindungen sind den Verhältnissen entsprechend verlaufen. Ich leide schon seit vielen Jahren an Gelenkrheumatismus. Ich bin infolge der vielen Entbindungen herzleidend und stand deshalb schon öfters bei Dr. Löwenthal, Schellingstraße 102/I, in Behandlung. Als ich im August 1912 wieder schwanger wurde, stellte sich heftiges Erbrechen ein, ich wurde fast täglich ohnmächtig. Ich wendete mich schließlich am 13. September 1912 an Frau Dr. Lehmann, welche mir von einer Frau, deren Namen ich nicht weiß, empfohlen wurde. Dieselbe untersuchte mich nur einmal am Herzen und im Unterleibe und erklärte, daß ich das Kind nicht austragen könne, daß vielmehr ein Abgang oder eine Frühgeburt eintreten werde, was für mich infolge meines Herzleidens sehr bedenklich erscheine. Sie empfahl mir eine Operation und bemerkte dabei, daß nur dadurch mein Leben gesichert werden könne. Auf dieses hin entschied ich mich zur Operation, welche am 16. September 1912 im Roten Kreuz unter Anwendung eines Leibschnittes durch Frau Dr. Lehmann und ihren Ehemann vorgenommen wurde. Ob noch ein weiterer Arzt zugegen war, weiß ich nicht. Es wurde mir die Gebärmutter und die Leibesfrucht entfernt und außerdem wurden, wie mir Frau Dr. L. sagte, die Eileiter durchschnitten. … Ich war damals Mitglied der hiesigen Ortskrankenkasse, durch welche die Operationskosten bezahlt wurden.“*

Die Frauen waren sehr vorsichtig und teilweise unkorrekt in ihren Angaben, sicherlich auch deshalb, weil sie sich selbst von Gefängnisstrafen wegen Abtreibung bedroht sahen. So gaben die meisten an, nichts davon gewusst zu haben, dass die Ärztin nicht nur die Schwangerschaft unterbrechen – auch davon hatten manche angeblich nichts gewusst! – sondern auch durch die Porro'sche Operation den Uterus entfernen würde. In ihrer erneuten Vernehmung im Mai 1915 versuchte Hope Adams Lehmann, dies in vielen Einzelfällen zurechtzurücken. Sie bestätigte nochmals ihre Haltung zum Schwangerschaftsabbruch, wenn das Leben der Mutter gefährdet sei. Bei schwerstarbeitenden Frauen mit vielen Kindern, bei denen auch in Zukunft keine Möglichkeit der Erholung, der besseren Ernährung oder der Schonung abzusehen war, stellten ständige weitere Schwangerschaften immer eine Gefahr für Leib und Leben der Frauen dar. Außerdem hätten viele der Kinder aus solchen Schwangerschaften durch angeborene Schwäche und folgende schlechte Ernährung oder Ansteckung mit Krankheiten nur eine geringe Überlebenschance. Dies bestätigte übrigens auch die amtliche Statistik.

Ende August 1915 ging das Verfahren dann einem Ende entgegen: Der Staatsanwalt stellte den Antrag, die Untersuchung gegen Hope Adams Lehmann einzustellen und die Kosten der Staatskasse aufzuerlegen. Das geschehe jedoch mit den „schwersten Bedenken", da möglicherweise doch Fälle dabei gewesen seien, die man „objektiv als Verbrechen im Sinne der Anklage" bewerten müsse. Dies lasse sich jedoch nicht mehr feststellen. Und für ein bewusstes Überschreiten des Gesetzes gebe es keine Anhaltspunkte. Der Richter folgte bei seinem Beschluss Anfang September weitgehend dem Antrag des Staatsanwaltes: „Nach dem Ergebnisse der Voruntersuchung hat die Angeschuldigte in den letzten Jahren in zahlreichen Fällen durch operativen Eingriff eine künstliche Unterbrechung der Schwangerschaft herbeigeführt. Sie hat nach dem Gutachten des Medicinalkomitees der königlichen Universität München Indikationen zur Vernichtung der Leibesfrucht in einer Reihe von Fällen aufgestellt, in denen eine künstliche Unterbrechung der Schwangerschaft von wissenschaftlich-medizinischem Standpunkte aus nicht gerechtfertigt war. Eine solche Unterbrechung ist nur zulässig, wenn die Schwangere an einer chronischen Krankheit leidet, daß bei Nichtunterbrechung der Schwangerschaft mit einer … Lebensgefahr der Schwangeren gerechnet werden muß … Dagegen hat die Untersuchung keine Anhaltspunkte dafür ergeben, daß die Beschuldigte bei diesen Eingriffen sich bewußt war, daß sie dadurch die ihr von der medizinischen Wissenschaft und vom Gesetz gesetzten Grenzen der ärztlichen Tätigkeit überschritten hat. Es konnte vielmehr nicht widerlegt werden, daß sie auf Grund der von ihr vorgenommenen Untersuchung der Schwangeren die Überzeugung erlangt hatte, daß in jedem der hier in Betreff kommenden Fälle die künstliche Unterbrechung der Schwangerschaft zur Verhütung einer … erheblichen Gefahr für Leib und Leben der Schwangeren … wissenschaftlich und gesetzlich gerechtfertigt war. "

Damit war ein Verfahren abgeschlossen, das durchaus zu dramatischen Konsequenzen hätte führen können. Möglicherweise trug zu diesem letztlich überraschenden Abschluss bei, dass inzwischen die Gesundheit von Hope Adams Lehmann zusammengebrochen war. Eine Vollendung des „Frauenheims" stand nicht mehr zu befürchten.

Doch Hope Adams Lehmanns Kampfgeist, der sie immer wieder antrieb, für das von ihr als richtig erkannte einzutreten, war ungebrochen. Ohne auf die Untersuchung Bezug zu nehmen oder sich gar zu rechtfertigen, verfasste sie eine Abhandlung über „Die Unterbrechung der Schwangerschaft", die 1917 nach ihrem Tod in der „Zeitschrift für die gesamte Strafrechtswissenschaft" erschien. Sie betonte darin, sie sei dankbar für die „Gastfreundschaft" des juristischen Blattes, denn sie wisse aufgrund der allgemeinen Parole „Hebung der Geburtenzahl" zur Zeit keine medizinische Zeitschrift, die einen solchen Artikel drucken würde. Sie habe schon lange ihr gesammeltes Material zusammenstellen wollen, „und jetzt muß ich Freund Hein vor Torschluß um etwas Geduld bitten, wenn ich versuche, meine Gedanken und Erfahrungen als bescheidene Anregung und Beitrag zu späteren Debatten kurz zu Papier zu bringen".

Wieder schlägt sie in diesem Artikel den großen Bogen: Familien seien eine Geldfrage und für den Arbeiter kaum zu ernähren. Indem der Staat Frauen zum Austragen von Kindern zu zwingen suche, schade er am meisten sich selbst, denn später würden die selben Frauen, die jetzt durch illegale Abtreibung unfruchtbar werden, gerne Kinder gebären. Zu junge Mädchen ebenso wie Mütter zu vieler Kinder könnten sich den Kindern nicht genügend widmen, um sie zu glücklichen Menschen zu machen. Sie fordert daher die Möglichkeit des Abbruchs in der ersten Hälfte der Schwangerschaft und führt alle positiven Folgen einer solchen Gesetzesänderung aus. Sie schließt: *„Es wäre auch viel zu sagen vom Recht der Frau über sich selbst. Auch die Gleichstellung und Fürsorge für uneheliche Kinder … gehören hierher, ebenso wie die ganze große Frage einer genossenschaftlichen ärztlichen Organisation, welche endlich den Arzt so stellt, daß er nicht mehr in Versuchung geraten kann, sich von irgend einem anderen Beweggrund als dem Wohl des Patienten leiten zu lassen. "*

Der Redakteur und Mitherausgeber des „Archivs für Kriminologie", Hermann Horch, wies 1917 in seinem Blatt ausführlich auf diesen Artikel hin und bestätigte der Verfasserin *„den Mut ehrlichster Überzeugung, um in einer Zeit, in der von berufener und leider in noch größerem Umfang von unberufener Seite Bevölkerungspolitik betrieben wird, seine Stimme für die Aufhebung der Strafbarkeit der Abtreibung zu erheben. "* Er betonte, dass 1911 bei einer Umfrage unter Fachleuten von 120 Antworten 75 für die Straflosigkeit der Abtreibung eingetreten seien, 111 für eine Abänderung der strengen Bestimmungen und nur neun sich gegen eine Reform wandten. Solche Beiträge nahmen die Diskussionen der Weimarer Jahre vorweg, in denen der Streit um Geburtenkontrolle und Schwangerschaftsabbruch erneut heftig aufflammte.

Hope Adams Lehmann war aus unterschiedlichsten Gründen in das Untersuchungsverfahren verwickelt worden. Besonders überraschend wirkt es, dass Polizei und Justiz den kleinsten Hinweisen gegen sie nachgingen, die reichlich vorhandenen Hinweise auf andere Ärzte jedoch unbeachtet ließen. Immer wieder wurde angedeutet, dass in München auch viele Ärzte mit Hebammen zusammen nicht indizierte Abtreibungen durchführten. Doch nur gegen Hope wurde ermittelt. Vielleicht hoffte man, hier genügend Belege für ein Exempel zusammenbekommen zu können. Es steht aber eher zu vermuten, dass gerade ihre Offenheit provozierte und dass sie, die gebürtige Engländerin, die ihren englischen Namen nicht versteckte, die als Frau zusammen mit ihrem Mann und den sozialdemokratischen Freunden aktiv an der Kommunalpolitik mitwirkte, ja die sogar ein großes Krankenhaus bauen wollte, in dem inzwischen sehr viel reaktionäreren Bayern auf scharfen Widerstand stieß. Das Zeitfenster, in dem diese ungewöhnliche Frau in München erfolgreich wirken konnte, begann sich zu schließen.

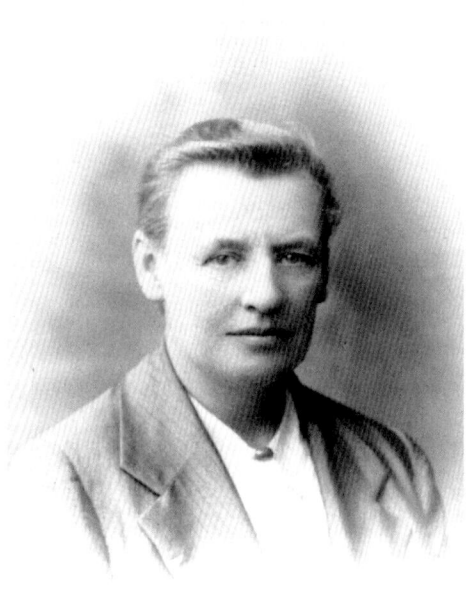

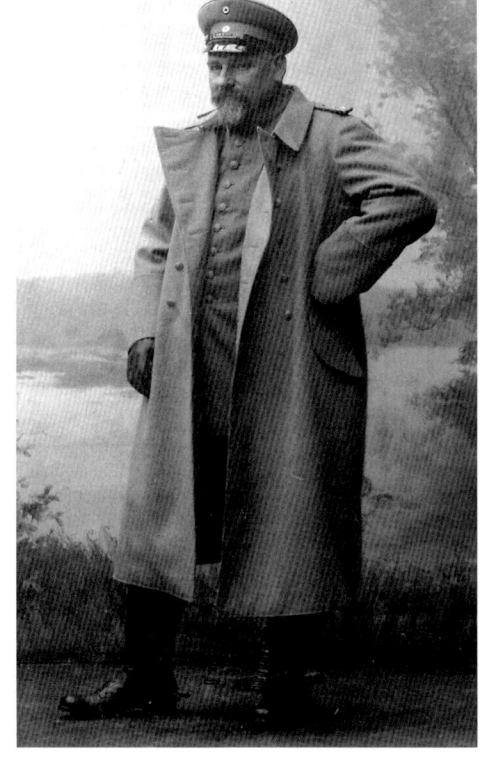

▷ „H., Sept. 1914, Bild für die englische Polizei". Mit diesem Passbild ließ sich Hope auf
ihren Mädchennamen einen Pass nach England ausstellen.

▷ „C. Nov. 1914. Vor der Abfahrt nach Valenciennes". Carl Lehmann rückte im November
1914 als freiwilliger Feldarzt ins Reservelaza-
rett Valenciennes ein.

Der Erste Weltkrieg
Hopes Friedensmission in England

Trotz der anstehenden Untersuchung gegen Hope Adams Lehmann, die sicherlich an ihren Nerven zerrte, mobilisierte der Kriegsausbruch im Juli 1914 alle ihre Kräfte. München, der Wohnort des Präsidenten der „Deutschen Friedensgesellschaft" Ludwig Quidde, hatte sich in vieler Hinsicht zu einem der Zentren der Friedensbewegung entwickelt. Auch Frauen waren hieran beteiligt, so in München Anita Augspurg und Lida Gustava Heymann. Diese versuchten durch ihre Kontakte zu ausländischen Frauenorganisationen eine internationale Bewegung gegen den Krieg zu mobilisieren. Im April/Mai 1915 manifestierte sich dieses Bemühen in dem „Internationalen Frauenkongreß" in Den Haag.

Sehr früh wurde auch der Kreis um Adolf Müller und die beiden Lehmanns aktiv. Aus den sozial- und landespolitisch tätigen Freunden formierte sich eine höchst politische Gruppe; Adolf Müller schrieb dazu 1927 rückblickend: *„Nach der Marneschlacht habe ich infolge einer vertraulichen Mitteilung aus dem bayerischen Kriegsministerium unsere militärische Lage für so gespannt angesehen, daß ich mit einigen engeren politischen Freunden die Notwendigkeit der Aktivierung des Einflusses von verständigen Sozialdemokraten namentlich in den neutralen Ländern zwecks Vermittlung und Herbeiführung eines für Deutschland ehrenvollen Abschlusses beriet. Wir kamen zu dem Beschluß, diese Angelegenheit von München aus in die Hand zu nehmen und gründeten zu diesem Zwecke eine kleine Vereinigung. Dieser gehörten außer dem Unterzeichnenden an: Justizrat Dr. Heinsfurter, Gemeindebevollmächtigter und Landrat Dr. med. Carl Lehmann, Frau Dr. med. Adams Lehmann, Landtagsabgeordneter Johannes Timm, später, etwa ein halbes Jahr nachher, trat noch Dr. Helphand bei."*

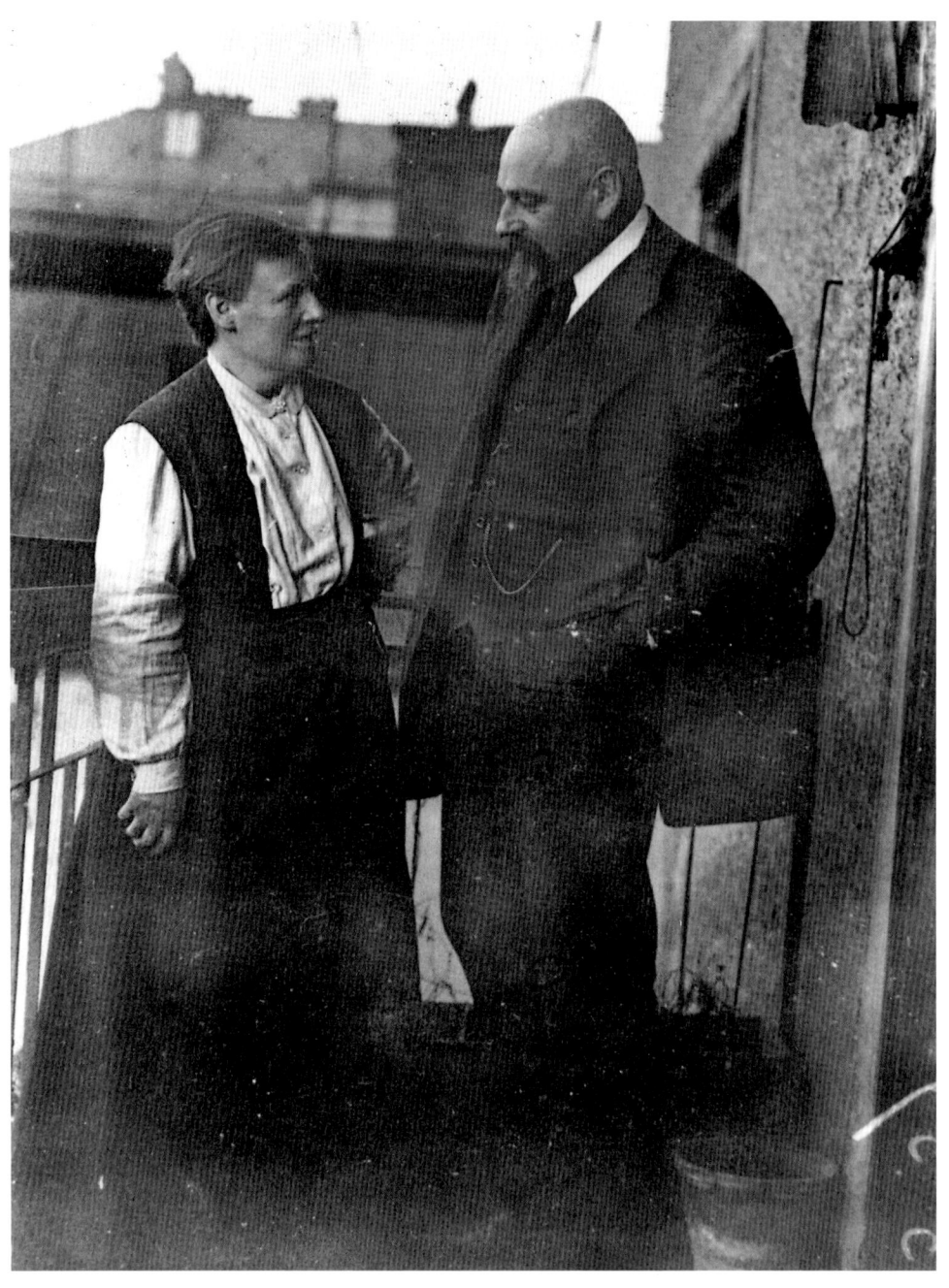

▽ „*H. und C. Balkon. 1907*". Hope und Carl Lehmann auf dem Balkon ihrer Wohnung in der Gabelsbergerstraße 20a.

Einige dieser Personen waren bereits vorher im Kreis der Lehmanns aufgetaucht. Dazu gehörte Parvus-Helphand, der zwischen seiner Russlandreise mit Lehmann und dem Kriegsausbruch abenteuerliche Wege gegangen war: 1905 hatte er an der russischen Revolution in Petersburg mitgewirkt, 1906 wurde er zusammen mit Trotzki, der in früheren Jahren auch einige Zeit bei ihm in München gewohnt hatte, in der Peter-und-Pauls-Festung interniert; im Herbst des selben Jahres gelang ihm die Flucht aus sibirischer Gefangenschaft. 1914 wirkte er in der Türkei durch Rüstungstransaktionen daran mit, dass die Türkei auf deutscher Seite in den Krieg eintrat. Drei Jahre später, 1917, war er derjenige, dessen Einsatz bei der Deutschen Obersten Heeresleitung die Rückkehr Lenins nach Russland ermöglichte.

Bei Ignaz Heinsfurter, 1914 wohlbestallter Justizrat in München, ist eine Friedensaktivität schwerer nachzuweisen. Seine Verbindung zu den Sozialdemokraten bestand unter anderem darin, dass er 1883 als Student wegen seiner Beziehungen zur Sozialdemokratie von der Universität Leipzig verwiesen worden war. 1890 hatte man den Einserjuristen dennoch in München als Rechtsanwalt zugelassen: *„Er gilt als ungewöhnlich begabter und auch rednerisch ganz vorzüglich veranlagter junger Jurist. Als dunkler Fleck liegt auf seiner Vergangenheit, daß er als Student in Leipzig wegen Beteiligung an sozialdemokratischen Dingen der landespolizeilichen Ausweisung verfiel.“* Diese sei jedoch, so das bayerische Ministerium 1890, bereits zurückgenommen, die Anwaltskammer habe nichts gegen ihn und – für den Januar 1890 ein bemerkenswerter Satz – *„politische Tätigkeit darf nicht die Zulassung verhindern“*. Es ist nicht ausgeschlossen, dass er noch aus seiner Zeit in Leipzig mit Hope Adams Lehmann bekannt war. Vielleicht sollte er, so eine Vermutung, 1914 juristische Schützenhilfe leisten.

Johannes Timm wiederum war der wichtigste Münchner Gewerkschafter, mit besten Beziehungen zu allen politischen Kreisen der Stadt; er gehörte überdies zu Lehmanns und Müllers Wanderfreunden. Ende der neunziger Jahre hatte er in Berlin den schwierigen Streik der Konfektionsarbeiter erfolgreich organisiert. Seit der Jahrhundertwende war er in München zum Vorsitzenden des Gewerkschaftskartells und zum Arbeitersekretär aufgestiegen, mit dem Hauptarbeitsschwerpunkt auf dem Aushandeln von Tarifverträgen. Er war Mitglied des Landtages und der Kontrollkommission der Sozialdemokratischen Partei, verfügte über beste Kontakte zur Bayerischen Staatsregierung, zum Münchner Magistrat und zur Zentrumspartei. Es war daher möglicherweise seine Aufgabe, diese Verbindungen zu nutzen.

Adolf Müller, engster Freund der Lehmanns, bayerischer Landtagsabgeordneter und sozialdemokratischer Pressekönig aus München, stieg nach dem Krieg zu einem der wenigen sozialdemokratischen Gesandten der Weimarer Zeit auf, mit Wirkungsfeld in der Schweiz. Seine Mittlertätigkeit während des Ersten Weltkrieges spielte für diese Karriere eine zentrale Rolle. Seine engen Beziehungen zur bayerischen Regierung ermöglichten einen Aktionsspielraum, der für einen Sozialdemokraten am Ende des Kaiserreiches außergewöhnlich bleibt. Doch er war zweifellos ein deutscher und bayerischer Patriot und stand der Politik der Bayerischen Staatsregierung näher als der linken Sozialdemokratie. Er neigte an vielen Punkten zu einem lockeren Umgang mit der historischen „Wahrheit“ und zu einer großzügigen Uminterpretation eigener Aktionen, und so lässt sich auch in diesem Fall nicht mit

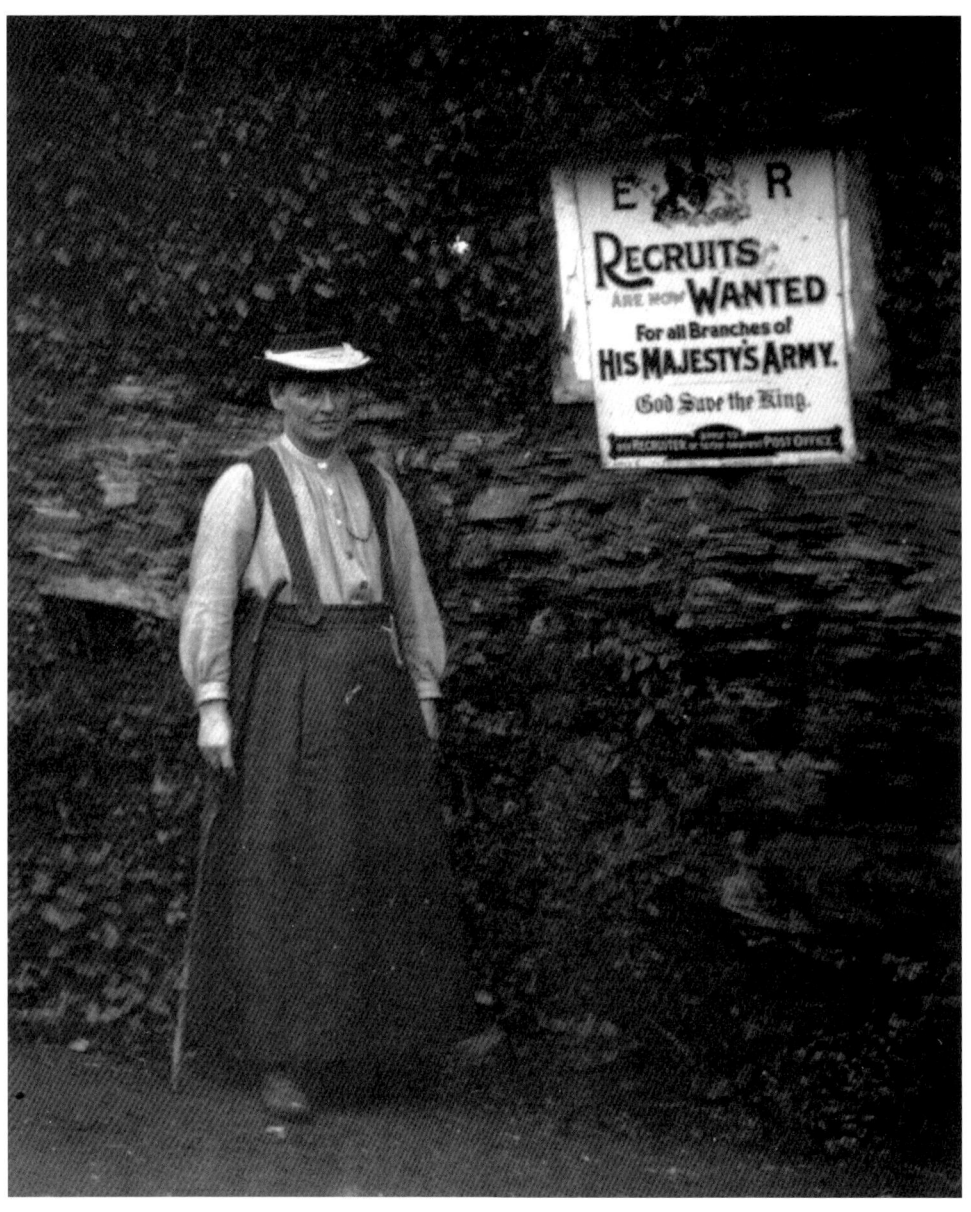

△ *„Englische Reise, 1909 C. und H., Strasse in Bocastle".* Fünf Jahre vor ihrem englischen Abenteuer hatte Carl Lehmann seine Frau vor einem Aushebungsaufruf der englischen Armee fotografiert.

Als Kind englischer Eltern in England geboren und erzogen, habe ich in Deutsch-land Medizin studiert und zweiundvierzig Jahre gelebt. Durch meine Heirat bin ich deutsche Untertanin. Ich gehöre daher beiden Ländern an und habe von jeher tief empfunden, wieviel jedes dem anderen geben kann. Dementsprechend habe ich viel Zeit auf Verständigungsarbeit, zur Anbahnung gegenseitiger Sprachvermittlung in der Münchner Versuchsschule verwendet. Als England Deutschland den Krieg erklär-te, empfand ich eine unbeschreibliche Scham. Ich glaubte, daß England aus keinem anderen Motiv als Neid die Gelegenheit ergriffen habe, den deutschen Handel zu zerstören. Dieser unsäglich niedrige und krämerhafte Standpunkt ließ mich an allem verzweifeln, was mir England teuer gemacht hatte. Mein einziger Trost war die Über-zeugung, daß diese Kriegserklärung ein Regierungsakt und kein Ausdruck des Volks-willens sei. Ich sagte mir, es müsse ein vollständiges Dunkel über Deutschland dort herrschen und daß Aufklärung nötig sei. Manches, was man hörte, ließ auf eine schar-fe Ablehnung des Krieges schließen und ich hoffte, eine sachgemäße Darstellung der hiesigen Verhältnisse würde der supponierten Antikriegspartei als Stütze dienen. Ich suchte jemanden für diese Mission unter den in Deutschland ansässigen Engländern, welche öffentlich gegen Englands Beteiligung am Krieg protestiert hatten, und fand keinen. So entschloß ich mich, selbst zu gehen."

Hope Bridges Adams Lehmann

letzter Sicherheit nachweisen, wie weit seine Initiativen zu Kriegsbeginn die Grenze zwischen sozialdemokratischen Friedensbemühungen und Spionagetätigkeit im Auftrag der deutschen Reichsregierung überschritten. Ein Pazifist war er, im Gegensatz zu Hope Adams Lehmann, nicht.

Wichtig sind hier die Bemühungen von Hope Adams Lehmann und ihrem Mann, soweit sie sich rekonstruieren lassen. Mitte August 1914 begab sich Carl Lehmann mit einem Empfehlungsschreiben des Bayerischen Außenministeriums nach Wien und von dort aus nach Triest, in einer *„als politisch hoch bedeutsam anerkannten und geförderten Angelegenheit"*. Was er dort dann unternahm, lässt sich nicht mehr rekonstruieren. Im Oktober meldete er sich freiwillig als Arzt an die Front und wurde als Oberarzt in Valenciennes in Frankreich stationiert.

Hopes englische Reise

Am 28. August 1914, also im Gegensatz zu Adolf Müllers Angaben vor der Marne-Schlacht im September 1914, trat Hope Adams Lehmann unter abenteuerlichen Umständen eine Reise nach England an. *„Bei Ausbruch des Krieges"*, schrieb die Frauenrechtlerin und Friedensaktivistin Lida Gustava Heymann 1916, *„war sie eine der wenigen Frauen, welche die Tragweite desselben richtig einschätzten, sie ging nach England um Klarheit über deutsche Zustände zu verbreiten"*. Auch Hope Adams Lehmann reiste, wie ihr Mann, mit dem Segen der Bayerischen Staatsregierung. So sollte sie bereits in Frankfurt am Main als englische Spionin verhaftet werden, durfte jedoch nach einer Rückfrage an die bayerische Regierung Richtung England weiterfahren: Sie war mit einem englischen Pass unterwegs, den sie sich vom amerikanischen Konsul unter Vorlage ihres Doktordiploms auf ihren Mädchennamen hatte ausstellen lassen. Das bayerische Kriegsministerium war über ihre Absichten informiert und signalisierte dies nach Frankfurt.

Was sie auf dieser Reise erfuhr und erlebte, ist einem anonym erschienen Bericht zu entnehmen: „Kriegsgegner in England" heißt die Broschüre, die mit Billigung der obersten bayerischen Zensurbehörden 1915 erscheinen durfte; anonym erschien die Broschüre, weil Hope das den englischen Behörden bei ihrer Ausreise hatte versprechen müssen. Im Mai wurde die Schrift von Wilhelm Herzogs Zeitschrift „Das Forum" beim Kriegsministerium zur Zensur eingereicht, Ende Juni waren 5000 Exemplare gedruckt. Ende November 1915 konstatierte Ludwig Quidde in einer Versammlung der Münchner Friedensvereinigung, dass die Auflage schon fast vergriffen sei. Das Ergebnis ihrer Reise stand also, im Gegensatz zu etlichen von Adolf Müllers Aktivitäten, in Übereinstimmung mit den Auffassungen der Pazifisten.

In einem ausführlichen Schreiben an das bayerische Außenministerium schilderte Adams Lehmann im Februar 1915 ihre Beweggründe und Erfahrungen. Da sich ihre Stellungnahmen auch in anderen Fällen durchgängig durch größte Offenheit und Wahrheitsliebe auszeichnen, war dieser Bericht sicherlich nicht von politischem Kalkül bestimmt.

Hope Adams Lehmann fühlte sich ihrem zweiten Heimatland Deutschland tief verbunden, war aber nicht bereit, das englische Volk als Feind anzusehen. Die zweisprachige Migrantin konnte diesen Konflikt ihrer beiden „Vaterländer" nur auf Missverständnisse zurückführen. Vergleichbar ist ihre Position mit derjenigen der deutsch-französischen Münchner Schriftstellerin Annette Kolb, die ebenfalls der Meinung war, dass die scheinbar unüberbrückbare Kluft zwischen dem deutschen und dem französischen Volk auf wechselseitiger Unkenntnis beruhte und daraus für sich die Aufgabe ableitete, jedem der beiden Völker die wahre, tiefe Natur des anderen erklären zu müssen. Auch für Annette Kolb bestand, wie für Hope Adams Lehmann, zwischen Pazifismus und Patriotismus kein Widerspruch, da sie Patriotismus nicht mit Nationalismus gleichsetzte. Annette Kolb, die 1916 ins Schweizer Exil ging, war Mitte August 1914 noch von der Berechtigung der deutschen Haltung überzeugt und zeigte deutschen Patriotismus. Auch bei Hope Adams Lehmann finden sich keine Hinweise darauf, dass sie den Krieg als deutsche Aggression verurteilte.

Ein weiteres kommt hinzu: Adolf Müller hatte auch seinen Parteifreund Kurt Eisner, den späteren revolutionären bayerischen Ministerpräsidenten von 1918, mit Hinweisen auf sichere Informationen aus der bayerischen Regierung davon zu überzeugen verstanden, dass Deutschland nur einem fest geplanten Angriff Russlands zuvorkomme. Kurt Eisners Überzeugung, dass dies eine absichtliche oder unabsichtliche Fehlinformation gewesen war, festigte sich erst endgültig im Februar/März 1915. Möglicherweise war auch Hope auf ganz ähnliche Weise über die Hintergründe des Krieges von Adolf Müller getäuscht worden? Krieg als Mittel der Auseinandersetzung zwischen Völkern war ihr jedoch zutiefst widerwärtig und stand diametral ihrer Überzeugung entgegen, dass sich durch vernünftiges Verhalten aller ein menschenwürdiges Leben erreichen ließe. Sicher ist, dass sie durch ihre England-Mission eine schnellstmögliche Beendigung des Krieges anstrebte. *„Ist auf dieser Erde jemals im großen oder kleinen eine Sache durch Gewalt zum guten Ende geführt worden?"* fragte sie in einem Artikel, der 1917 posthum erschien.

Schon die Reise nach England war ein Abenteuer. Hope reiste über Kopenhagen; dort musste sie zwei Tage warten: *„Am Abend fuhren wir ab mit Butter und Schweinefleisch für England, langsam wegen der Minengefahr, zwischen den Orkneys und Shetlands nach Liverpool. Die Mitreisenden waren Engländer, meist Kaufleute. Sie legten keine Aufregung an den Tag, erwähnten nebenbei, daß die deutsche Flagge vom Weltmeer verschwunden sei und daß man Deutschland in einem Jahr ausgehungert haben würde; sprachen auch vom liebenswürdigen Bayern und vom schönen Schwarzwald, wo man oft glückliche Wochen verlebt habe, den man aber nun wohl nicht so bald wiedersehen würde, aber England habe keine Wahl gehabt als seine Verträge einzulösen … Am 6. September ging ich ohne Beanstandung meines Passes in Liverpool ans Land und fuhr nach London."*

In London wohnte sie bei Freunden und versuchte zunächst, sich selbst ein Bild von der dortigen Stimmung zu machen. Sie konstatierte dabei vor allem eines: Wie in Deutschland war es die Furcht der Bevölkerung und die Bereitschaft, sich mit allen Mitteln gegen einen Angreifer zu verteidigen. Neben vielen einfachen Leuten sprach sie unter anderem mit Robert Smillie von der „Miners Federation", also der mächtigen Bergarbeitergewerkschaft, mit dem in der Friedensbewegung engagierten bedeutenden Mathematiker Bertrand Russel, mit dem Führer der „Independent Labour Party" Ramsay Macdonald, mit dem Nationalökonomen und Herausgeber des „Economist" Hirst, ebenso mit dem pazifistischen Schriftsteller George Bernhard Shaw.

Adams Lehmann gliederte ihren Bericht für das bayerische Außenministerium in vier Ebenen: die Regierung, das Volk, die Arbeiterschaft und „Klare Köpfe". Die Regierung betrachte, so Hope, mangels besserer Einsicht ihr Handeln *als nacktes Gebot der Pflicht zum Schutz der nationalen Existenz*. Die deutsche Neutralitätsverletzung gegenüber Belgien und die belgischen Flüchtlinge in England verstärkten die Furcht. Die Handels- und Finanzkreise, die sie zunächst als Kriegstreiber in Verdacht hatte, hätten den Krieg nicht gewollt. Das Volk sei jedoch seit Jahren auf einen Krieg vorbereitet worden: *„Alles, was dazu dienen konnte, den Krieg als unabwendbar erscheinen zu lassen, wurde herangezogen ...Treitschke und Nietzsche wurden dargestellt als die Abgötter und Vorbilder aller Deutschen. Dies alles verschmilzt für den Engländer zu dem Bild eines Gegners, der es seit langem auf seine Selbständigkeit abgesehen hat und der außerdem, wie ihm die Presse suggeriert, tierische Grausamkeit und unergründliche List mit schier unwiderstehlicher Kraft vereinigt."* Deshalb werde England weiterkämpfen, selbst wenn es geschlagen wäre. Dennoch schritt, so Adams Lehmann, die Rekrutierung von Soldaten nur langsam voran, man eile nicht mit fliegenden Fahnen zu den Waffen.

Einen Beleg für die Angst der Engländer sieht sie in einem Phänomen, das gleichzeitig auch in Deutschland zu beobachten war: Spionageangst griff immer mehr um sich. *„Nichts war zu phantastisch, um nicht Glauben zu finden, am häufigsten war es die deutsche Gouvernante mit Flinten und Bomben im Koffer."* Auch Hope selbst wurde als Spionin verdächtigt und es existiert eine umfängliche Korrespondenz über sie im britischen Außenministerium.

Wie sie vor dem Hintergrund dieser Hysterie wirkte, machen die Erinnerungen der (nicht-sozialistischen) englischen Suffragette Millicent Garrett Fawcett deutlich, die ohne Namensnennung eine sehr gehässige Schilderung dieses Besuches gibt. Sie beschreibt Hope als *„eine Ärztin, eine Frau X, von Geburt Engländerin aber mit einem Deutschen verheiratet und lange in Deutschland lebend."* Hopes Mission wird hier so verdreht, als habe sie ihre englischen Freunde aufgefordert, ihren Einfluss für einen Friedensschluss zu verwenden, da die Deutschen ohnehin unbesiegbar seien. *„Sie wohnte zunächst in einer Familie, dann in einer zweiten und schließlich in einer dritten, mit denen allen ich sehr gut bekannt war. Natürlich wünschte ich, dass sie schnell aus dem Land verschwinden möge, denn sie suchte häufig unsere Ämter heim und das war, meiner Meinung nach, für nichts gut, denn sie war hauptsächlich daran interessiert, den Zielen ihres adoptierten Heimatlandes zu dienen."* Fawcetts Schiedsbericht zeigt, dass sie sich wie ein Großteil der englischen Frauenbewegung ganz mit der nationalen Sache identifizierte.

Die in dieser Schilderung erkennbare Sicht auf Deutschland und die Deutschen als Feinde, denen man in keiner Weise trauen könne, wird auch von Hope in ihrem Bericht wiedergegeben: Niemand in England glaube an einen deutschen Verteidigungskrieg und „der Deutsche" werde zum Inbegriff aller Untugenden gemacht. Doch ab Ende September habe es, so Adams Lehmann, zunehmend Stimmen gegeben, die zur Mäßigung mahnten und als Kriegsziel die dauernde Sicherheit vor möglichen Angriffen angaben. In der Arbeiterschaft glaube man nicht an den ewigen Völkerhass. Die Pressezensur werde stark kritisiert.

Deutsche im Lande wurden offenbar insgesamt von den Behörden gut behandelt. Das galt auch für Hope selber, *„obgleich man das Recht gehabt hätte, von mir und von den Freunden, bei denen ich wohnte, je 2000 M Strafe zu erheben oder sechs Monate Gefängnis mit schwerer Arbeit zu verhän-*

gen". Sie durfte sich in England frei bewegen, aber nicht ausreisen. Erst die gemeinsamen Bemühungen eines Vetters, der radikales Parlamentsmitglied war, und des Präsidenten der British Medical Association hätten dafür den Ausschlag gegeben. Dazu noch einmal Millicent Garrett Fawcett: *„Die Situation wurde geradezu lächerlich. Die offizielle Ansicht schien zu sein, dass sie hier nichts Böses tue und ebenso auch bleiben könne … Tatsächlich mussten alle Fäden gezogen werden, um ihr die Erlaubnis zur Abreise zu besorgen"*.

Doch als harmlos wurde sie keineswegs angesehen. In einer handschriftlichen Notiz des britischen Außenministeriums heißt es zu diesem Fall: *„Ich denke, dies ist eine gefährliche Frau, sie ist (durch ihre Heirat) eine feindliche Ausländerin und darf das Land nicht ohne Erlaubnis verlassen; ich möchte anregen, ihr diese nicht zu geben. Wenn sie nach München zurückkehrt, mag sie beträchtliches Unheil anrichten. Man kann ihrem Wort nicht … trauen und sie kam mit betrügerischen Papieren. Dies wird tatsächlich eine Antwort von ihren merkwürdigen Freunden erfordern, wenn sie Unsinn anstellt."* Auch der Unterstaatssekretär im Home Office, E. Grey, sprach sich zunächst gegen eine Ausreisegenehmigung aus. Letztlich plädierte dann ein Beamter des Foreign Office Ende Dezember für eine Ausreise, da Hope Adams Lehmann wohl eine „extreme Suffragette" und seiner Ansicht nach verrückt sei; in Deutschland werde sie vermutlich, so der Beamte, mehr Schaden anrichten als in England.

Es gab jedoch nicht nur solche Stimmen, Hope Adams Lehmann begegnete auch anderen Menschen. In deren Schilderung werden die Konturen politischer Zukunftskonzepte sichtbar, wie sie auch Adams Lehmann selbst erstrebte: *„Sie vertraten den Gedanken von der Interessengemeinschaft der Völker und die Ansicht, daß kein Land auf Kosten anderer Länder sich Vorteile verschaffen könnte; daß nur das Land siegreich aus dem Krieg hervorgehen könnte, welches beim Friedensschluß als der Freund der anderen Länder dastünde."* Hope lobte Bertrand Russel für seine Analysen und Vorschläge: Augenblicklich halte sich jedes Land für den Angegriffenen, jedes Land führe Krieg nur aus Furcht. Allein ein Staatenbund Europas, oder besser noch der Welt, und Abrüstung könne die Interessen der Völker so pflegen, dass sie das Fürchten verlernten. Wenn Deutschland den Krieg gewönne, würde es seine Grenzen erweitern, Entschädigung verlangen und die Furcht der besiegten Nationen ins Unermessliche steigern; die anderen Völker würden dann alle Kräfte auf einen nächsten Krieg konzentrieren, der vielleicht einen anderen Ausgang nehmen könnte. Das Gleiche wäre bei einem Sieg der Alliierten der Fall.

Solche Positionen vertrat nach Hopes Schilderung vor allem die „Union for Democratic Control" mit ihren Gründern Charles Trevelyan M. P (Member of Parliament, d. h. Parlamentsmitglied), Ramsay Macdonald M. P., D. E. Morel, Arthur Ponsonby M. P., Norman Angell; ihre Programmpunkte lauteten: *„ 1. Achtung der Nationalität; 2. Staatenbund Europas mit internationalem Parlament anstelle von geheimer Diplomatie; 3. Drastische Verminderung der Rüstungen, Verstaatlichung aller Kriegslieferungen; 4. Demokratische Kontrolle der auswärtigen Politik"*.

Mit diesem Programm sympathisierten nach Hope Adams Lehmanns Darstellung auch die Pazifisten sowie die „Ethical Society"; das war die Gruppierung, die Hope Adams Vater mitbegründet hatte. Mit dieser nonkonformistischen Gesellschaft waren unter anderem Angell, Russel und Shaw verbunden. Sympathien für diese Pläne zeigten auch die „Society of

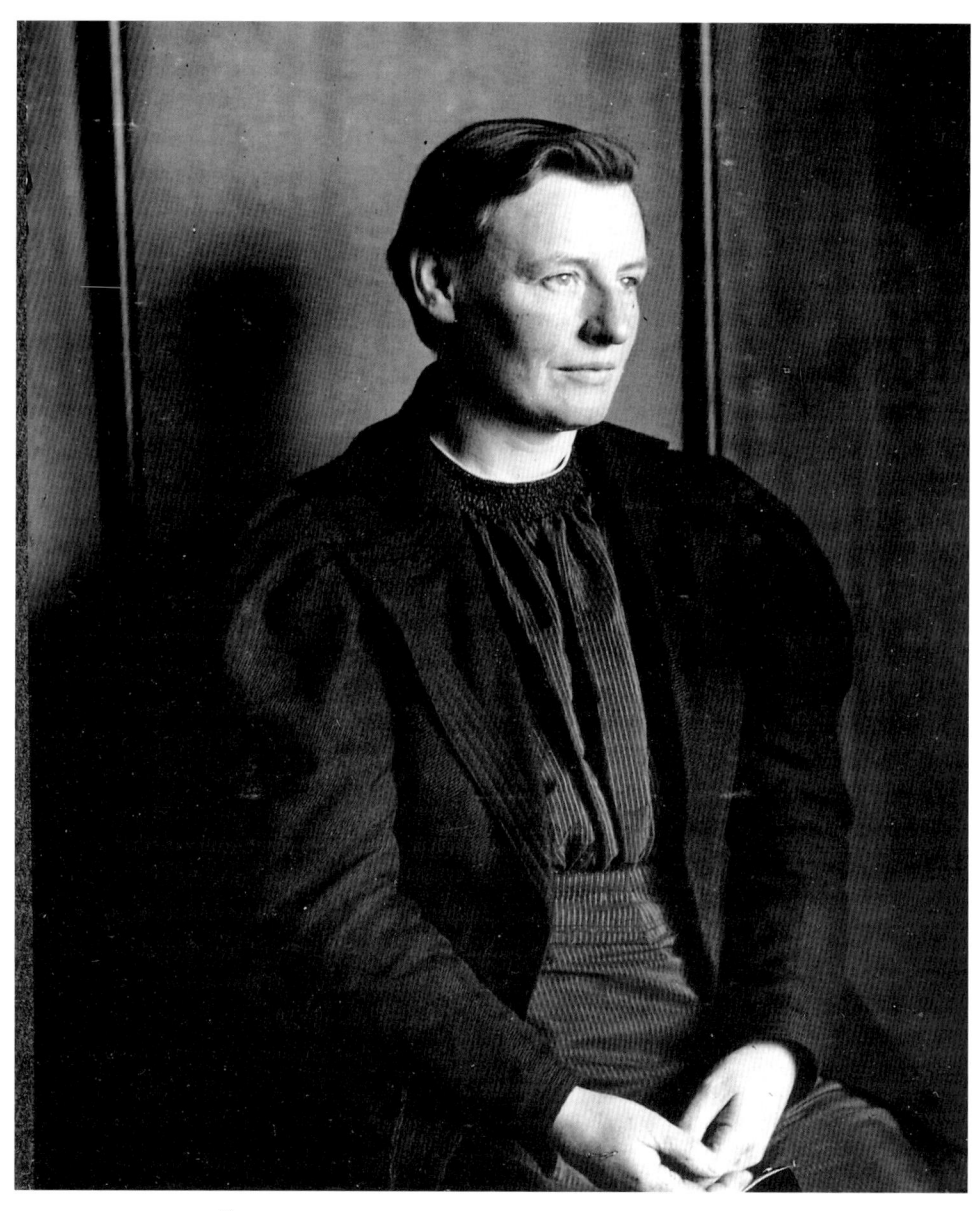

△ „*H., 1903*". Die Ärztin Hope Bridges Adams Lehmann mit 47 Jahren.

„**D**ie Fragen, die beim Friedensschluß zur Entscheidung stehen, tragen
das Schicksal Europas im Schoß. … Ein Friede, gegründet auf die Demütigung irgendeines Gegners, hätte vielleicht Aussicht, fünf Jahre zu halten.
Rache und Krieg, Wettrüsten und Volksverarmung sind unser Los, wenn wir
einen solchen Frieden erstreben. Nicht Sicherheit, sondern Haß, Angriff und
Vernichtung sind dem Lande vorbehalten, welches den Krieg als Sieger be-
schließt. Das ist der eine Weg, der vor uns offen liegt. Der andere ist der Staatenbund Europas, mit Amerika miteinbegriffen und in absehbarer Zeit die anderen Länder der Welt. Dann wäre unser Friede von Bestand, dann könnten
die Völker in kluger Einteilung die Arbeit der Welt gemeinschaftlich in Angriff
nehmen, dann wäre Raum und Zeit für alle Menschen, dann wäre das Leben
wert, gelebt zu werden. "

Hope Bridges Adams Lehmann

Friends", also die Quäker, die radikalen Parlamentsmitglieder, die „Independent Labour Party", ebenso, wie Hope vermutete, die Gewerkschaften und andere soziale Gruppen; außerdem die „Fabian Society", die berühmten „Fabier", denen auch Hopes Schwägerin Mary Bridges Adams angehörte.

Sie führt die Konzepte für einen solchen Staatenbund, den Hope Adams Lehmanns Einschätzung nach in England auch Teile der Universitäten, der Literaten, der Kirchen und der Frauenvereine befürworteten, etwas näher aus. Dieses Konzept ist besonders interessant mit Blick auf die in den zwanziger Jahren und dann nochmals nach dem Zweiten Weltkrieg unternommenen Anstrengungen, durch internationale Zusammenschlüsse wie den „Völkerbund" oder die „Vereinten Nationen" eine Weltregierung zu schaffen und Kriege zu verhindern. Die *„Beseitigung der Nationalrüstung"*, so schreibt sie, werde über eine Zusammenlegung zu einem *„internationalen Heer und einer internationalen Flotte unter internationalem Kommando zu Polizeizwecken in der ganzen Welt"* durchführbar sein. Die Weltmeere müssten neutralisiert und die Meerengen in internationalen Besitz überführt werden. Ein Staatenbund sollte für Amerika offen sein, ebenso für Russland. Organe des Bundes würden ein vom Volk gewähltes internationales Parlament und ständige internationale Ausschüsse sein.

Vor allem die Öffnung für Amerika und sogar für Russland zeigt die weitgehende nationale Unvoreingenommenheit der Verfasser des Programms, aber auch von Hope selbst: Hier ist keine Rede von einem unverbesserlichen „russischen Aggressor", wie er zur gleichen Zeit in Hopes Freundeskreis in München propagiert wurde. Hinzu kommt die Offenheit nach Osten, aber auch über den Atlantik, und damit eine Aufhebung des Eurozentrismus. Damit wird eine Entwicklung vorweggenommen, die eigentlich erst durch den Eintritt der USA in den Ersten Weltkrieg sichtbar wurde: die USA wandten sich damit der Weltpolitik zu.

Auf die Qualitäten der gegenüber den europäischen Konflikten außen stehenden USA setzte sie auch bei der Beseitigung der Ursachen des Krieges: Um die Nationalitätenfrage zu entschärfen, müssten in allen strittigen Regionen, so auch in Elsass-Lothringen, Polen u. a., Volksabstimmungen stattfinden. Als Grundlage für Friedensverhandlungen sollte es dann eine Enquete durch Amerika und die neutralen Staaten geben, die die Vorgeschichte des Krieges zu untersuchen hätte. Wenn Deutschland zu Großmut imstande sei, stünde wohl von England aus solchen Friedensverhandlungen nichts im Wege; es müsse nur eine Demütigung des Gegners vermieden werden. Sollte Deutschland über Amerika den Völkern solche Vorschläge vorlegen, könnte es mit großer Zustimmung rechnen.

Wieder in München

Im Januar 1915 kehrte Hope Adams Lehmann nach Deutschland zurück. Im Februar 1915 unterbreitete sie ihre Vorschläge der bayerischen Regierung. Sicherlich, sie hatte viele dieser Gedanken nicht selbst erfunden, aber sie hatte sie sich zu eigen gemacht. Ihre guten Beziehungen zu England ermöglichten ihr Zugänge zu Personen und Informationen, die sonst unerreichbar gewesen wären. In einer Zeit der hysterischen Kriegspropaganda wollte sie der

Stimme der Vernunft Raum schaffen. Für sie, die beide Länder kannte, gab es nicht „Feinde" sondern Individuen mit unterschiedlichem Informationsstand und verschiedenen Interessen.

Das Modell, für das sie ihr Leben lang im Kleinen gewirkt hatte, war das eines friedlichen Europas. In dem Nachwort zu ihrer Broschüre betont sie noch einmal nachdrücklich, dass kein Friede auf der Basis der Demütigung eines Gegners Bestand haben werde und nur über einen Welt-Staatenbund dauerhafter Friede gesichert werden könne.

Hope Adams Lehmann hat diese Zeit nicht mehr erlebt. Aber ihr Mut und die Energie, mit der sie das als richtig Erkannte in die Tat umzusetzen bemüht war, ist bemerkenswert und bis heute beispielhaft.

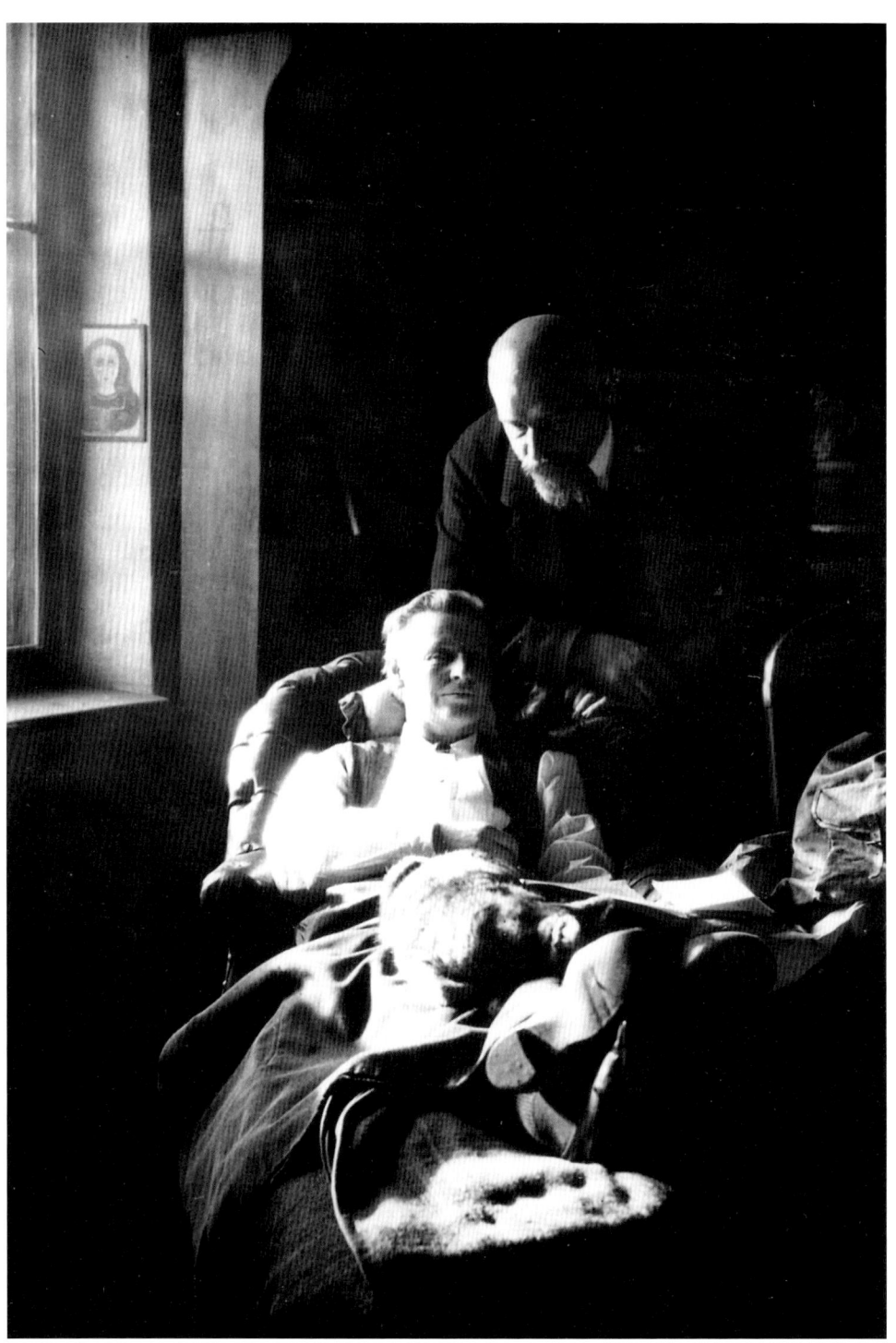

△ „C. und H., Moritz und Belinda. 1913". Carl Lehmanns fürsorgliche Zuwendung zu seiner Frau wird hier sichtbar. Hope hatte die Katze Belinda und den Kater Moritz auf dem Schoß.

Epilog

Hope Adams Lehmann kehrte im Januar 1915 aus England in eine leere Wohnung zurück: Carl Lehmann war seit November als Frontarzt in Valenciennes stationiert, die Tochter Mara lebte in Montevideo und der Sohn Dr. Heinz Walther war als Arzt in Jena tätig. Es war Hope während ihres Englandaufenthaltes gelungen, ihrer ehemaligen Kindergärtnerin und zukünftigen Schwiegertochter Miriam Alison, die bei Kriegsausbruch im Juli 1914 zu Besuch bei ihrer Mutter in England war und nicht mehr zur Hochzeit mit Heinz Walther nach Deutschland ausreisen durfte, im Januar 1915 die Reise nach Zürich zu ermöglichen, und nun kämpfte Heinz Walther darum, seine Braut nach München zu holen.

Es ist durchaus möglich, dass Hopes Englandreise und Carl Lehmanns freiwillige Meldung an die Front noch einen anderen Hintergrund hatten: Durch ihre Friedensbemühungen, die in enger Abstimmung mit der bayerischen Regierung stattfanden, sicherte sie sich die Unterstützung hoher Regierungskreise. Das konnte sie für die laufende Untersuchung gut brauchen. Und auch der Frontarzt Carl Lehmann erwies durch seinen freiwilligen Einsatz seine politische Zuverlässigkeit und seinen Einsatz für das Land.

Da die Untersuchung gegen Hope noch lief, ruhte ihre Praxis. Sie war damit beschäftigt, die Ergebnisse ihrer englischen Reise zu formulieren und auf verschiedene Weise öffentlich zu machen. So korrespondierte sie mit Hugo Haase und Wolfgang Heine vom SPD-Parteivorstand, bemühte sich aber auch um eine Zensurfreigabe ihrer Broschüre beim Bayerischen Kriegsministerium und beim Auswärtigen Amt. Seit Anfang Februar wurde ihre gesamte Korrespondenz vom Bayerischen Kriegsministerium überwacht.

Im April 1915 traf sie dann der schwerste Schlag: Dr. Carl Lehmann zog sich eine Blutvergiftung zu und starb innerhalb weniger Tage. Der Feldlazarettinspektor berichtete: *„Wahrscheinlich sind bösartige Eitererreger durch eine winzige Wunde eingedrungen und haben diesen riesenstarken, auch hier bei seinen Kollegen, den Beamten und den Kranken des Lazaretts gleich beliebten Mann in zwölf Tagen gefällt. Die Gattin des Verstorbenen, Frau Dr. Adams Lehmann, weilte seit vier Tagen am Krankenbett ihres Mannes, den ihre aufopfernde Pflege und die sorgfältige ärztliche Hilfe leider nicht zu retten vermochten. … Die Spitzen der Etappenbehörden gaben dem Verblichenen das letzte Geleite. Drei Salven rollten über sein Grab, das von seinen vielen Freunden in allen politischen Parteilagern in Ehren und treuem Gedenken gehalten werden wird. Karl Lehmann wäre im August 50 Jahre alt geworden.“*

Hope Adams Lehmann bewahrte zwar ihre Haltung, aber, wie Lida Gustava Heymann schrieb, sie brach innerlich zusammen. Carl Lehmann war für sie der Kraftquell gewesen, dem sie ihre große Energie verdankte, der Partner, mit dem es sich zu leben lohnte.

Die besondere Ausstrahlung Carl Lehmanns fing Franz Blei in einem Nekrolog für Carl Lehmann ein: *„Er war der freieste Mensch und war den Menschen hingegeben und verbunden wie keiner. Er war ein herrischer Herr und er diente ohne andere Beuge als der des menschlichen Herzens. Sein Wesen war gewaltsam und wo er stand und ging, da spürte man ihn, aber er war ganz erfüllt von der Güte eines Kindes. Von der Güte, die wortlos ist, aber voll einfacher Tat, die kein Wesens aus sich macht … Er war der seltene Mensch, der mit außerordentlichen Talenten sich in Reih und Glied der Menschheit am besten Platz fand, war Führender nicht aus Amt, Würde oder Zeichen, sondern als bester Kamerad der Menschheit. Ohne Dünkel wissend, ohne Ehrgeiz voller Ehre, ohne Worte treu, ohne Geste tapfer, aus Schwerstem helfend, als ob es nichts wäre, so war dieser Mensch und Mann der herrliche Kamerado, den Walt Whitman anruft, Felsrippe der sittlichen Welt. Ich habe seinesgleichen nie gesehen und wußte, er ist allein so … Er zauste einen wie ein Bär sein Junges und man liebte ihn. Seine Hand packte fest zu und hart, aber man wollte sie streicheln, denn in dieser eisernen Faust ballte sich die Güte allein. Daß er, dieser Kamerado, an die Zukunft glaubte, ließ einen mit ihm daran glauben. Cor cordium war dieser Mensch, stützendes Herz in der großen Mitte der weitesten Bogenspannung … Dieser unbeirrte starke Kind-Mann schritt den Weg des guten Helden, dessen Leben nicht eine Leistung, nicht ein Werk verlangt, um sich zu rechtfertigen, sondern dessen Lebensganzes ein großes Beispiel ist: dem Leben lebend zu dienen, hingeschüttet und ergeben…Wie unmittelbar aus der Hand Gottes war dieser Mensch, schwer und voll leichten Sinnes, alle Bürde tragend und ohne jede Sorge, nichts wollend, weil ganz Wille, ohne Pflichten, weil ganz verpflichtet.“*

Franz Blei bewunderte offenbar Lehmann zutiefst. Er war für den differenzierten Schriftsteller, dem Robert Musil in seinem „Mann ohne Eigenschaften“ in der Person des Ulrich ein Denkmal setzte, in seiner Einfachheit und Klarheit Gegensatz und Wunschbild in einem.

Hope Adams Lehmann löste ihre große Wohnung auf, die sie ihrem Sohn übergab, zog zusammen mit Toni Pfülf, der späteren sozialdemokratischen Reichstagsabgeordneten, in ein Gartenhaus in der Münchner Leopoldstraße, sie ordnete ihre Korrespondenzen und stellte mehrere große Fotoalben über ihr Leben mit Carl Lehmann zusammen. Sie fragte bei alten Freunden wie Adolf Geck nach Informationen über die Zeit Carl Lehmanns

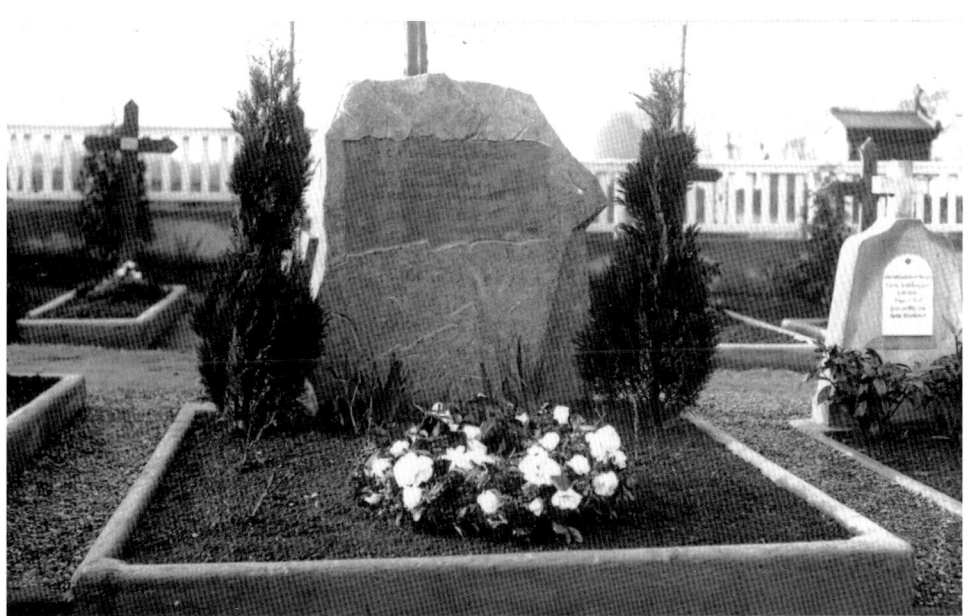

△ *„Valenciennes. December 1915. Zweite Grabanlage. Trotz genauer Angaben gelang es in Kriegszeit nicht, das Grab nach meinem Wunsch richten zu lassen. An Stelle der Esche soll eine Birke stehen, und die Fläche nur von wildwachsenden Blumen bedeckt sein, damit Freunde, die das Grab besuchen, C.s Geist dort treffen. Die französische Unterschrift ,La puissance d'aimer. La volonté d'agir. Zola', welche auf Anordnung der Militärbehörde entfernt werden mußte, soll nach dem Frieden wieder eingraviert werden. Bin ich dann nicht am Leben, wird Heinz dafür sorgen. H.B.A.L."* Sorgsam kümmerte sich Hope um das Gedenken an Carl Lehmann. Sie selbst jedoch wünschte sich, dass sie nach ihrem Tod verbrannt und ihre Asche in die Isar verstreut würde. Da dies nicht erlaubt wurde, nahmen die Angehörigen die Urne mit. Seit 1940 ist diese verschollen.

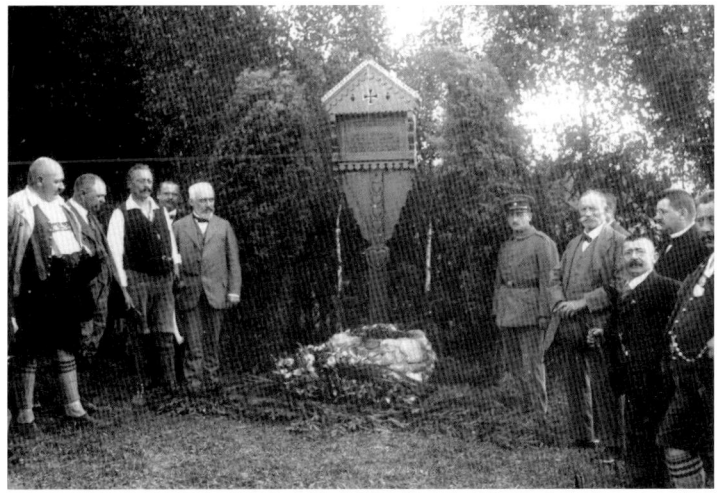

◁ *„Stockdorf 1915. Gedenkstock. Entworfen von Leibinger, ausgeführt von Ottomar Kästner".* 1915 wurde auf der „Filseralm" in Stockdorf ein Marterl für Carl Lehmann aufgestellt. Links vom Gedenkstock der spätere Bürgermeister Eduard Schmid.

München, den 4. November 1914

Testament.

Durch ein früheres Testament habe ich meine Frau zur Universalerbin eingesetzt.

Im Falle des Todes meiner Frau soll mein Stiefsohn Dr. Heinz Walther alle Mobilien erben. Vom Baargeld soll er zwei Drittel erhalten. Ein Drittel des Baargeldes soll für meinen Neffen Peter Bley bis zu dessen Volljährigkeit mündelsicher angelegt werden und dem Peter Bley dann ausbezahlt werden.

W. Carl Lehmann
mach ...

Testament.

Mein verstorbener Mann, Dr. C. A. Lehmann, hat in seinen Testamenten vom 25. December 1912 und vom 4. November 1914 mich als seine Universal- erbin eingesetzt und damit die Bestimmung un- serer vor der Eheschliessung 1896 notariell fest- gelegten Gütergemeinschaft wiederholt. Für den Fall meines früheren Todes (ich war in England und er ging in's Feld), bestimmte er, als Ersatzerben, meinen Sohn Heinz Walther und seinen Neffen Peter Bley.

Meinem Sohn Heinz vermachte er alle Mobi- lien und zwei Drittel des Capitalvermögens, seinem Neffen, Peter Bley vermachte er ein Drittel des Cap- italvermögens.

Nach dieser Bestimmung war meine Tochter Mara, verehelichte Maggiolo in Montevideo von der Erbschaft ausgeschlossen. Darin sollte keine Kränkung oder Benachteiligung meiner Tochter liegen, die mein Mann auch wie eine Tochter liebte, son- dern er hat vielmehr durch diese Verteilung seines Vermögens practischen Forderungen Rechnung ge- tragen. Meine Tochter erhielt, resp. erhält seit ihrer

6

197

◁◁ Handschriftliches Testament von Carl Lehmann, vom 4. November 1914

Testament.

Durch ein früheres Testament habe ich meine Frau zur Universalerbin eingesetzt.
Im Falle des Todes meiner Frau soll mein Stiefsohn Dr. Heinz Walther alle Mobilien erben. Vom Baar-
geld soll er zwei Drittel erben. Ein Drittel des Baargeldes soll für meinen Neffen Peter Bley bis zu des-
sen Volljährigkeit mündelsicher angelegt werden und dem Peter Bley dann ausbezahlt werden.

Dr. Carl Lehmann prakt. Arzt

◁◁ Erste Seite des handschriftlichen Testaments von Hope Adams Lehmann vom
29. August 1916

Testament

Mein verstorbener Mann, Dr. C. A. Lehmann, hat in seinem Testament vom 25. December 1912 und
vom 4. November 1914 mich als seine Universalerbin eingesetzt und damit die Bestimmung unserer vor
der Eheschliessung 1896 notariell festgelegten Gütergemeinschaft wiederholt. Für den Fall meines frühe-
ren Todes (ich war in England, er ging ins Feld) bestimmte er, als Ersatzerben, meinen Sohn Heinz Walt-
her und seinen Neffen Peter Bley.
Meinem Sohn Heinz vermachte er alle Mobilien und zwei Drittel des Capitalvermögens, seinem Neffen
Peter Ley vermachte er ein Drittel des Capitalvermögens.
Nach dieser Bestimmung war meine Tochter Mara, verehelichte Maggiolo in Montevideo von der Erb-
schaft ausgeschlossen. Darin sollte keine Kränkung oder Benachteiligung meiner Tochter liegen, die mein
Mann auch wie eine Tochter liebte, sondern er hat vielmehr durch diese Verteilung seines Vermögens prak-
tischen Forderungen Rechnung getragen.

unter dem Sozialistengesetz, weil Adolf Müller später einmal eine Biografie über ihn schreiben wolle.

Die Sektion Oberland des Alpenvereins setzte Lehmann ein Martlerl auf der Filseralm in Stockdorf. Hope hatte auch präzise Vorstellungen von einer Grabanlage in Valenciennes, die jedoch in einer Zeit des Völkerschlachtens nicht zu verwirklichen waren: *„Trotz genauer Angaben gelang es in Kriegszeit nicht, das Grab nach meinem Wunsch richten zu lassen. An Stelle der Esche sollte eine Birke stehen und die Fläche nur von wildwachsenden Blumen gedeckt sein, damit Freunde, die das Grab besuchen, C.'s Geist dort treffen. Die französische Unterschrift ‚La puissance d'aimer, la volonté d'agir. Zola', welche auf Anordnung der Militärbehörde entfernt werden mußte, soll nach dem Frieden wieder eingraviert werden. Bin ich dann nicht am Leben, so wird Heinz dafür sorgen. H.B.A.L.“*

Auch Hope Adams Lehmanns Leben begann sich zu neigen. *„Sie ist buchstäblich aus Gram nach Carls Tod gestorben“*, schrieb Rosa Luxemburg. Die längst überwundene Lungentuberkulose flammte bei ihr erneut auf und sie setzte dem nichts mehr entgegen. An Nahestehende sandte sie freundliche und warme Abschiedsbriefe, so auch an Adolf Müller: *„Jetzt heißts Abschied nehmen … Es kommt noch eine schöne Zeit, in der es eine Lust sein wird zu leben. Daß Carl und ich nicht dabei sein können, tut mir leid. Aber man darf nicht Alles haben wollen. Wenn man Alles gehabt hat, muß man auch einen Strich machen können. Was mich anbetrifft, so bin ich nicht einen Augenblick im Zweifel gewesen, über das, was mir zu tun bleibt.“* Einen Abschiedsbrief erhielt auch Julie von Vollmar: *„München, Leopoldstr. 77. I. GH (Gartenhaus). 16. Sept. 1916 abends. Meine liebe Frau v. Vollmar, Wie viel Jahre ist es her, dass ich Sie liebhabe und als eine Heilige verehre. Und jetzt soll ich Ihnen nicht einmal Lebewohl sagen. Aber das ist schliesslich gleich. Wir wissen, wie wir mit einander daran sind. Mit mir geschieht das ganz Naturgemässe, nachdem ich im Haus und für die Kinder Ordnung gemacht habe. Sie werden Ihren Lebensweg gehen und ich gehe heim. Ihnen und Ihrem lieben Mann wünsche ich noch eine Reihe von ruhigen, sonnigen Jahren und die Freude, den Frieden zu erleben und all das Wunderbare – Kampf und Sieg – das nachher kommen wird. Ich sehe es kommen und freue mich für die junge Generation. Und werden Sie auch manchmal an sich denken? Ihre Rosen haben mir sehr große Freude gemacht, haben Sie schönen Dank. Ihnen beiden herzliche Grüße mit Dank für ihre ständige Güte. HBAL“*

Am 29. August 1916 verfasste Hope ihr umfängliches Testament, das in vieler Beziehung aufschlussreich ist. Sie schloss sich in allem den Bestimmungen ihres verstorbenen Mannes an; dies galt auch für den Ausschluss der Tochter Mara aus dem Erbe. Zur Begründung heißt es im Testament: *„Meine Tochter erhielt resp. erhält seit ihrer Verheiratung regelmässige, nicht unerhebliche finanzielle Unterstützung von ihrem Vater, Dr. Otto Walther, Leoni; mein Sohn, der zwar auch von seinem Vater aber in wesentlich geringerem Masse Unterstützung erhält, der verheiratet ist und noch mehrere Assistenten- und die ersten Praxisjahre vor sich hat, braucht sehr notwendig materiellen Rückhalt. Für unseren hochbegabten, erst elfjährigen Neffen, Peter Bley, kann die ihm vermachte Geldsumme ebenfalls eine notwendige Erziehungshilfe werden. Es wäre für mich unter allen Umständen selbstverständlich gewesen die Wünsche meines Mannes genau nach seinem Sinn auszuführen. Ich tue das aber auch mit voller Anerkennung, dass seine Bestimmung hier, wie in allen anderen Entscheidungen unseres Lebens, überlegt, gütig und gerecht war. … Ich habe das Vertrauen,* *dass Dr. Otto Walther meine Tochter Mara, seinem eigenen Empfinden gemäß und vielleicht auch mit Rücksicht auf meine Bitte, für den Ausschluss aus meinem Testament entschädigen wird. Geschieht dies nicht, so wird es s. Z. eine Ehrenpflicht meines Sohnes Heinz sein, und ich kenne seinen und seiner Frau Charakter genug, um über diesen Punkt vollständig beruhigt zu sein. Für den sehr un-wahrscheinlichen Fall, dass meine Tochter Mara (oder an ihre Stelle tretende Erben) mein Testament anfechten sollte, bestimme ich, dass sie nicht mehr als den gesetzlichen Pflichtteil erhalten soll. … Eine Anzahl Möbelstücke mit Büchern, Schmucksachen und Kleinigkeiten liegt bei den Spediteuren Rich-ter und Drexel in München mit der Bestimmung, nach dem Krieg an meine Tochter Mara frachtfrei geschickt zu werden. Die Sorge dafür übernehmen meine Kinder Heinz und Miriam.*" Die Schwie-gertochter Miriam, geborene Alison, war innerlich offenbar längst in Hopes Herzen dort-hin aufgerückt, wo Mara eine Leerstelle hinterlassen hatte.

Zum Testamentsvollstrecker ernannte Hope mit Wolfgang Heine den damaligen Vorsit-zenden der Sozialdemokratischen Partei Deutschlands; hier wurde erneut ihre enge Verbin-dung zur Sozialdemokratie erkennbar. Dazu das Testament: „*Als Testamentsvollstrecker mit dem Auftrag der Regulierung meines gesamten Nachlasses ernenne ich Herrn Rechtsanwalt Wolfgang Heine zu Berlin. Sollte er dieses Amt nicht übernehmen können, so bestimme ich Herrn Justizrat Heinrich Frankenburger zu München.*"

Was hatten nun Hope und ihr Mann zu vererben? Was konnten sich bürgerliche sozi-aldemokratische Ärzte vor dem Ersten Weltkrieg in München zusammensparen? Dazu das Testament: „*Das Capital, welches ich hiermit meinem Sohn Heinz Walther und meinem Neffen Peter Bley zu zwei Dritteln resp. zu einem Drittel vermacht habe, besteht aus zwei Teilen: 1. Aus einem Legat von 3000 Pfund Sterling (drei tausend Pfund Englisch), welches mir von meinem ver-storbenen Halbbruder William Alexander Adams hinterlassen wurde, mit der Bestimmung, dass das Capital von seinen Testamentsvollstreckern, meinen Halbneffen Charles Lemesle Adams, Rechtsan-walt in Wolverhampton und Douglas Adams, Kunstmaler in London, mündelsicher angelegt und verwaltet wurde. Für die Dauer meines Lebens sollte ich die Zinsen dieses Capitals erhalten und das Recht haben, über das Capital selbst testamentarisch zu verfügen. … 2. Aus Wertpapieren in der Höhe von 21 000 M. (Ein und zwanzig Tausend Mark), welche bei der Münchner Industriebank Frauenplatz deponiert sind.*" Die Erbschaft aus England macht deutlich, dass ihr Halbbruder William Alexander Adams, Sohn aus der ersten Ehe von William Bridges Adams, sehr wohl für Hope gesorgt hatte: 3000 Pfund Sterling war damals das Vermögen, von dessen Zinsen sich eine bürgerliche Frau erhalten konnte. Hinzu kamen Wertpapiere, die sich wohl Carl Lehmann und Hope selbst zusammengespart hatten. Sie waren mit einer Hypothek von 4000 M. belastet, die vermutlich nötig geworden war, da Hope ja seit 1914 nicht mehr praktizierte. Sie schrieb, dass sie die Zinsen des englischen Vermögens bei ihrem England-aufenthalt noch hatte in Empfang nehmen können; sie waren dann erst wieder nach Kriegsende verfügbar.

In ihrem Testament wiederholt Hope die genauen Anweisungen für Carls Grabstätte, ebenso die spartanischen Vorkehrungen für ihre eigene Bestattung: „*Mein Mann hatte die Bestimmung für eine Feuerbestattung im Münchner Rathaus niedergelegt. In Folge seines Todes im Feld ist er auf dem Friedhof in Valenciennes zur Ruhe gelegt, unter den Soldaten, für die er sein Leben gegeben hat. Es ist mein Wunsch, wie es sein Wunsch gewesen wäre, dass er nicht später nach Deutschland überführt wird. Die Grabstätte soll als eine Schwarzwald-Gebirgswiese bepflanzt und gehalten sein. … Ich übertrage die Sorge für diesen Platz meinen Kindern Heinz und Miriam. Auf den Stein, der bereits dort steht, sollen so bald wie möglich nach dem Krieg unter der Inschrift die Worte aus Zolas Fecondité eingegraben werden: La puissance d'aimer, la volonté d'agir. Zola. … Die Bestimmung für meine Feuerbestattung liegt ebenfalls auf dem Münchner Rathaus. Ich füge dem zu, dass ich eine Verbrennung dritter Classe mit Vermeidung jeder unnötigen Handlung oder Menschenbeteiligung wünsche. Wenn angängig, bitte ich meine Kinder die Asche in die Isar zu werfen."* Hier wird noch einmal die große Bedeutung sichtbar, die sie Carl im Gegensatz zu sich selbst beimaß. Betrachtet man Carl Lehmanns heutige Grabstätte auf dem Soldaten-Sammelfriedhof von Frasnoy (Frankreich) nach zwei Kriegen, so zeigt sich, wie wenig Hopes individualistische und völkerverbindende Gedanken für die Grabstätte verwirklichbar waren. Es ist ein Friedhof mit schlichten Grabkreuzen, ohne jede persönliche Besonderheit: Für die Individualität einer Person bleibt auf dem „Feld der Ehre" kein Raum.

Hope Adams Lehmann dachte in ihrem Testament aber nicht nur an ihren Mann, ihre Kinder und den Neffen, auch die spätere sozialdemokratische Reichstagsabgeordnete Toni Pfülff, bei der Hope die letzten Lebensmonate gelebt hatte, wurde mit einem Legat bedacht: *„Meine Chaiselongue und das Bild ‚Odenwald' von Rudolf Sieck hinterlasse ich meiner Freundin Antonie Pfülff, die mir mit rührender Selbstlosigkeit und Güte eine friedliche Zukunft bereitet hat."*

In einem zusammenfassenden Schlussabsatz nahm Hope noch einmal die gesamte familiäre Situation zusammen; sie schrieb: *„Mein gesamter übriger Nachlass jeglicher Art, insbesondere meines Mannes und mein literarischer Nachlass, fällt meinem Sohne Heinz zu. Meine Kinder Heinz und Miriam haben mir jede Liebe erwiesen, die Kinder einer Mutter erweisen können. Meine Schwiegertochter Miriam ist mir eine wahre Tochter gewesen. Ich danke ihnen für alle Liebe, die sie für meinen Mann und für mich empfunden haben, ich bitte sie uns im Geist mit ihnen weiter leben zu lassen, und wünsche ihnen so aufrecht und gütig durchs Leben zu gehen wie mein Mann. Von meiner sehr lieben Tochter Mara glaube ich, dass sie die Beweggründe der Bestimmungen dieses Testamentes verstehen wird und nicht zweifeln an der Liebe die ich ihr zeitlebens getragen und auf ihre Kinder ungeschmälert übertragen habe, bis zu meinem Tod."*

Offensichtlich wusste Hope, dass der Tod nicht mehr lange auf sich warten lassen würde. Sie fürchtete ihn nicht. Es gab auch hier bei ihr keine Halbheiten und kein Schwanken. Im Oktober 1916 starb sie, so der Totenschein, an einer Grippe, die zu ihrer Tuberkulose hinzukam. Ob sie dabei nachgeholfen hat, ist nicht überliefert.

„Die Herbstsonne strahlte über dem Ostfriedhof, überflutete Bäume und Gebüsch und hob den Zauber der Herbstfärbung noch kräftiger hervor. Es war ein stimmungsvoller Abschiedstag, würdig der Frau, deren sterbliche Reste in der Mittagsstunde den Flammen übergeben wurden. Eine stattliche Anzahl Freunde und Verehrer hatten sich in der Aussegnungshalle eingefunden." Es sprachen die Vertreter all der Vereinigungen und Kreise, denen Adams Lehmann nahe gestanden hatte und so zeigte sich bei dieser Feier nochmals die Vielfalt der Interessen und des Engagements dieser Frau.

Mehrfach wurde hervorgehoben, dass sie eine „geistige Erbschaft" hinterlassen habe, die eine Verpflichtung für die Zukunft darstelle.

Die Frage nach dieser „geistigen Erbschaft" ist es, die am Schluss nun noch einmal durchdacht werden soll. Hope Adams Lehmann war in keiner Weise „bequem". Ihre Aktivitäten, Lebenskonzepte und Reformideen wirkten provozierend und sicherlich für viele Zeitgenossen mehr als utopisch. Adams Lehmann übte immer wieder heftige Kritik an der bestehenden Gesellschaft: Sie wandte sich gegen die soziale Ungleichheit auf vielen Ebenen – zwischen Mann und Frau, zwischen Arm und Reich; aber auch in der medizinischen Versorgung und im Krankenhaus. Gegen Hierarchien, beispielsweise in der Medizin, setzte sie Gedanken von Demokratisierung und der gleichberechtigten Arbeit an gemeinsamen Zielen.

Der Weg zu diesen großen Zielen lief für sie über Reform, und zwar Reform im Großen, also Gesellschaftsreform, aber auch im Kleinen, als Arbeit des Einzelnen an sich und seiner Umgebung. Diese Art der Reform war für sie die Revolution, die letztlich zu einer „idealen" sozialistischen Gesellschaft führen würde. Im Großen bemühte sie sich selbst um Krankenhausreform und Schulreform, für die sie auch entsprechende Projekte entwarf und teilweise umsetzte. Im individuellen Bereich war es für sie der Kampf der Vernunft gegen die Unvernunft. Sie sah in der Aufklärung eine Möglichkeit, Wandel zu schaffen: Das versuchte sie mit Blick auf Krankheit und Gesundheit, in Bezug auf die Sexualität, letztlich sogar in Bezug auf die „große Politik". Dahinter wird wieder ihr Grundoptimismus sichtbar: Die Gesellschaft war für sie veränderbar, ebenso der Mensch. Gesellschaftsreform, so lässt sich dies zusammenfassen, war für sie machbar durch Alltagsreform.

Besonderen Reformbedarf sah sie im intimsten Bereich: bei den Geschlechterrollen in Ehe und Beruf. Der Frau wollte sie die gleiche Genussfähigkeit, Intelligenz und Aktivität zugestehen wie dem Mann. Der Weg dorthin ging über lernen, sich aussetzen, sich einsetzen. Dem zur Seite stand die Reform für den Mann. Zur erfüllten Sexualität, die sie für beide Geschlechter forderte, müsse die Gleichheit treten, denn nur Gleiche könnten Ungleichheit beseitigen. „Natur", so die These, sei die Gleichheit von Mann und Frau, „Unnatur" die Fesselung in sozialen Gegensätzen und Geschlechterrollen.

Ihre Herkunft aus einer radikal reformorientierten englischen Nonkonformistenfamilie, die frühe Begegnung mit dem Sozialismus, und die lebenslange praktische und theoretische Beschäftigung mit Fragen der Reform gaben ihr die Möglichkeit, Lösungskonzepte anzubieten. Hinzu kam der Blick der zweisprachigen Migrantin auf ihre zwei Heimatländer, der sich mühelos auf Europa übertragen ließ: So hoffte sie, durch die Verbesserung der Sprachbeherrschung auch die Verständigung zwischen den Menschen zu verbessern und damit die Basis für eine friedfertige Weltgesellschaft zu legen. In mancher Hinsicht nimmt sie Gedanken vorweg, die erst hundert Jahre später realisierbar erscheinen. Das macht die „geistige Erbschaft" dieser Frau aus, die keine Scheu zeigte, sich auf eine andere Zukunft einzulassen.

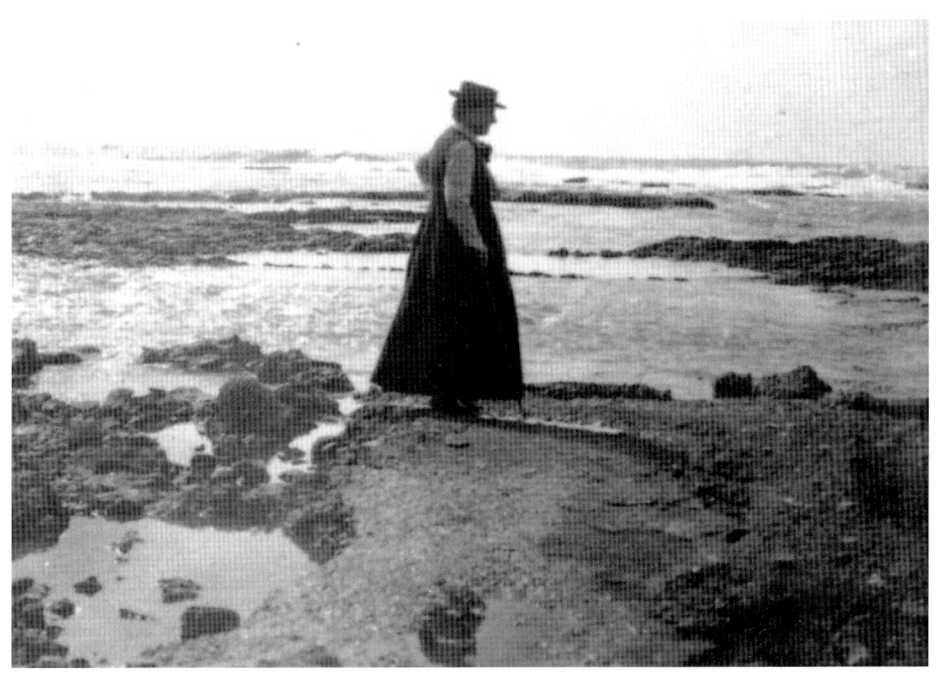

△ *„Englische Reise 1909. C. und H. "* Hope in Cornwall.

Danksagung

Dieses Buch hat eine lange Geschichte. Ich forsche über Hope Adams Lehmann inzwischen seit über 15 Jahren. Kolleginnen und Kollegen ließen sich von mir anstecken und halfen mit guten Ideen, Archivfundstücken, Kontakten. Mein großer Dank gilt Dr. Manuela und Florian Beck (München), Dr. Heike Bretschneider (München), Dr. Jane Martin (London), Konrad Ott (München), Prof. Dr. Karl Heinrich Pohl (Kiel); es halfen Gabi Einsele (Zürich), Dr. Mary Anne Elston (London), Dr. Lesley Hall (London), Dr. Katharina Rowolt (London), Dr. Jutta Schwarzkopf (Bremen), Dr. Anne Summers (London), Dr. Maria A. Pinto-Correia (Lissabon), Dr. Cornelie Usborne (London), die Mitarbeiterinnen und Mitarbeiter der Archive und Bibliotheken in London: des „Kings College", des „Royal Free Hospital", des „Royal Holloway and New Bedford College", der „Royal Society for the Encouragement of Arts, Manufactors and Commerce", der „Institution of Civil Engineers", „Dr. Williams Library", der „Special Collections UCL Library Services, University College London", „British Medical Association", „United Reformed Church History Society", der „London School of Economics", der „National Archives" (Kew), ebenso des „Nuffield College" (Oxford), des „Royal College of Physicians in Ireland" (Dublin), der „National Library of Australia" (Canberra), des Klosters Fiecht (Tirol), es halfen die Archive in Berlin, Bonn, Dresden, Frankfurt, Freiburg, Gengenbach, Hamburg, Karlsruhe, Leipzig, München, Offenburg, Potsdam und Wiesbaden. Im Zuge der Ausstellungen 2002 und 2005 fand ich große Unterstützung bei Sabine Kinder und Dr. Angelika Baumann (München), Prof. Dr. Ortrun Riha und Dr. Sabine Fahrenbach (Leipzig), Gerhard Beyer und Jan Beenken (München). Die Fotos aus den Alben stellten freundlicherweise Dr. Elizabeth Tworek, Monacensia Literaturarchiv der Münchner Stadtbibliothek, das Alpine Museum (München) und Adalbert Schäfer (Gengenbach) zur Verfügung. Dank gebührt auch den weitverstreuten Familienangehörigen von Hope Adams Lehmann.

Ohne Michael Volk, unseren Freund und Verleger, gäbe es diese neue und umfänglich ergänzte Fassung meines Buches von 2002 nicht. Ihm danke ich daher sehr. Ebenso meinem Mann Erich Kasberger für seine aktive und unermüdliche Mitwirkung an den Ausstellungen, an dem Buch, an dem ganzen Projekt.

Marita Krauss

Anhang

Quellen und Literatur sind pro Kapitel mit Kurztiteln angegeben; in der Bibliographie am Schluss des Bandes lassen sie sich vollständig finden. Für genaue Zuordnung der einzelnen Nachweise vgl. Marita Krauss, Die Frau der Zukunft. Dr. Hope Bridges Adams Lehmann, Ärztin und Reformerin.

Quellen- und Literaturnachweis

Einleitung

Gedruckte Quellen
Heymann, Hope Bridges Adams Lehmann

Literatur
Albisetti, The Fight for Female Physicians
Bleker, Die ersten Ärztinnen und ihre Gesundheitsbücher für Frauen, S.24-32
Dies./Schleiermacher (Hrsg.), Ärztinnen
Huerkamp, Der Aufstieg der Ärzte
Dies., Frauen im Arztberuf; Dies., Medizinische Lebensformen im späten 19.Jahrhundert
Jäger, Photographie: Bilder der Neuzeit
Kirschstein, „Fortgesetzte Verbrechen wider das Leben"
Krauss, Dr. Hope Bridges Adams Lehmann (1855-1916) - Lebensentwürfe
Dies.: Das Weib und der Stier
Dies.: „Man denke sich nur die junge Dame…"
Dies., Die Frau der Zukunft
Dies.: Dr. Hope Bridges Adams Lehmann. Ein Publikations- und Ausstellungsprojekt
Dies.: „Die neue Zeit mit ihren neuen Forderungen…"
Dies.: Dr. Hope Bridges Adams Lehmann, Zukunftskonzepte
Dies.: Dr. Hope Bridges Adams Lehmann – erstes medizinisches Staatsexamen einer Frau
Dies.: Unitarian Radicalism
Dies.: „Die Frau ist ein ganzer Mensch"
Dies.:Vision und Praxis
Niggemann (Hrsg.), Frauenemanzipation und Sozialdemokratie, S.303
Pohl, Emanzipation zwischen Sozialismus und Feminismus, S.295
Ders., Hope Bridges Adams Lehmann
Ders., Adolf Müller, bes. S.54-61, 133-157

Ders., Die Münchener Arbeiterbewegung, S.330-353
Tennstedt, Vom Proleten zum Industriearbeiter, vor allem S.555-572

Vater und Tochter

Ungedruckte Quellen
Archiv der Sozialen Demokratie, Bonn, Nachlass Vollmar, Brief Hope Adams Lehmann an Julie von Vollmar, 13.6.1915
Archiv des Bedford College, Catalogue, 1849-1985
Archiv des King's College London
Archiv des Royal Holloway and New Bedford College, University of London
Archiv des Royal College of Physicians in Ireland, Dublin (Kings and Queen's College of Physicians): Roll of Licentiates in Medicine, 8.4.1881
Archiv und Bibliothek von South Place Chapel, London, dort der 'Monthly Repository'
Archiv des University College London, Place Papers, Korrespondenzen; dort auch ungedruckt: William Alexander Adams, A busy life
Bayerisches Hauptstaatsarchiv München, MK 40626, Schreiben Hope Bridges Adams Lehmann an das kgl. bayer. Staatsministerium des Inneren für Schul- und Kirchenangelegenheiten vom 19.3.1903; Protokoll der dreißigsten Sitzung des Bundesrates, Session 1904, S.276
Bundesarchiv Berlin, R 1501 Reichsministerium des Inneren 10772, Antrag Baron von Tauchnitz 12.11.1879; Antwort an den Kabinettssekretär der Kaiserin vom 14.4.1880
Fondazione Feltrinelli, Milano, Nachlass W.J. Linton, Briefe von Hope Bridges Adams und Ellen Bridges Adams
National Library of Australia, MS 1698, Papers of William James Linton

Royal Society for the Encouragement of Arts, Manufactors and Commerce, London

Sächsisches Hauptstaatsarchiv Dresden, Kreishauptmannschaft Leipzig 246, Bl.28 ff. und Bl.58; Ministerium für Volksbildung 10055/15, 11467, Bl. 173, Schreiben vom 18.8.1877; Verhandlungen des ordentlichen Landtages im Königreich Sachsen 1879/80, 1.Kammer, Bd.1, Nr.5, S.26 (3.12.1879); Verhandlungen des ordentlichen Landtages im Königreich Sachsen 1879/80, 2.Kammer, Bd.1, S.535

Stadtarchiv Dresden, Adressbücher der kgl. Hauptstadt Dresden, 1875-1879

Stadtarchiv München, Meldebogen Karl Lehmann

Universitätsarchiv Leipzig, GA X M1, Hörerscheine, WS 1873/74-31.12.1889, bes. Liste WS 1876/77, Eintrag Nr.4; Med. Fak. B VII, 8, Bl.1-111, bes. Bl.6-7v ; Rep.II/IV/35

Private Mitteilungen von Nicolas Bridges Adams vom 7.6. und vom 6.11.1997

Stammbaum der Familie Adams, freundlicherweise übersandt von Brian Adams, London, 19.8.2001

Gedruckte Quellen

Allibone's critical dictionary of English History, Supplementband, 1891

Dictionary of National Biography, ed. By Leslie Stephen

Lexikon deutscher Frauen der Feder, hrsg. von Pataky, Berlin 1898, S.2

Modern English Biography

Who was Who 1897-1916, 1920

Atlantic Monthley Dezember 1897, S.788 f.

Bayerisches Ärztliches Correspondenzblatt, Nr.10 (1899), S.98; Nr.21 (1898), S.285

Engineering newspaper 26.7.1872, S.63

Englishwoman's Review 15.4.1882, S.173 f.

Journal of the Royal Society of Arts 4 (1855), S.644-646; 5 (1856), S.168; 13 (1865), S. 357; 20 (1872), S.763-764; Address, 22. November 1872, S.2 f.

Monthly Repository I- XX, III (1835), S. 485-494 und Fortsetzung S. 552-584

Münchener Post, 12.10.1916

Peoples Journal III, Nr. 76, 12.6.1847, S. 333 f., darin: W.J. Linton, Fair Field Festival

Reasoner, Vol. II, Nr. 52 (1847), S.53

Tait's Edinburgh Magazine, Vol. I, April 1834, S. 179-183, darin: Junius Redivivus on the Working Classes

Adams, On Medical Education, in: The Lancet 1.10.1881, S.584-586

Adams Lehmann, Thirty Years Ago, S.32

Bischoff, Das Studium und die Ausübung der Medizin durch Frauen

Bridges Adams, English Pleasure Carriages

Ders., Roads and Rails

Frankenburger, Das Medizinstudium (Schluß), S.109

Kirchhoff, Die akademische Frau

Möbius, Der physiologische Schwachsinn des Weibes

Tiburtius, Erinnerungen einer Achtzigjährigen, S.173 f.

Walther, Zum anderen Ufer, S.18

Literatur

Albisetti, The Fight for Female Physicians, S.99-123

Bachmann, Medizinstudium von Frauen in Bern

Bauth, Adams, Sarah, Spalte 33

Bleker/Schleiermacher (Hrsg.), Ärztinnen

Bonner, To the End of the Earth

Brentjes/Schlote, Frauenstudium, S.62

Brinkschulte (Hrsg.), Weibliche Ärzte

Caine, English Feminism 1780-1980, S.56 f., 62-64

Dies., Victorian Feminists

Costas, Der Zugang der Frauen zu akademischen Karrieren

Drees, Die Ärzte auf dem Weg zu Prestige und Wohlstand

Duncker, Zur Vorgeschichte des Frauenstudiums an der Universität Leipzig, S.281.

Ellis, Twenty Locomotive Men

Frevert, Frauen und Ärzte

Geyer-Kordesch, Geschlecht und Gesellschaft

Gleadle, The Early Feminists

Guy, John: Physician of Mankind. The Life of Thomas Southwood Smith; E.F. Bridell-Fox, Sarah Flower Adams: A memoir and her hymns, S.6 f

Harrison, Robert Owen, S.188-192

Holis, Ladies Elect

Huerkamp, Bildungsbürgerinnen

Johnson, The Changing Shape of English Nonconformity

Jütte (Hrsg.), Geschichte der deutschen Ärzteschaft

Krauss, Dr. Hope Bridges Adams Lehmann

Dies., „Man denke sich nur die junge Dame im Seziersaal"

Dies., Unitarian Radicalism

Martin, Entering the public arena, S.225-240

Mineka, The Dissence of Dissent

Planert, Antifeminismus im Kaiserreich, S.20-32, 79-100

Rendall, The Origins of Modern Feminism, London 1985

Roberts, Jex-Blake

Rogger, Der Doktorhut im Besenschrank

Rohner, Die ersten 30 Jahre
Saville/Bellamy (Hrsg.), Dictionary of Labour Bio-
graphie, Bd.6: Mary Bridges Adams
Speaight, A Bridges-Adams Letter Book
Taylor, Eve and the New Jerusalem

Beruf, Liebe, Politik

Ungedruckte Quellen

Archiv der Stadt Frankfurt, Institut für Stadtgeschichte,
Meldekartei
Bayerisches Hauptstaatsarchiv München, MK 40626,
Schreiben der Münchner Polizeidirektion an
das bayerische Innenministerium vom 20.5.1903
(„unbefugte Übertretung des Art. 25 Poli-
zeistrafgesetzbuch")
Generallandesarchiv Karlsruhe, Nachlass Geck 95, Nr.3,
Schreiben Hope; Brief Clara Zetkins an Adolf
Geck; Adams Walther an Geck vom 11.10.1888
Hessisches Hauptstaatsarchiv Wiesbaden, 405 Nr.8423;
Nr.1208, Bl. 190-192
Monacensia Literaturarchiv der Münchner Stadtbibliothek,
Fotoalbum von Hope Adams Lehmann
Münchner Stadtadreßbücher 1896-1916
Staatsarchiv München und Oberbayern, Staatsanwalt-
schaft 1834, Urteil des Bayerischen Obersten
Landesgerichts mit allen Begründungen; Proto-
koll vom 18.7.1914; Vernehmungen von Dr.
Hengge, Dr. Epstein, Prof. Dr. Gustav Klein und
anderen; Bericht von Dr. Hans Albrecht; Protokoll des Überwachungskommissars vom
24.3.1914; Verhör der Hebamme Rauenzahner,
13.5.1914; Vernehmung Hope Adams Lehmann
vom 28.7.1914; die Fälle der Patientinnen
Staatsarchiv Hamburg, Kopie der Akten des „Freiburger Sozialistenprozesses"
Altonaer Adreßbuch 1885
Stadtarchiv München, Krankenanstalten 207, 208, 211,
230, Krankenhaus rechts der Isar 19, 20; Krankenhaus München-Schwabing 24, 75; Meldebogen für Mally Kachel
Universitätsarchiv München, Sen 109, Schreiben Franz
von Winckels vom 11.2.1894; Schreiben des
Ministeriums vom 20.2.1894; Sen 126, Verzeichnis der Volontärärzte an der Kgl. Universitäts-
Frauenklinik München 1.1.1891-31.12.1885;
Klinik- und die Assistentenakten Sen 25/16,
25/20, 25/21 25/24, 25/33, 25/34, 25/37; Sen
57, 109, 126, 560

Korrespondenz mit Clelia Maggiolo de Cabuto Etchegaray, Montevideo

Gedruckte Quellen

Amtliches Verzeichnis des Personals und der Studie-
renden der Universität Straßburg, 1872-1918
Augsburger Abendzeitung, 28.5.1904
Gewerbeordnung für das Deutsche Reich von 1871,
§ 30 II, zur Kurierfreiheit
Münchner Gemeindezeitung 1910, Sitzungsberichte,
S.384-386, Sitzung vom 10.2.1910 und S.432,
Sitzung vom 22.2.1910
Münchner Medizinische Wochenschrift, 5.12.1911,
S.2625
Münchener Post, 12.11.1903
Personalverzeichnisse der Universität München 1900
bis 1933

Adams Walther, Die Hebammenfrage
Dies., Das Frauenbuch
Adams Lehmann, Die Gesundheit im Haus
Dies., Die Arbeit der Frau, S.1037
Dies., Frauenstudium und Frauentauglichkeit, S.28 f.
Dies., Die Unterbrechung der Schwangerschaft,
S.178 f.

Augspurg, Ein typischer Fall der Gegenwart. Offener
Brief (1905), in: Janssen-Jurreit (Hrsg.), Frauen
und Sexualmoral, S.102
Bebel, Ausgewählte Reden und Schriften, Bd.2.2,
S.193 u. 228, Brief Bebels an Engels vom
5.7.1885 und Bebels an Hermann Schlüter am
20.3.1885
Ders., Woman in the Past, Present and Future
Belli, Die rote Feldpost unterm Sozialistengesetz,
S.211-216
Fendrich, Hundert Jahre Tränen, S.48-50, 59
Geck, Hope Adams Lehmann †
Ders., Sozialistengesetz in Baden
Fischer Dückelmann, Die Frau als Hausärztin
Kluckert, Nordrach, S.250-269
Luxemburg, Gesammelte Briefe, Bd. 2, S.312, Brief
Rosa Luxemburgs an Hans Diefenbach vom
2.10.1907
Springer, Die Ärztin im Haus
Straus, Wege zur sexuellen Aufklärung
Dies., Wir lebten in Deutschland, S.138, 140
Walther, Zum anderen Ufer

Literatur

Benker/Störmer, Grenzüberschreitungen
Blasius, Ehescheidung in Deutschland
Bleker, Die ersten Ärztinnen und ihre Gesundheits-
bücher für Frauen, S. 65-83
Bleker/Schleiermacher (Hrsg.), Ärztinnen im Kai-
serreich

Bornemann, Erste weibliche Ärzte, S.30

Brinkschulte (Hrsg.), Weibliche Ärzte

Burchardt, Die Durchsetzung des medizinischen Frauenstudiums, S.16

Bußmann (Hrsg.), Stieftöchter, S.110 f.

Condrau, Lungenheilanstalt, S.42, 123

Dittler, Erinnerungen an Dr. Carl und Dr. Hope Bridges Adams Lehmann

Ders., Dr. Carl Lehmann, S.441-460

Eichler, Sozialistische Arbeiterbewegung in Frankfurt a. M., S.135, 179-188

Evans, Sozialdemokratie und Frauenemanzipation

Geyer-Kordesch, Realisierung und Verlust ,weiblicher Identität' bei erfolgreichen Frauen, S.213-236.

Götze, Clara Zetkin

Huerkamp, Der Aufstieg der Ärzte, S.209-216

Kaiser, Spurensuche, S.37

Klausmann, Politik und Kultur der Frauenbewegung

Knauer-Nothaft, „Wichtige Pionierinnen", S.152-163

Krauss, „Die neue Zeit"

Dies., „Ein voll erfülltes Frauenleben", S.236-241

Dies., Sozialprofil und Berufsausübung, S.139-151

Pohl, Hope Bridges Adams Lehmann, S.295-307, 330-353

Ders., Münchener Arbeiterbewegung, S.358 f., S.360-363

Sarasin, Reizbare Maschinen, S.147-172

Tennstedt, Vom Proleten zum Industriearbeiter, S.555-572

Vogt, Erste Ergebnisse. S.166

Weiss, Maxim Zetkin

Wobbe, Gleichheit und Differenz

Ziegler, „Zum Heile der Moral", S.33

Mann und Weib und Weib und Mann

Gedruckte Quellen

Adams Lehmann, Frauenbuch, Bd.2, S.1 f., Bd. 2, S.42, S.124-131, 169 f.

Dies., Die Schule der Zukunft, S.343

Dies., Die Vorbereitung der Frau zur Lebensarbeit, S.11 f., 21-25

Dies., Zur Psychologie der Frau, S.591-596

Dies., Die Gesundheit im Haus, S.460-487

Dies., Das Weib und der Stier, S.5

Dies., Das Weib in seiner Geschlechtsindividualität, S.743

Dies., Die Arbeit der Frau, S.1032-1037

Dies., Sexuelle Pädagogik, S.749-760

Bäumer, Die neue Ethik, S.711

Dies., Was bedeutet in der deutschen Frauenbewegung, S.325

Heymann/Augspurg, Erlebtes-Erschautes

Heymann, Dr. Hope Bridges Adams Lehmann +, S.79

Springer, Die Ärztin im Haus, Bd. II, S.745

Stöcker, Weibliche Erotik, S.91

Weber, Sexual-ethische Prinzipienfragen, S.38-41

Literatur

Bleker, Die ersten Ärztinnen

Bussemer, Bürgerliche und proletarische Frauenbewegung, 48 f.

Dünnebier/Scheu, Die Rebellion ist eine Frau

Evans, The Feminist Movement in German

Frevert, „Mann und Weib und Weib und Mann"

Grau, Eisner, S.281

Hackett, Helene Stöcker, S.109-130

Janssen-Jureit (Hrsg.), Frauen und Sexualmoral, Einleitung, S.28-34

Krauss, Es geschah im Fotoatelier Elvira

Lewinsohn, Die Stellung der deutschen Sozialdemokratie zur Bevölkerungsfrage

Niggemann (Hrsg.), Frauenbewegung und Sozialdemokratie

Müller-Windisch, Aufgeschnürt und außer Atem

Planert, Antifeminismus im Kaiserreich

Plößl, Weibliche Arbeit in Familie und Betrieb

Schenk, Die feministische Herausforderung

Verein für Fraueninteressen, 100 Jahre Verein für Fraueninteressen

Weber-Kellermann, Frauenleben im 19. Jahrhundert

Wobbe, Gleichheit und Differenz, S.114

Hope und Carl Lehmann

Ungedruckte Quellen

Alpines Museum München, Fotoalbum von Hope Adams Lehmann, Besitz der Sektion Oberland des Deutschen Alpenvereins; Deutscher und Österreichischer Alpenverein, Sektion Oberland, Jahresberichte 1899-1915: Jahresbericht 1 (1899), 2 (1900), S.24; 6 (1904), S.37-39, Bericht von Lehmann; 7 (1905), S.62; 8 (1906), S.31, 33, Ehrentafel der Stifter; S.30: die k.k. Forst- und Domänendirektion in Innsbruck unterbrach 1906 die Verbindung zwischen Lamsenjochhütte und Hallerangerhaus aus „jagdsportlichem Interesse"; Mitteilungen des Deutschen und Österreichischen Alpenvereins, n. F. 22 (1906), Nr. 13 S.161 f.; Nr. 15, S.179-182; 24 (1908), Nr. 6, S.80 f.; 25 (1909), Nr.11, S.144

Archiv des Klosters Fiecht, Notariatsakt zum Hüttenbau vom 31.10.1903; Informationen zu Pater
Leo (Severin) Bechtler: geb. 15.6.1856 in Liech-
tenstein als Sohn eines k.k. Zollkontrolleurs; er
trat 1878 in Fiecht ein. Er war auch Wallfahrts-
priester in St.Georgenberg. Er starb 1937.

Generallandesarchiv Karlsruhe, Nachlass Geck 988,
Brief von Clara Zetkin an Adolph Geck vom
18.10.1916

Internationaal Instituut voor Sociale Geschiedenis, Amsterdam, Brief Hope Adams Lehmann an Karl
Kautsky vom 30.1.1899

Monacensia Literaturarchiv der Münchner Stadtbibliothek,
Fotoalbum, Bildbeschriftung der Reisebilder

See-Berufsgenossenschaft Hamburg, Schreiben an die
Verf. vom 2.2.1995: Lehmann fuhr vom
23.12.1912-31.3.1913 als Schiffsarzt auf der
„Cordoba" nach Argentinien und vom 4.3.1914
– 4.5.1914 auf der „Rio Pardo" nach Brasilien

Staatsarchiv Hamburg, 373-7 I-V, Register L, Nr. 180;
Auswandererlisten VIII A1, Band 253

Staatsarchiv München und Oberbayern, Staatsanwalt-
schaft 1834,Vernehmung Epsteins am 25.7.1914;
Pol. Dir. 4493, Generalversammlung des Vereins
Mutterschutz vom 26.3.1907

Staats- und Universitätsbibliothek Hamburg, Dehmel-
Archiv Br.A 337-362, BKB I.179

Stadtarchiv München, Bürgermeister und Rat 154,
Biographische Notizen zu Dr. Friedrich Bauer

Gespräch mit Frau Schwarz, der Tochter von Elisabeth Oréans, in Gengenbach

Gedruckte Quellen

Adams Lehmann, Mutterschutz, S.1243
Dies., Das Weib und der Stier, S.8
Dies.(Anonym), Kriegsgegner in England
Dies., Das Frauenbuch, Bd. 2, S.729
Dies., Der Säugling und seine Ernährung
Dies., Frauenheim

Münchner Gemeindezeitung 1909, S. 1248-1250,
Sitzung vom 12.8.1909 zur „Schwesternnot" in
den städtischen Krankenhäusern; 1329, 1566,
zur Sitzung vom 28.10.1909; 1910, S.384-386,
Sitzung vom 10.2.1910, Anfrage Lehmanns zur
Milchversorgung.

Blei, Erzählung eines Lebens, S.236-239
Engels, Soziales aus Rußland (1875), S.348
Epstein (Hrsg.), Bericht der Kommission für Arbei-
terhygiene und -statistik 1904-1906, 1907-1909
Ders., Ein Programmentwurf

Ders., Bericht der Kommission
Ders., Der Arbeiterschutz
Fendrich, Hundert Jahre Tränen, S.34
Kautsky, Rosa Luxemburg, S.16
Lehmann/Parvus. Das hungernde Russland, S.4,
515, 528
Walther, Zum anderen Ufer

Literatur

Angermair, Eduard Schmid
Bäumler,Verschwörung in Schwabing, S.26
Biographisches Handbuch der deutschsprachigen
Emigration, Bd. I, S.6 f.
Eckardt, Herrschaftliche Jagd
Grau, Kurt Eisner
Heresch, Geheimakte Parvus, S.56-58, 66
Hitzer, Lenin in München, S.215-219
Höpfner/Schubert, Lenin in Deutschland, S.64, 106
Krauss, Herrschaftspraxis in Bayern und Preußen
Labisch, Die gesundheitspolitischen Vorstellungen,
S.325
Leitner, Die Attentäterin Vera Zasulic, S.204-208
Pohl, Adolf Müller, S.58, 94 f.
Ders., Katholische Sozialdemokraten oder sozialde-
mokratische Katholiken, S.251
Ders., Münchener Arbeiterbewegung, S.343-382, 495
Ders., Sozialdemokratie und Bildungswesen, S.79-
101
Scharlau/ Zeman, Freibeuter der Revolution
Schoßig, Konsumgenossenschaften, S.181
Schulte, Ein Dorf im Verhör, S.179-288
Stern (Hrsg.), Die Auswirkungen der ersten Russi-
schen Revolution von 1905-1907, S.39-42,
Dok. Nr. 10, Bericht der Münchner Polizeidi-
rektion an die Regierung von Oberbayern
vom 30.8.1905
Tennstedt, Vom Proleten zum Industriearbeiter,
S.565-572

Ideen für die Zukunft

Ungedruckte Quellen

Bayerisches Hauptstaatsarchiv München, MK 40626, Begründung zum Antrag Bayerns an den Bundesrat,
Nr.69, unterzeichnet von Hermann, vom
2.4.1904, S.3; Schreiben Hope Adams Lehmann
an das kgl. Bayerische Staatsministerium für Kir-
chen- und Schulangelegenheiten vom 23.12.1903;
Gutachten der Professoren Geheimrat Franz von
Winckel, Friedrich Müller, Fritz Lange, Adolf
Schmitt, Gustav Klein, von Privatdozent Dr. Sal-
zer und Dr. Ferdinand Leimer.

Bayerische Staatsbibliothek München, Handschriftenabteilung, Nachlass Gerda Walther Ana 317/BIII, Kasten 16, Brief Gerda Walther an Agnes Stadler, die Tochter Eduard Schmids, vom 27.8.1968 sowie Brief vom 12.10.1976 an ihren Neffen Peter Walther und seine Frau Hilde.

Stadtarchiv München, Schulamt 1266, Schreiben Margarete Kampffmeyers an die Münchner Lokalschulkommission vom 4.1.1921; Schulamt 1297/11, Antrag zur Errichtung einer Versuchsschule vom 12.7.1909; Personalmeldebögen von Heinz Walther und von Miriam Alison

Gedruckte Quellen

Adams Lehmann, Das Frauenheim
Dies., Zum Frauenheim, S.9-12
Dies., in: Bayerisches Ärztlichen Correspondenzblatt 15 (1909), S.194 f.
Dies., Die Schule der Zukunft, S.337-344 und 376-378
Dies., Sexuelle Pädagogik
Dies., Die Arbeit der Frau, S.1035-1037

Adreßbuch der Stadt München 1912, S.13
Münchner Gemeindezeitung 1910, S.315-317, Sitzungen vom 4. und vom 7.2.1910, S.962, Sitzung vom 7.6.1910, S.1103, Sitzung vom 12.7.1910 im Magistrat und vom 22.6.1910 in der Lokalschulkommission, S.1109, Sitzung vom 27.7.1910 und S.1167-1173, Sitzung vom 28.7.1910

Bericht über die erste Versuchsklasse an der Schule an der Hohenzollernschule, o. O. (München) o. J. (1911), S.1
Brückl, Die Münchener Versuchsschule, S.50-56
Lehmann, Die Forderung der freien Arztwahl

Literatur

Bischoff, Frauen in der Krankenpflege, S.107-113
Bock, Pädagogik und Schule, S.214
Dilk, In zwei Sprachen zu Hause
Elkeles, Der Patient und das Krankenhaus, S.362, 364-369
Frevert, „Fürsorgliche Belagerung"
Gemkow, Ärztinnen und Studentinnen in der Münchner Medicinischen Wochenschrift, S.148-153
Göckenjahn, Medizin und Ärzte als Faktor der Disziplinierung
Hoesch, Die Kliniken weiblicher Ärzte in Berlin, in: Brinkschulte (Hrsg.), Weibliche Ärzte, S.44-55
Huerkamp, Aufstieg der Ärzte
Hummel, Zur Prägung der sozialen Rolle der weiblichen Krankenpflege

Labisch/Spree (Hrsg.), „Einem jeden Kranken in einem Hospitale sein eigenes Bett"
Labisch, „Hygiene ist Moral – Moral ist Hygiene"
Ders., Homo Hygienicus, S.257
Ders., Stadt und Krankenhaus, S.265
Pohl, Müller, S.59-61
Ders., Münchener Arbeiterbewegung, S.330-365, bes. 338, 346, 368-382
Ders., Sozialdemokratie und Bildungswesen
Reulecke/Castell Rüdenhausen (Hrsg.), Stadt und Gesundheit
Sarasin, Reizbare Maschinen
Shorter, Heilanstalten und Sanatorien in privater Trägerschaft
Spree, Soziale Ungleichheit, S.156 f.
Stollberg, Zur Geschichte der Pflegeklassen in deutschen Krankenhäusern, S.386 f.
Timmermann, Schule und Jugend, S.170
Uhlmann, Leben und Arbeiten, S.401-405, 410
Vögele/Woelk (Hrsg.), Stadt, Krankheit, Tod
Ziegler, „Zum Heile der Moral", 34 f.

Hope im Kreuzfeuer

Ungedruckte Quellen

Archiv der sozialen Demokratie, Bonn, Brief Carl Lehmanns an Bebel vom 25.2.1900
Staatsarchiv München und Oberbayern, Staatsanwaltschaft 1834, Verhörprotokolle vom 6.3.1914, vom 14.3., vom 27.3. 1914, vom 21.4.1915; Vernehmung vom 21.4.1914, vom 2.4.1914 Vernehmung vom 9.3.1914, Vernehmung vom 21.7.1914, Vernehmung Amann vom 18.7.1914, Schreiben der II. Gynäkologischen Klinik, Schreiben vom Juni 1914, Zeugnis von Kerschensteiner vom 3.8.1914, Protokoll des Polizeisekretärs vom 18.7.1914; Angeschuldigten-Vernehmung vom 18.7.1914; Vernehmung vom 28.7.1914, vom 30.7.1914, Zeugenvernehmung von Dr. Gustav Klein am 28.7.1914, Zeugnis Dr. Anton Hengge vom 25.7.1914, Zeugnis Prof. Dr. Hermann Kerschensteiner 3.8.1914; Gutachten vom 24.9.1914, Staatsanwalt an den Untersuchungsrichter D, 15.12.1914; Polizeidirektion 4493, Bericht der Generalversammlung vom 26.3.1907

Gedruckte Quellen

Adams Walther, Zur Hebammenfrage
Adams Lehmann, Das Frauenbuch, Bd.2, S.181-185
Dies., Die Unterbrechung der Schwangerschaft

Archiv für Kriminologie 68 (1917), S.75-79
Mitteilungen des Statistischen Amtes der Stadt München, Bd.24,12
Stenographische Berichte der Verhandlungen der Kammer der Abgeordneten des Bayerischen Landtags, Bd.9 (1914), S.758-762, Sitzung vom 4.3.1914 sowie vom 5.3.1914, S.805-815
Münchner illustrierte Zeitung 1908, Nr. 36, S.564
Verhandlungen der 54. Generalversammlung der Katholiken Deutschlands in Würzburg, 25.-29.8.1907, S.333; es wurde dabei Bezug genommen auf einen Brief Adams Lehmanns an den Katholikentag von 1902, in dem es um ihre Ehevorstellungen ging

Gruber, Ursachen und Bekämpfung des Geburtenrückgangs
Ders., Ein flammender Weckruf, S.100

Literatur

Bergmann, Die verhütete Sexualität, S.169
Ders., Von der „unbefleckten Empfängnis", S.134 f. und 137
Gemkow, Ärztinnen und Studentinnen, S.148-153
Janssen-Jureit (Hrsg.), Frauen und Sexualmoral, S.34-57
Jütte, Geschichte der Abtreibung
Kaufmann, Eugenik, Rassenhygiene, Humangenetik
Kirschstein, Fortgesetzte Verbrechen
Kühl, Die Internationale der Rassisten. Aufstieg und Niedergang der internationalen Bewegung für Eugenik und Rassehygiene
Ludwig, Dr. med. Agnes Bluhm
Planert, Antifeminismus im Kaiserreich, S.110-117
Pohl, Münchener Arbeiterbewegung, S. 355
Schmiedebach, Sozialdarwinismus, Biologismus, Pazifismus
Staupe/Vieth (Hrsg.) „Unter anderen Umständen"
Usborn, „Pregnancy is the woman's active service"
Dies., Politics of the Body, S.6 f., 154
Weindling, Health, race und German politics
Weller, Gemäßigt oder radikal?

Der Erste Weltkrieg

Ungedruckte Quellen

Bayerisches Hauptstaatsarchiv München, MJu 20947 zur Zulassung Heinsfurters als Rechtsanwalt; MA 97519, Schreiben vom 19.8.1914; Bericht vom 7.2.1915 „Kriegsgegner in England" ; Stv. Generalkommando I. AK 1645, Grenzüberwachungsstelle Elten an das stellvertretende Generalkom-

mando in Münster, 6.1.1915, zur Einreise von Hope Adams Lehmann
British Library London, Department of Manuscripts, Shaw Papers
Bundesarchiv Potsdam, Nachlass Heine, 90 HE 1, Bd. 6, Adams Lehmann an Wolfgang Heine, 30.6.1915
Nuffield College, Oxford, Papers of the Fabian Society
Public Record Office London, Foreign Office, Lehmann F.O. 318/372/526 (=58334 alt), Brief des director of public persecution vom 7.10.1914; Brief von Grey vom 10.10.1914; 528 (=85087 alt), Brief vom 21.12.1914
Staatsarchiv München und Oberbayern, Polizeidirektion München 4560, Überwachungsprotokoll einer Versammlung der Münchner Friedensvereinigung am 12.11.1915

Gedruckte Quellen

Adams Lehmann, Die Unterbrechung der Schwangerschaft, S.177

Fawcett, What I remember, 1924, S.222-225
Heymann, Dr. Hope Bridges Adams Lehmann +

Literatur

Bauschinger (Hrsg.), Annette Kolb, S.90-92
Gaukel, Die Haltung der Studenten, S.20-22, S.58 f.
Grau, Eisner, S.299-310
Ders., Johannes Timm, S.163-167
Häntzschel, „Nur wer feige ist, nimmt die Waffe in die Hand", S.18-40
Hiery, Angst und Krieg
Pohl, Der „Münchner Kreis", S.73 f.
Ders., Adolf Müller, S.133-154
Saint-Gille, Die Deutsch-Französin und die Politik, S.45 f.
Scharlau/Zeman, Freibeuter, S.100 ff. und S.136 ff.

Epilog

Ungedruckte Quellen

Archiv der Sozialen Demokratie, Nachlass Heine, Briefe an Heine vom 24.3., 27.3., 12.5.30.6.1915; Nachlass Vollmar, Brief vom 16.9.1916
Bayerisches Hauptstaatsarchiv München, MA 97519, Schreiben von Heinz Walther mit einer Darlegung des Falles vom 2.3.1915; St.A.K. Generalkommando 1645, Einzelfälle L-M, Anweisung vom 3.2.1915

Monacensia Literaturarchiv der Münchner Stadtbibliothek, Fotoalbum von Hope Adams Lehmann, Bildunterschrift des Fotos von der Grabanlage

Staatsarchiv München und Oberbayern, AG München NR 1915/1124 sowie 1916/2663, Nachlassakten Karl Lehmann und Hope Bridges Adams Lehmann

Stadtarchiv München, Meldebogen Adams Lehmann und Toni Pfülf; das Gartenhaus lag in der Leopoldstraße 77, Rückgebäude und nach Hopes Tod blieb Toni Pfülf dort weiter wohnen.

Gedruckte Quellen

Münchener Post vom 14.10.1915, Nachruf von Adolf Müller

Blei, Menschliche Betrachtungen, Nekrolog

Heymann, Dr. Hope Bridges Adams Lehmann +, S.79

Luxemburg, Gesammelte Briefe, Bd. 5, S.142, Brief vom 29.11.1916 an Clara Zetkin

Literatur

Dertinger, Pfülf

Kiss, Franz Blei als Repräsentant der europäischen Moderne

Pohl, Adolf Müller, S.150, Brief vom 8.8.1916

Bibliografie

Quellen

Ungedruckte Quellen, Archive

Alpines Museum München, Fotoalbum aus dem Besitz der Sektion Oberland des Deutschen und Österreichischen Alpenvereins,

Archiv der sozialen Demokratie Bonn Nachlass Vollmar; Nachlass Bebel

Archiv des Bedford College, Catalogue, 1849-1985

Archiv des King's College London

Archiv des Klosters Fiecht

Archiv des Royal Holloway and New Bedford College, University of London

Archiv des Royal College of Physicians in Ireland, Dublin (Kings and Queen's College of Physicians): Roll of Licentiates in Medicine, 8.4.1881

Archiv und Bibliothek von South Place Chapel, London, dort der Monthly Repository

Archiv des University College London, Place Papers, Korrespondenzen; dort auch ungedruckt: William Alexander Adams, A busy life

Bayerische Staatsbibliothek Handschriftenabteilung, Nachlass Gerda Walther Ana 317/BIII, Kasten 16

Bayerisches Hauptstaatsarchiv München (BayHStA), MA (Staatskanzlei) 97519, MK (Kultusministerium) 40626, MJu (Justizministerium) 20947, Stv. Generalkommando 1645

British Library London, Department of Manuscripts, Place Papers

British Medical Association, London

Bundesarchiv Berlin R 1501 RmdI 10772

Bundesarchiv Potsdam Nachlass Heine, 90 HE 1, Bd. 6

Dr. Williams Library, London

Fondazione Feltrinelli, Milano, Nachlass W.J. Linton, Briefe von Hope Bridges Adams und Ellen Bridges Adams

Generallandesarchiv Karlsruhe, Nachlass Geck 95, Nr.3, Nr. 988

Hamburger Staatsarchiv 373-7 I-V, Register L, Nr. 180, Die Polizeibehörde, Abt.IV, Nr.1607 S, Auswandererlisten VIII A1, Band 253

Hessisches Hauptstaatsarchiv Wiesbaden, 405 Nr.1208, Nr.8423

Institut für Geschichte der Medizin der FU Berlin, Dokumentation der Ärztinnen aus dem Kaiserreich (online)

Institution of Civil Engineers, London

Internationaal Instituut voor Sociale Geschiedenis, Amsterdam, Brief Hope Adams Lehmann an Karl Kautsky vom 30.1.1899

King's College London (Archiv)

Lokalbaukommission München, Wohnungsplan

London School of Economics

Monacensia Literaturarchiv der Münchner Stadtbibliothek, Fotoalbum

National Office (Kew), Foreign-Office, Lehmann F.O. 318/372/526 (58334 alt) und /528 (85087 alt)

Nuffield College Oxford (Archiv)

Royal Free Hospital, London

Royal Society for the Encouragement of Arts, Manufactors and Commerce, London

Sächsisches Hauptstaatsarchiv Dresden, Kreishauptmannschaft Leipzig 246, Ministerium für Volksbildung 10055/15, 11467

See-Berufsgenossenschaft Hamburg

Sektion Oberland des Deutschen und Österreichischen Alpenvereins, Notariatsakten

Staatsarchiv München und Oberbayern, Staatsanwaltschaft 1834, Polizeidirektion München 4560; AG München NR 1915/1124 sowie 1916/2663, Nachlassakten Karl Lehmann und Hope Bridges Adams Lehmann

Staats- und Universitätsbibliothek Hamburg, Dehmel-Archiv Br. A 337-362, BKB I.179

Stadt Frankfurt, Institut für Stadtgeschichte, Meldekartei

Stadtarchiv Dresden, Meldebögen

Stadtarchiv München, Meldebögen; Schulamt 1266, 1297/11; Krankenanstalten 207, 208, 211, 230; Krankenhaus rechts der Isar 19, 20; Krankenhaus München-Schwabing 24, 75, Sitzungsberichte des Kollegiums der Gemeindebevollmächtigten 1909-1914

United Reformed Church History Society, London

Universitätsarchiv Leipzig, GA X M1, Hörerlisten ab Wintersemester 1876/77, Hörerscheine WS 1873/74-31.12.1889, Med. Fak. B VII, 8, Rep. II/IV/35

Universitätsarchiv München, Sen 25/16, 25/20, 25/21 25/24, 25/33, 25/34, 25/37; Sen 57, 109, 126, 560

Adams, Brian, Stammbaum Familie Adams, London

Adams, William Alexander, A busy life, Masch. Manuskript o. J.

Gedruckte Quellen

Adams, William Bridges: English Pleasure Carriages, London 1837

Ders.: Roads and Rails, London 1864

Adreß- und Geschäftsbücher der kgl. Residenzstadt Dresden, 1875-1879

Adreßbücher der kgl. Residenzstadt München, 1896-1916

Altonaer Adressbuch 1885

Amtliches Verzeichnis des Personals und der Studierenden der Universität Straßburg, 1872-1918

Augspurg, Anita: Ein typischer Fall der Gegenwart. Offener Brief 1905, in: Janssen-Jureit (Hrsg.), Frauen und Sexualmoral, Frankfurt a. M. 1986, S.101-107

Bäumer, Gertrud: Was bedeutet in der deutschen Frauenbewegung ,jüngere' und ,ältere' Richtung?, in: Die Frau 12 (1904/05), S.323-325

Dies.: Die neue Ethik, in: Die Frau 12 (1904/05), S.705

Becker, Franz: „Gesundheit im Haus", in: Die Frau. Monatsschrift für das gesamte Frauenleben 7 (1899-1900), S. 263-265

Belli, Joseph: Die rote Feldpost unterm Sozialistengesetz, Berlin 1912, Neuauflage Berlin 1956

Bebel. August: Die Frau und der Sozialismus (Die Frau in Vergangenheit, Gegenwart und Zukunft), Stuttgart ⁹1891

Ders.: Woman in the Past, Present and Future, London 1885 (übers. von Hope Bridges Adams Walther)

Ders.: Ausgewählte Reden und Schriften, Bd.2.2, Berlin 1978

Bericht über die erste Versuchsklasse an der Schule an der Hohenzollernschule, o. O. (München) o. J. (1911)

Bischoff, Theodor: Das Studium und die Ausübung der Medizin durch Frauen, München 1872

Blackwell, Elizabeth: Pioneer Work in Opening the Medical profession to Woman, London 1895

Dies: The Human Element in Sex, in: Essays in Medical Sociology, Bd.1, London 1902

Blei, Franz: Menschliche Betrachtungen (Nekrolog für Carl Lehmann in der dritten Auflage des Buches), München ³1916

Ders.: Erzählung eines Lebens, Leipzig 1930

Brentano, Lujo: Die Malthussche Lehre und die Bevölkerungsbewegung der letzten Dezennien, Abhandlungen der historischen Klasse der Kgl. Akademie der Wissenschaften Bd.24, S.600-625

Bryan, B.: The Vivisectors Directory, hrsg. von der Victorian Street Society for the Abolition of Vivisection, 1884

Deutscher und Österreichischer Alpenverein, Sektion Oberland, Jahresberichte 1899-1915

Deutscher und Österreichischer Alpenverein, Sektion Oberland, Mitteilungen, n. F. 1899-1915

Dresdener Stadtadreßbücher 1875-1879

Engels, Friedrich: Soziales aus Rußland (1875), in: Internationales aus dem „Volksstaat" (1871-1875), Berlin 1894, in: Marx-Engels Gesamtausgabe IV, S.348

Epstein, Mieczyslaw: Der Arbeiterschutz unter besonderer Berücksichtigung der Werkstatthygiene, Berlin 1906

Ders.: Ein Programmentwurf der Kommission für Arbeiterhygiene und –statistik, in: Bayerisches Ärztliches Correspondenzblatt Nr. 15 (1904), S.165 f.

Ders.: Berichte der Kommission für Arbeiterhygiene und -statistik der Abteilung für freie Arztwahl 1904-1906, München 1906

Ders.: Kommission für Arbeiterhygiene und -statistik der Abteilung für freie Arztwahl, in: Bayerisches Ärztliches Correspondenzblatt, Nr. 1 (1908), S. 2 f.

Ders.: Berichte der Kommission für Arbeiterhygiene und -statistik der Abteilung für freie Arztwahl 1907-1909, München 1910

Fendrich, Anton: Hundert Jahre Tränen. 1848-1948, Karlsruhe 1953

Fischer Dückelmann, Anna: Die Frau als Hausärztin. Ein ärztliches Nachschlagebuch für die Frau, München 1901

Fawcett, Millicent Garrett: What I remember, London 1924

Frankenburger, A., Nürnberg: Das Medizinstudium der Frauen, in: Bayerisches Ärztliches Correspondenzblatt, Nr.10, 1899, S.98

Geck, Eugen: Sozialistengesetz in Baden, in: Volksfreund (Karlsruhe), 20.10.1928

Geck, Oskar: Hope Adams Lehmann †, in: Mannheimer Volksstimme, nachgedruckt in: Volksfreund, 20.10.1916

Gewerbeordnung für das Deutsche Reich von 1871, § 30 II, zur Kurierfreiheit

Gruber, Max von: Ein flammender Weckruf gegen die geschlechtliche Zügellosigkeit, in: Allgemeine Rundschau 15.2.1908, S.100

Ders.: Ursachen und Bekämpfung des Geburtenrückgangs im Deutschen Reich, Münchner Medizinische Wochenschrift vom 5.5.1914, S.1024-1040

Heymann, Lida Gustava: Dr. Hope Bridges Adams Lehmann † , in: Die Frauenbewegung. Organ für die staatsbürgerliche Bildung der Frau 22 (1916), S.79

Dies. / Augspurg, Anita: Erlebtes-Erschautes. Deutsche Frauen kämpfen für Freiheit, Recht und Frieden 1850-1940, hrsg. von Margit Twellmann, Frankfurt a. M. 1992

Horch, Hermann: Dr. H. B. Adams Lehmann, München: Die Unterbrechung des Schwangerschaft, in: Archiv für Kriminologie 68 (1917), S. 75-79

Jex-Blake, Sophia: A Medical Women. Medicine as a Profession for Woman, in: The Medical Education of Woman, Edinburgh 1886

Kautsky, Luise: Rosa Luxemburg, ein Gedenkbuch, Berlin 1929

Kirchhoff, Arthur: Die akademische Frau. Gutachten hervorragender Universitätsprofessoren, Frauenlehrer und Schriftsteller über die Befähigung der Frau zum wissenschaftlichen Studium und Berufe, Berlin 1897

Lange, Helene: „Das Frauenbuch, in: Die Frau 5 (1998), S. 252

Dies.: Die Frauenbewegung und die moderne Ehekritik, in: Gertrud Bäumer u. a. (Hrsg.), Frauenbewegung und Sexualethik. Beiträge zur modernen Ehekritik, Heilbonn ²1909, S. 78-102

Lehmann, Carl / Parvus (= Israil Lasarewitsch Helphand): Das hungernde Rußland. Reiseeindrücke, Beobachtungen und Untersuchungen, Stuttgart 1900

Lehmann, Carl: Die Forderung der freien Arztwahl, in: Die Neue Zeit 22 (1904), S.516-518

Lewinsohn, Richard: Die Stellung der deutschen Sozialdemokraten zur Bevölkerungsfrage, in: Schmollers Jahrbuch 46 (1922)

Luxemburg, Rosa: Gesammelte Briefe, hrsg. von Benedikt Kautsky, Bd. 2, Berlin 1930

Mitteilungen des Statistischen Amtes der Stadt München, Bd.24 (1912)

Möbius, Paul: Der physiologische Schwachsinn des Weibes, Halle ⁷1905

Pataky, Sophie (Hrsg.): Lexikon deutscher Frauen der Feder, Berlin 1898

Personalverzeichnisse der Universität München 1900 bis 1933

Reventlow, Franziska zu: Herrn Dames Aufzeichnungen oder Begebenheiten aus einem merkwürdigen Stadtteil, München 1913

Schröter, Th.: H. B. Adams-Lehmann, Dr. med., Vorbereitung der Frau zur Lebensarbeit, in: Die Neue Zeit 18 (1900), S. 276-278

Springer, Jenny: Die Ärztin im Haus. Ein Buch der Belehrung für Gesunde und Kranke über die wichtigsten Fragen der Gesundheitslehre und Heilkunde, 2 Bde., Dresden 1910

Stenographische Berichte der Verhandlungen der Kammer der Abgeordneten des Bayerischen Landtags, Bd.9 (1914)

Stern, Leo (Hrsg.): Die Auswirkungen der ersten Russischen Revolution von 1905-1907 auf Deutschland, Berlin 1956

Stöcker, Helene: Weibliche Erotik (1903), in: Dies., Die Liebe und die Frauen, Minden 1906

Straus, Rahel: Wege zur sexuellen Aufklärung, München 1931

Dies.: Wir lebten in Deutschland. Erinnerungen einer deutschen Jüdin 1880-1933, Stuttgart 1961

Tiburtius, Franziska: Erinnerungen einer Achtzigjährigen, Berlin ²1925

Verhandlungen der 54. Generalversammlung der Katholiken Deutschlands in Würzburg, 25.-29.8.1907, S.333

Verhandlungen des ordentlichen Landtages im Königreich Sachsen 1879/80, 1. Kammer, Bd. 1

Walther, Gerda: Zum anderen Ufer. Vom Marxismus und Atheismus zum Christentum, Remagen 1960

Who was Who 1897-1916, 1920

Widdess, J. D. H.: A History of the Royal College of Physicians in Ireland 1654-1963, Edinburgh/London 1963

Wolzogen, Ernst von: Das dritte Geschlecht, München 1899

Zetkin, Clara: Zu den Anfängen der proletarischen Frauenbewegung in Deutschland, Berlin 1956

Zeitungen

Archiv für Kriminologie
Atlantic Monthley Dezember
Augsburger Abendzeitung
Bayerisches Ärztliches Correspondenzblatt
Centralblatt für Gynäkologie
Deutsche medizinische Wochenschrift
Engineering Newspaper
Englishwoman's Review
Journal of the Society of Arts
Münchner illustrierte Zeitung
Münchner Gemeindezeitung
Münchner Medizinische Wochenschrift
Münchener Post
Die Neue Generation
Die Neue Zeit
Sozialistische Monatshefte

Schriften von Hope Bridges Adams Lehmann (Adams Walther)

Adams, Hope Bridges: On Medical Education, in: The Lancet (1881), Vol. II, S.584 f.

Dies.: Hämoglobinaussscheidung der Niere (Diss. Med.), Leipzig 1880

Adams Walther, Hope Bridges: Die Hebammenfrage, in: Centralblatt für Gynäkologie 8 (1884), S.305-310

Dies.: Mann und Weib, in: Die Neue Zeit 12 (1894), S.388-391, 420-428

Adams, Hope Bridges: Frauenstudium und Frauentauglichkeit, in: Deutsche Medizinische Wochenschrift 22 (1896), S.28 f.

Dies.: Das Frauenbuch. Ein ärztlicher Ratgeber für die Frau in der Familie und bei Frauenkrankheiten, 2 Bde, Stuttgart 1896

Adams Lehmann, Hope Bridges: Zur Psychologie der Frau, in: Die Neue Zeit 15 (1897), S.591-596

Dies.: Das Weib in seiner Geschlechtsindividualität, in: Die Neue Zeit 15 (1897), S.741-750

Dies.: Die Frau vor der Wissenschaft, in: Die Neue Zeit 16 (1898), S.251-258

Dies.: Der Säugling und seine Ernährung, in: Die Neue Zeit 16 (1898), S.781-789

Dies.: Die Gesundheit im Haus. Ein ärztliches Hausbuch für die Frau, Stuttgart 1898

Dies.: Die sogenannte Naturheilkunde, in: Die Neue Zeit 17 (1899), S.115-117

Dies.: Gesundheitspflege für die arbeitenden Klassen, in: Die Neue Zeit 17 (1899), S.286

Dies.: Ärztliche Patrouillengänge, in: Die Neue Zeit 17 (1899), S.317 f.

Dies.: Der Vegetarismus, in: Die Neue Zeit 17 (1899), S.364-368

Dies.: Das Ideal der Frauenwelt. Beiträge zur Bekleidungsfrage, in: Die Neue Zeit 17 (1899), S.667

Dies.: Diskrete Nervenschwäche, in: Die Neue Zeit 17 (1899), S.767 f.

Dies.: Die Vorbereitung der Frau zur Lebensarbeit, Zürich und Leipzig 1899

Dies.: Das Weib und der Stier, in: Die Neue Zeit 19 (1901), S.4-14

Dies.: Neue Geschlechtsbahnen, in: Sozialistische Monatshefte 5 (1901), S.863-867

Dies.: Notizen (Antwort auf eine Kritik an ‚Neue Geschlechtsbahnen'), in: Sozialistische Monatshefte 5 (1901), S.746

Dies.: Thirty Years Ago, in: Bedford College (University of London) Magazine, Nr. 49, Dezember 1902, S.31-33

Dies., Eine moderne Frau vor hundert Jahren, in: Die Neue Zeit (1903), S. 622-627

Dies.: Die Arbeit der Frau, in: Sozialistische Monatshefte 9 (1905), S.1031-1037; wieder abgedruckt in: Wally Zeppler (Hrsg.), Sozialismus und Frauenfrage, Berlin 1919, S.46-54

Dies.: Zum Frauenheim, in: Bayerisches Ärztliches Correspondenzblatt, Nr.2 (1906), S.9-12

Dies.: Die Schule der Zukunft, in: Die Neue Zeit 25 (1907), S.337-344

Dies.: Sexuelle Pädagogik, in: Sozialistische Monatshefte 11 (1907), S.749-760

Dies.: Das wilde Heer, in: Sozialistische Monatshefte 12 (1908), S.1166-1172

Dies.: Das Frauenheim, in: Bayerisches Ärztliches Correspondenzblatt, Nr.15 (1909), S.194 f.

Dies.: Das Frauenheim in München, in: Münchner Medizinische Wochenschrift 56 (1909), S.1622

Dies.: Mutterschutz, in: Sozialistische Monatshefte 15 (1911), S.1242-1245

Dies.: Beruf und Ehe, in: Sozialistische Monatshefte 16 (1912), S.1204-1208

Dies.: Das Frauenheim, Beilage: Mitglieder-Verzeichnis des Vereins Frauenheim e.V. in München, München 1913

Anonym [Adams Lehmann, Hope Bridges]: Kriegsgegner in England. Nach englischen Quellen, München 1915

Dies.: Die Unterbrechung der Schwangerschaft, in: Zeitschrift für die gesamte Strafrechtswissenschaft 38 (1917), S.173-184

Literatur

Abrahms, Lynn / Harvey, Elizabeth (Hrsg.): Gender Relations in German History, London 1997

Albisetti, James C.: The Fight for Female Physicians in Imperial Germany, in: Central European History 15 (1982), S.99-123

Andersen, Arne / Falter, Reinhard: Die ‚Rauchplage'. Großtechnologie und frühe Großstadtkritik, in: Friedrich Prinz / Marita Krauss (Hrsg.), München − Musenstadt, S.191-194

Angermair, Elisabeth: Eduard Schmid (1861-1933). Ein sozialdemokratischer Bürgermeister in schwerer Zeit, München 2001

Bachmann, Barbara: Medizinstudium von Frauen in Bern 1871-1914, Diss. Bern 1998

Bäumler, Ernst: Verschwörung in Schwabing. Lenins Begegnung mit Deutschland, München u. a. 1991

Bartelsheim, Ursula: Bürgersinn und Parteiinteresse. Kommunalpolitik in Frankfurt a. Main 1848-1914, Frankfurt a. Main 1997

Bauer, Richard / Graf, Eva: Stadt und Vorstadt. Münchner Architekturen, Situationen und Szenen 1895-1935, fotografiert von Georg Pettendorfer, Einleitung, München 1990

Bauer, Manfred: Friedrich Adler. Rebell der Einheit, Wien 2004

Bauschinger, Sigrid (Hrsg.): Ich habe etwas zu sagen. Annette Kolb 1870-1967, München 1993

Bauth, Friedrich Wilhelm: Adams, Sarah, in: Biographisch-Bibliographisches Kirchenlexikon, Bd. I., 1990, Sp. 33

Benker, Gitta / Störmer, Senta: Grenzüberschreitungen. Studentinnen in der Weimarer Republik, Pfaffenweiler 1991

Bergmann, Anna: Frauen, Männer, Sexualität und Geburtenkontrolle. Zur „Gebärstreikdebatte der SPD 1913, in: Karin Hausen / Annette Kuhn (Hrsg.), Frauen suchen ihre Geschichte, München 1983, S.81-108

Dies.: Von der „unbefleckten Empfängnis" zur „Rationalisierung des Geschlechtslebens". Gedanken zur Debatte um den Geburtenrückgang vor dem Ersten Weltkrieg, in: Johanna Geyer-Kordesch / Annette Kuhn (Hrsg.), Frauenkörper, Medizin, Sexualität, Düsseldorf 1986, S.127-158

Dies.: Die verhütete Sexualität, Die Anfänge der modernen Geburtenkontrolle, Hamburg 1992

Biographisches Handbuch der deutschsprachigen Emigration, hrsg. vom der Leo-Baeck-Foundation und dem Institut für Zeitgeschichte, München u. a. 1980-83

Biographisches Lexikon der hervorragenden Ärzte aller Zeiten und Völker, München/Berlin 1962, Bd. 5

Bischoff, Claudia: Frauen in der Krankenpflege. Zur Entwicklung von Frauenrolle und Frauenberufstätigkeit im 19. und 20. Jahrhundert, Frankfurt u. a. 1992

Blasius, Dirk: Ehescheidung in Deutschland 1794-1945. Scheidung und Scheidungsrecht in historischer Perspektive, Göttingen 1987

Bleker, Johanna: Die ersten Ärztinnen und ihre Gesundheitsbücher für Frauen. Hope Bridges Adams Lehmann (1855-1916), Anna Fischer-Dückelmann (1856-1917) und Jenny Springer (1860-1917), in: Eva Brinkschulte (Hrsg.), Weibliche Ärzte. Die Durchsetzung des Berufsbildes in Deutschland, Berlin 1993, S.65-83

Dies. / Schleiermacher, Sabine: Ärztinnen aus dem Kaiserreich. Lebensläufe einer Generation, Weinheim 2000

Bock, Irmgard: Pädagogik und Schule. Stadtschulrat Kerschensteiner, in: Friedrich Prinz / Marita Krauss (Hrsg.), München − Musenstadt, München 1988, S.213-219

Bonner, T.N.: To the End of the Earth, Havard University Press 1992

Bornemann, Regina: Erste weibliche Ärzte. Die Beispiele der „Fräulein Doctores" Emilie Lehmus (1841-1932) und Franziska Tiburtius (1843-1927). Biographisches und Autobiographisches, in: Eva Brinkschulte (Hrsg.), Weibliche Ärzte, Berlin 1993, S.24-32

Brentjes, Sonja/Schlote, Karl-Heinz: Zum Frauenstudium an der Universität Leipzig in der Zeit von 1870 bis 1910, in: Jahrbuch für Regionalgeschichte und Landeskunde 19 (1993/94), S.57-75

Brinkschulte, Eva (Hrsg.): Weibliche Ärzte. Die Durchsetzung des Berufsbildes in Deutschland, Berlin 1993

Brückl, Hans: Die Münchener Versuchsschule, in: Hans Reinlein (Hrsg.), Münchner Volksschulwesen, München 1929/30, S.50-56

Bruns, Brigitte / Herz, Rudolf: Das Hof-Atelier Elvira, München 1988

Burchardt, Anja: Die Durchsetzung des medizinischen Frauenstudiums in Deutschland, in: Eva Brinkschulte (Hrsg.), Weibliche Ärzte, Berlin 1993, S.10-21

Bussemer, Herrad Ulrike: Bürgerliche und proletarische Frauenbewegung (1865-1914), in: Annett Kuhn / Gerhard Schneider (Hrsg.): Frauen in der Geschichte, Düsseldorf 1970, S.34-55

Bußmann, Hadumod (Hrsg.), Stieftöchter der Alma Mater, München 1993

Caine, Barbara: Victorian Feminists, Oxford University Press 1992

Dies.: English Feminism 1780-1980, Oxford University Press 1997

Clara Zetkin in ihrer Zeit. Neue Fakten, Erkenntnisse, Wertungen. Material des Kolloquiums anlässlich ihres 150. Geburtstages am 6. Juli 2007 in Berlin, Berlin 2008

Clara Zetkin zum 150. Geburtstag: „Ich kann nicht gegen meine Überzeugung handeln", Leipzig 2008

Condrau, Flurin: Lungenheilanstalt und Patientenschicksal. Sozialgeschichte der Tuberkulose in Deutschland und England im späten 19. und frühen 20. Jahrhunderts, Göttingen 2000

Costas, Ilse: Der Zugang der Frauen zu akademischen Karrieren, in: Häntzschel / Bußmann (Hrsg.), Bedrohlich gescheit, München 1997, S.15-34

Dies.: Der Kampf um das Frauenstudium im internationalen Vergleich, in: Anne Schlüter (Hrsg.), Pionierinnen, Feministinnen, Karrierefrauen? Zur Geschichte des Frauenstudiums in Deutschland, Pfaffenweiler 1992, S.115-144

Dertinger, Antje: Dazwischen liegt nur der Tod. Leben und Sterben der Sozialistin Toni Pülf, Berlin/Bonn 1984

Dilk, Anja: In zwei Sprachen zu Hause, in: Beilage zur Süddeutschen Zeitung „Aus- und Weiterbildung", Nr.69, 1995

Dittler, Erwin: Erinnerungen an Dr. Carl und Dr. Hope Bridges Adams Lehmann und die Zeit unterm Sozialistengesetz 1 und 2, Kehl-Goldscheuer 1993

Ders.: Dr. Carl Lehmann (1865-1915), in: Badische Heimat 3 (1994), S.441-460

Dornemann, Luise: Clara Zetkin, Leben und Wirken, Berlin (Ost) 1985

Drees, Annette: Die Ärzte auf dem Weg zu Prestige und Wohlstand. Sozialgeschichte der württembergischen Ärzte im 19.Jahrhundert, Münster 1988

Dünnebier, Anna / Scheu, Ursula: Die Rebellion ist eine Frau. Anita Augspurg und Lida Gustava Heymann, das schillerndste Paar der Frauenbewegung, München 2002

Duncker, Renate: Zur Vorgeschichte des Frauenstudiums an der Universität Leipzig. Aktenbericht, in: Hellmut Kretzschmar (Hrsg.), Vom Mittelalter zur Neuzeit. Zum 65. Geburtstag von Heinrich Sproemberg, Berlin 1956, S.278-290

Eckardt, Hans Wilhem: Herrschaftliche Jagd, bäuerliche Not und bürgerliche Kritik. Zur Geschichte der fürstlichen und adeligen Jagdprivilegien vornehmlich im südwestlichen Raum, Göttingen 1976

Eichler, Volker: Sozialistische Arbeiterbewegung in Frankfurt a. M. 1878-1895, Frankfurt a. M. 1983

Einsele, Gabi, „Dieser Kreis – sagen wir – um Maria Lehmann", in: Harth, Dietrich (Hg.), Franz Blei, Mittler der Literaturen, Hamburg 1997, S. 223-240

Eisenhauer, Gregor: Der Literat Franz Blei. Ein biographischer Essay, Tübingen 1993

Elkeles, Barbara, Der Patient und das Krankenhaus, in: Alfons Labisch/Reinhard Spree (Hrsg.), Zur Sozialgeschichte, Frankfurt u. a., 1995, S.357-373

Ellis, Hamilton: Twenty Locomotive Men, London 1958

Elston, Mary Ann: Woman and Anti-Vivisection in Victorian England, 1870-1910, in: N. Ruphe (Hrsg.), Vivisection in Historical Perspective, London 1987, S.259-283

Evans, Richard: The Feminist movement in Germany 1884-1933, London 1976

Ders.: Sozialdemokratie und Frauenemanzipation im Deutschen Kaiserreich, Bonn 1979

Frevert, Ute: Frauen und Ärzte im späten 18. und frühen 19. Jahrhundert - zur Sozialgeschichte eines Gewaltverhältnisses, in: Annette Kuhn/ Jörn Rüsen (Hrsg.), Frauen in der Geschichte, Düsseldorf 1982, S.177-210

Dies.: „Fürsorgliche Belagerung": Hygienebewegung und Arbeiterfrauen im 19. und frühen 20. Jahrhundert, in: Geschichte und Gesellschaft 11 (1985), S.420-446

Dies.: „Mann und Weib und Weib und Mann". Geschlechter-Differenzen in der Moderne, München 1995

Gaukel, Karen: Die Haltung der Studenten der Universität Leipzig zur Arbeiterbewegung in der Zeit des Sozialistengesetzes 1878-1890, Diplomarbeit masch., Leipzig 1985

Gemkow, Michael Alexander: Ärztinnen und Studentinnen in der Münchner Medicinischen Wochenschrift 1870-1914, Diss. masch. München 1991

Geyer-Kordesch, Johanna: Realisierung und Verlust ‚weiblicher Identität' bei erfolgreichen Frauen. Die erste Ärztinnengeneration und ihre Medizinkritik, in: Karin Hausen / Helga Nowotny (Hrsg.), Wie männlich ist die Wissenschaft? Frankfurt a. M. 1986, S.213-236

Dies.: Geschlecht und Gesellschaft: Die ersten Ärztinnen und sozialpolitische Vorurteile, in: Berichte zur Wissenschaftsgeschichte 10 (1987), S.195-205

Dies.: Sozialhygiene und Sexualreform. Die Kritik der „Feministinnen" in England des 19. Jahrhunderts, in: Jürgen Reulecke/Adelheid zu Castell-Rüdenhausen (Hrsg.), Stadt und Gesundheit, Stuttgart 1991, S. 257-270

Gleadle, Kathryn: The Early Feminists. Radical Unitarians and the Emergence of the Womans's Rights Movement, 1831-1851, New York/London 1995

Göckenjahn, Gerd.: Medizin und Ärzte als Faktor der Disziplinierung der Unterschichten: Der Kassenarzt, in: Christoph Sachße/Florian Tennstedt, Soziale Sicherheit und soziale Disziplinierung, Frankfurt a. M. 1986, S. 286-309

Götz, Nobert/Schack-Simitzis, Clementine (Hrsg.): Die Prinzregentenzeit. Katalog zur Ausstellung im Münchner Stadtmuseum, München 1988

Götze, Dieter: Clara Zetkin, Leipzig 1982

Grau, Bernhard: Johannes Timm – ein sozialdemokratischer Parteifunktionär, in: Hartmut Mehringer (Hrsg.), Von der Klassenbewegung zur Volkspartei. Wegmarken der Münchner Sozialdemokratie 1892-1992, München u. a. 1992, S.163-167

Ders.: Kurt Eisner, 1867-1919. Eine Biographie, München 2001

Grossmann, Atina: Die „Neue Frau" und die Rationalisierung der Sexualität in der Weimarer Republik, in: Anne Snitow u. a. (Hrsg.), Die Politik des Begehrens. Sexualität, Pornographie und neuer Puritanismus in den USA, Berlin 1985, S.38-62

Dies.: Reforming Sex. The German Movement for Birth Control and Abolition Reform 1920-1950, New York 1995

Hackett, Amy: Helene Stöcker: Left Wing Intellectual and Sex Reformer, in: R. Bridenthal / Atina Grossmann / M. Kaplan (Hrsg.), When Biology became Destiny, New York 1981, S.109-130

Häntzschel, Hiltrud: „Nur wer feige ist, nimmt die Waffe in die Hand." München – Zentrum der Frauenfriedensbewegung 1899-1933, in: Sybille Kraft (Hrsg.), Zwischen den Fronten. Münchner Frauen in Krieg und Frieden 1900 bis 1950, München 1995, S.18-40

Dies. / Bußmann, Hadumod (Hrsg.): Bedrohlich gescheit. Ein Jahrhundert Frauen und Wissenschaft in Bayern, München 1997

Hausen, Karin: Die Polarisierung der „Geschlechtscharaktere", in: Werner Conze (Hrsg.), Sozialgeschichte der Familie in der Neuzeit Europas, Stuttgart 1976, S.363-393

Hiery, Hermann Joseph: Angst und Krieg. Die Angst als bestimmender Faktor im Ersten Weltkrieg, in: Franz Bosbach (Hrsg.), Angst und Politik in der europäischen Geschichte, Dettelbach 2000, S.167-224

Heresch, Elisabeth: Geheimakte Parvus. Die gekaufte Revolution, München 2000

Hitzer, Friedrich: Lenin in München. Dokumentation und Bericht, München 1977

Höpfner, Christa/Schubert, Irmtraud: Lenin in Deutschland, Berlin (Ost) 1980

Hoesch, Kristin: Die Kliniken weiblicher Ärzte in Berlin 1877-1933, in: Eva Brinkschulte (Hrsg.), Weibliche Ärzte, Berlin 1993, S.44-55

Holis, Patricia: Ladies Elect. Woman in English Local Government 1865-1914, Oxford 1987

Honeycott, Karen: Clara Zetkin. A left-wing Socialist and Feminist in Wilhelmian Germany, New York (Columbia Press) 1975

Huerkamp, Claudia: Der Aufstieg der Ärzte im 19. Jahrhundert. Vom gelehrten Stand zum professionellen Experten. Das Beispiel Preußen, Göttingen 1985

Dies.: Medizinische Lebensformen im späten 19. Jahrhundert. Die Naturheilbewegung in Deutschland als Protest gegen die naturwissenschaftliche Universitätsmedizin, in: Vierteljahreshefte für Wirtschafts- und Sozialgeschichte, 73 (1986), S.158-182

Dies.: Frauen im Arztberuf im 19. und 20. Jahrhundert. Deutschland und die USA im Vergleich, in: Manfred Hettling u.a. (Hrsg.), Was ist Gesellschaftsgeschichte? Positionen, Themen, Analysen, München 1991, S.135-145

Dies.: Bildungsbürgerinnen. Frauen im Studium und in akademischen Berufen 1900-1945. Göttingen 1996

Hummel, Eva: Zur Prägung der sozialen Rolle der weiblichen Krankenpflege bis zum Ende des Ersten Weltkrieges in Deutschland, in: Alfons Labisch/Reinhard Spree (Hrsg.), Medizinische Deutungsmacht im sozialen Wandel des 19. und 20. Jahrhunderts, Bonn 1989, S.141-156

Janssen-Jurreit, Marielouise: Sexualreform und Geburtenrückgang- über die Zusammenhänge von Bevölkerungspolitik und Frauenbewegung um die Jahrhundertwende, in: Annette Kuhn/Gerhard Schneider (Hrsg.), Frauen in der Geschichte: Frauenrechte und die gesellschaftliche Arbeit der Frauen im Wandel, Düsseldorf 1979, S.56-81

Dies.: Frauen und Sexualmoral, Frankfurt a. M. 1986

Johnson, Dale: The Changing Shape of English Nonconformity 1825-1925, London u. a. 1999

Jütte, Robert: Geschichte der Abtreibung. Von der Antike bis zur Gegenwart, München 1993

Ders. (Hrsg.): Geschichte der deutschen Ärzteschaft. Organisierte Berufs- und Gesundheitspolitik im 19. und 20. Jahrhundert, Köln 1997

Kaiser, Gisela: Spurensuche. Studentinnen und Wissenschaftlerinnen an der Julius-Maximilians-Universität Würzburg, Würzburg 1995

Kessemeier, Gesa: Sportlich, sachlich, männlich. Das Bild der „Neuen Frau" in den 20er Jahren. Zur Konstruktion geschlechtsspezifischer Körperbilder in der Mode der Jahre 1920 bis 1929, Frankfurt a. M. 1999

Kirschstein, Christine: „Fortgesetzte Verbrechen wider das Leben". Ursachen und Hintergründe des 1914 nach § 219 RSTGB eingeleiteten Untersuchungsverfahrens gegen die Münchner Ärztin Dr. Hope Bridges Adams Lehmann, Frankfurt a. M. 1992

Klassen, Angela: Mädchen- und Frauenbildung im Kaiserreich 1871-1918. Emanzipatorische Konzepte bei Helene Lange und Clara Zetkin, Würzburg 2003

Klausmann, Christina: Politik und Kultur der Frauenbewegung im Kaiserreich. Das Beispiel Frankfurt a. Main, Frankfurt a. M. 1997

Kluckert, Hans-Georg, Nordrach als ehemaliger Lungenkurort, in: Die Ortenau (1992), S.250-269

Knauer-Nothaft, Christl, „Wichtige Pionierinnen der einen oder anderen Weltanschauung". Die Gymnasiallehrerin, in: Hiltrud Häntzschel/Hadumod Bußmann (Hrsg.), Bedrohlich gescheit, München 1997, S.152-163

Krauss, Marita: „Man denke sich nur die junge Dame im Seziersaal, vor der gänzliche entblößten männlichen Leiche". Sozialprofil und Berufsausübung weiblicher Ärzte zwischen Kaiserreich und Weimarer Republik, in: Hiltrud Häntzschel/Hadumod Bußmann (Hrsg.), Bedrohlich gescheit, München 1997, S.139-151

Dies.: Herrschaftspraxis in Bayern und Preußen im 19. Jahrhundert. Ein historischer Vergleich, Frankfurt a. M. 1997

Dies.: Schwabingmythos und Bohemealltag. Eine Skizze, in: Friedrich Prinz/Marita Krauss (Hrsg.), München – Musenstadt, München 1988, S.292-294

Dies.: „Ein voll erfülltes Frauenleben. Die Ärztin, Mutter und Zionistin Rahel Straus (1880-1963), in: Hiltrud Häntzschel/Hadumod Bußmann (Hrsg.), Bedrohlich gescheit, München 1997, S.236-241

Dies.: „Die Minderwertigkeit der Frau ist nicht Natur sondern Unnatur." Lebensentwürfe und Gesundheitsratschläge der sozialdemokratischen Ärztin und Publizistin Hope Bridges Adams Lehmann (1855-1916) (Bayern 2), München 1996

Dies.: Das Weib und der Stier. Die Lebensentwürfe und Reformvorschläge der Ärztin Hope Bridges Adams Lehmann (1855-1916) (Vortrag), Ringvorlesung Frauenstudien, München 1996

Dies.: Dr. Hope Bridges Adams Lehmann. Ein Publikations- und Ausstellungsprojekt (Vortrag), Forschungskolloquium Institut für Geschichte, Bremen 2002

Dies.: Dr. Hope Bridges Adams Lehmann, Zukunftskonzepte und Lebensentwürfe um 1900, (Eröffnungsvortrag), Ausstellung "Dr. Hope Bridges Adams Lehmann (1855-1916), Ärztin und Reformerin"), München 2002

Dies.: Dr. Hope Bridges Adams Lehmann – erstes medizinisches Staatsexamen einer Frau in Deutschland, Leipzig 1880 (Vortrag), Karl-Sudhoff-Institut für Geschichte der Medizin und der Naturwissenschaften, Wissenschaftliches Symposion zur Ausstellung Dr. Hope Bridges Adams Lehmann (1855-1916), Ärztin und Reformerin, Leipzig 2005

Dies.: Unitarian Radicalism and Reform in England in the 1830th: William Bridges Adams – Coachmaker, Inventor, Feminist (Vortrag), German Historical Institute, London 2005

Dies.: Bergfreunde. Sozialdemokraten in der Münchner Alpenvereinssektion Oberland vor dem Ersten Weltkrieg (Vortrag), Alpines Museum, München 2006

Dies.: „Die Frau ist ein ganzer Mensch". Dr. Hope Bridges Adams Lehmann (1855-1916), Ärztin, Reformerin, Visionärin (Mitteldeutscher Rundfunk), Leipzig 2006

Dies.: Vision und Praxis. Die Reformentwürfe des Ingenieurs William Bridges Adams (1797-1872 und

seiner Tochter, de Ärztin Dr. Hope Bridges Adams Lehmann (1855-1916) (Vortrag), Institut für Geschichte der Universität Magdeburg, Magdeburg 2007 Dies.: Die Lebensentwürfe und Reformvorschläge der Ärztin Dr. Hope Bridges Adams Lehmann (1855-1916), in: Elisabeth Dickmann/Eva Schöck-Quinteros (Hrsg.), Barrieren und Karrieren. Die Anfänge des Frauenstudiums in Deutschland, Berlin 2000, S. 143-158

Dies.: Es geschah im Fotoatelier Elvira. Emanzen in München um 1900, Bayerischer Rundfunk, 2002

Dies: Die Frau der Zukunft. Dr. Hope Bridges Adams Lehmann, Ärztin und Reformerin, München 2002

Dies.: „Die neue Zeit mit ihren neuen Forderungen verlangt auch ein neues Geschlecht" – die Ärztin Dr. Hope Bridges Adams Lehmann und ihre Forderungen an die Frau des 20. Jahrhunderts, in: Frank Stahnisch/Florian Steger (Hrsg.), Medizin, Geschichte und Geschlecht. Körperhistorische Rekonstruktionen von Identitäten und Differenzen, Stuttgart 2005, S.119-136

Dies.: Kleine Welten. Alltagsfotografie – die Anschaulichkeit einer „privaten Praxis", in: Gerhard Paul (Hrsg.), Visual History. Ein Studienbuch, Göttingen 2006, S.57-75

Kühl, Stefan: Die Internationale der Rassisten. Aufstieg und Niedergang der internationalen Bewegung für Eugenik und Rassehygiene im 20. Jahrhundert, Frankfurt u. a. 1997

Labisch, Alfons: Die gesundheitspolitischen Vorstellungen der deutschen Sozialdemokratie von ihrer Gründung bis zur Parteispaltung (1863-1917), in: Archiv für Sozialgeschichte 16 (1976), S. 325-370

Ders.: Zur Sozialgeschichte der Medizin. Methodologische Überlegungen und Forschungsbericht, in: Archiv für Sozialgeschichte 20 (1980), S.431-470

Ders.: „Hygiene ist Moral – Moral ist Hygiene" – soziale Disziplinierung durch Ärzte und Medizin, in: Christoph Sachße / Florian Tennstedt (Hrsg.), Soziale Sicherheit und soziale Disziplinierung, Frankfurt a. M. 1986, S.265-285

Ders.: Homo Hygienicus: Gesundheit und Medizin in der Neuzeit, Frankfurt a. M. 1992

Ders.: Stadt und Krankenhaus. Das Allgemeine Krankenhaus in der kommunalen Sozial- und Gesundheitspolitik des 19. Jahrhunderts, in: Ders./ Reinhard Spree (Hrsg.), Zur Sozialgeschichte, Frankfurt u. a. 1995, S. 253-296

Ders./Spree, Reinhard (Hrsg.): „Einem jeden Kranken in einem Hospitale sein eigenes Bett". Zur

Sozialgeschichte des Allgemeinen Krankenhauses in Deutschland im 19. Jahrhundert, Frankfurt a. M. u. a. 1995

Large, David Clay: Hitlers München. Aufstieg und Fall der Hauptstadt der Bewegung, München 1998

Leitner, Ingrid: Die Attentäterin Vera Zasulic, Freiburg 1995

Ludwig, Svenja: Dr. med. Agnes Bluhm (1862-1943). Späte und zweifelhafte Anerkennung, in: Eva Brinkschulte (Hrsg.), Weibliche Ärzte, Berlin 1993, S.84-92

Martin, Jane: Entering the public arena: the female members of the London School Board, 1870-1904, in: History of Education 22 (1993), S.225-240.

Dies.: Woman and the Politics of Schooling in Victorian and Edwardian England, London u. a. 1999

Meister, Monika: Über die Anfänge des Frauenstudiums in Bayern, in: Hiltrud Häntzschel / Hadumod Bußmann (Hrsg.), Bedrohlich gescheit, S.35-56

Metz-Becker, Marita: Der verwaltete Körper. Die Medikalisierung schwangerer Frauen in den Gebärhäusern des frühen 19. Jahrhunderts, Frankfurt a. M. 1997

Müller-Windisch, Manuela: Aufgeschnürt und außer Atem. Die Anfänge des Frauensports im Viktorianischen Zeitalter, Frankfurt a. M. 1995

Niggemann, Heinz (Hrsg.): Frauenemanzipation und Sozialdemokratie, Frankfurt a. M. 1981, S.303

Ders.: Emanzipation zwischen Sozialismus und Feminismus. Die sozialdemokratische Frauenbewegung im Kaiserreich, Wuppertal 1981

Planert, Ute: Antifeminismus im Kaiserreich. Diskurs, soziale Formation und politische Mentalität, Göttingen 1998

Plößl, Elisabeth: Weibliche Arbeit in Familie und Betrieb. Bayerische Arbeiterfrauen 1870-1914, München 1983

Pohl, Karl Heinrich: Hope Bridges Adams Lehmann und die Frauenemanzipation. Zur Person, Vorstellungswelt und politischen Tätigkeit einer Münchner Sozialdemokratin und Frauenrechtlerin im Wilhelminischen Deutschland, in: Internationale Wissenschaftliche Korrespondenz 24 (1988), S.295-307

Ders.: Sozialdemokratie und Bildungswesen: Das „Münchner Modell" einer sozialdemokratisch-bürgerlichen Schulpolitik und die Entwicklung der Volks- und Fortbildungsschulen im Bayern der Jahrhundertwende, in: Zeitschrift für bayerische Landesgeschichte (1990), S.79-101

Ders.: Die Münchener Arbeiterbewegung. Sozialdemokratische Partei, Freie Gewerkschaften, Staat und Gesellschaft in München 1890-1914, München 1992

Ders.: Adolf Müller. Geheimagent und Gesandter in Kaiserreich und Weimarer Republik, Köln 1995

Ders.: Katholische Sozialdemokraten oder sozialdemokratische Katholiken in München: Ein Identitätskonflikt?, in: Olaf Blaschke / Frank-Michael Kuhlemann (Hrsg.), Religion im Kaiserreich: Milieus – Mentalitäten – Krisen, Gütersloh 1996, S.233-254

Prinz, Friedrich / Krauss, Marita (Hrsg.): München – Musenstadt mit Hinterhöfen. Die Prinzregentenzeit 1886-1912, München 1988

Radcliffe, S.K.: From the Story of South Place, o. O. o. J., in: http://www.rosslyn-hillchapel.com/services/fox/fox.doc.

Rendall, Jane: The Origins of Modern Feminism, London 1985

Reulecke, Jürgen / Gräfin zu Castell Rüdenhausen, Adelheid (Hrsg.): Stadt und Gesundheit. Zum Wandel von „Volksgesundheit" und Kommunaler Gesundheitspolitik im 19. und frühen 20. Jahrhundert, Stuttgart 1991

Roberts, Shirley: Sophia Jex Blake. A Woman Pioneer In Nineteenth Century Medical Reform, London / New York 1993

Rogger, Franziska: Der Doktorhut im Besenschrank. Das abenteuerliche Leben der ersten Studentinnen – am Beispiel der Universität Bern, Bern 1999

Rohner, Hanni: Die ersten 30 Jahre Frauenstudium an der Universität Zürich 1867-1897, Diss. Zürich 1972

Sachße, Christoph / Tennstedt, Florian (Hrsg.): Soziale Sicherheit und soziale Disziplinierung. Beiträge zur historischen Theorie der Sozialpolitik, Frankfurt a. M. 1986

Saint-Gille, Anne-Marie: Die Deutsch-Französin und die Politik, in: Sigrid Bauschinger (Hrsg.), Ich habe etwas zu sagen. Annette Kolb 1870-1967, München 1993, S.44-49

Sarasin, Philip: Reizbare Maschinen. Eine Geschichte des Körpers 1765-1914, Frankfurt a. M. 2001

Saville, John / Bellamy, Joyce (Hrsg.): Dictionary of Labour Biographie, London 1984

Scharlau, Winfried B. / Zeman, Zbynek A.: Freibeuter der Revolution. Parvus-Helphand. Eine politische Biographie, Köln 1964

Schenk, Herrad: Die feministische Herausforderung. 150 Jahre Frauenbewegung in Deutschland, München 1992

Schmiedebach, Heinz-Peter: Sozialdarwinismus, Biologismus, Pazifismus – Ärztestimmen zum

Ersten Weltkrieg, in: Johanna Bleker/Heinz-Peter Schmiedebach (Hrsg.), Medizin und Krieg. Vom Dilemma der Heilberufe 1865 bis 1985, Frankfurt a. M. 1987, S. 93-121

Shorter, Edward: Heilanstalten und Sanatorien in privater Trägerschaft, 1877 bis 1933, in: Alfons Labisch/Reinhard Spree (Hrsg.), Zur Sozialgeschichte, Frankfurt a. M. u. a. 1995, S.320-333

Spree, Reinhard: Soziale Ungleichheit vor Krankheit und Tod: Zur Sozialgeschichte des Gesundheitsbereichs im Deutschen Kaiserreich, Göttingen 1981

Staupe, Gisela/Vieth, Lisa (Hrsg.): „Unter anderen Umständen". Zur Geschichte der Abtreibung. Ausstellungskatalog des Deutschen Hygiene-Museums, Dresden u. a. 1993

Stephen, Leslie: Dictionary of National Biography, London 1885 ff.

Stollberg, Gunnar: Zur Geschichte der Pflegeklassen in deutschen Krankenhäusern, in: Alfons Labisch/Reinhard Spree (Hrsg.), Zur Sozialgeschichte, Frankfurt a. M. u. a. 1995, S.374-398

Taylor, Barbara: Eve and the New Jerusalem. Socialism and Feminism in the Nineteenth Century, New York 1985

Tennstedt, Florian: Vom Proleten zum Industriearbeiter. Arbeiterbewegung und Sozialpolitik in Deutschland 1800-1914, Köln 1983

Timmermann, Johannes: Schule und Jugend in der Trümmerzeit, in: Friedrich Prinz (Hrsg.), Trümmerzeit in München. Kultur und Gesellschaft einer deutschen Großstadt im Aufbruch 1945-1948/49, München 1984, S.168-172

Uhlmann, Gordon: Leben und Arbeiten im Krankenhaus. Die Entwicklung der Arbeitsverhältnisse des Pflegepersonals im späten 19. und frühen 20. Jahrhundert, in: Alfons Labisch/Reinhard Spree (Hrsg.), Zur Sozialgeschichte, Frankfurt a. M. u. a. 1995, S.399-419

Unludag, Tania: Clara Zetkin. Bürgerlichkeit und Marxismus. Eine Biographie, Essen 2003

Usborne, Cornelie: „Pregnancy is the woman's active service." Pronatalism in Germany during the first Wold War, in: Richard Wall/Jay Winter (Hrsg.), The Upheaval of War, Cambridge 1988, S.386-416

Dies.: The Politics of the Body in Weimar Germany. Woman's Reproductive Rights and Duties, Ann Arbor 1992

Verein für Foaueninteressen (Hrsg.): 100 Jahre Verein für Foaueninteressen, München 1994

Vögele, Jörg/Woelk, Wolfgang (Hrsg.): Stadt, Krankheit, Tod. Geschichte der städtischen Gesundheitsverhältnisse während der Epidemologischen Transition (vom 18. bis ins frühe 20. Jahrhundert), Berlin 2000

Weber-Kellermann, Ingeborg: Frauenleben im 19. Jahrhundert, München 1991

Weindling, Paul: Health, race und German politics between national unification and Nazism 1870-1945, Cambridge u. a. 1989

Weiss, Otto: Maxim Zetkin 1883-1965. Arzt, Gesundheitspolitiker und Wissenschaftler, Berlin 2008

Weller, Katja: Gemäßigt oder radikal? Eugenische Tendenzen in den Flügeln der Frauenbewegung, in: Gabriele Boukrif u. a. (Hrsg.), Geschlechtergeschichte des Politischen. Entwürfe von Geschlecht und Gemeinschaft im 19. Und 20. Jahrhundert, Hamburg 2002, S.51-82

Wiltsher, Anne: Most dangerous Women, London 1985

Witzler, Beate: Großstadt und Hygiene. Kommunale Gesundheitspolitik in der Epoche der Urbanisierung, Stuttgart 1995

Wobbe, Theresa: Gleichheit und Differenz. Politische Strategien von Frauenrechtlerinnen um die Jahrhundertwende, Frankfurt a. M. u.a.1989

Wolzogen, Ernst von: Das dritte Geschlecht, München 1899

Ziegler, Beate: „Zum Heile der Moral und der Gesundheit ihres Geschlechtes..." Argumente für Frauenmedizinstudium und Ärztinnen-Praxis um 1900, in: Eva Brinkschulte (Hrsg.), Weibliche Ärzte, Berlin 1993, S.33-43

Namensregister

Adams, Charles Lemesle 200
Adams, Douglas 200
Adams, Elizabeth (geb. Place) 21, 22
Adams, Ellen 19, 33
Adams, Mary Bridges 29, 34, 190
Adams, Walter Bridges 31, 33, 34, 155
Adams, William Alexander 21, 25, 33, 200
Adams, William Bridges 10, 18–26, 28, 31, 33, 34, 54, 77, 79, 120, 200
Adler, Friedrich 102, 125
Albrecht, Hans 167
Alison, Miriam 114, 150, 154, 193, 198–201
Amann, Joseph Albert 167
Angell, Norman 187
Ansprenger, Alois 149
Antrick, Otto Friedrich Wilhelm 145
Auer, Amalie von 145
Auer, Erhard 128, 138
Aufhäuser, Rosa 148
Augspurg, Anita 98, 116, 179
Auguste Victoria, Deutsche Kaiserin 46
Bauer, Friedrich 124, 138, 140, 148
Bebel, August 11, 42, 52, 53, 56, 57, 59, 63, 96, 102, 103, 110, 121, 125, 169
Bebel, Frieda 57, 106
Bechtler, Leo Severin (Pater Leo) 130, 132, 133
Beesly 32
Bernhardt, Victor 148
Birk, Georg 148
Bischoff, Theodor 35
Blei, Franz 61, 102, 103, 125, 128, 132, 133, 194
Blei, Maria (Marie) 15, 61, 99, 103, 125, 134
Blei, Peter 198–200
Böhm, Rosa 148
Borscht, Wilhelm von, Oberbürgermeister 148
Braunmühl, Franziska von 148

Brentano, Lujo 148, 149
Browning, Robert 23
Brückl, Hans 152
Bruner, Karl 166, 173
Castell-Castell, Gräfin von 148
Cramer Klett, Theodor, Frh. von 148
Danner, Therese 149
Debschitz, Wanda von 148
Dehmel, Ida 104–108
Dehmel, Richard 104–108
Democh Maurmeier, Ida 148
Dickens, Charles 23
Diefenbach, Hans 63, 102
Döderlein, Hans 162, 167, 174
Eberle, Hans 166, 173
Ehrhardt, Franz-Joseph 102
Eisner, Kurt 185
Ellis, Havelock 77
Engels, Friedrich 52, 122
Epstein, Mieczyslaw 71, 72, 102, 103, 138–140, 148, 172, 173
Ernst, Maximin 79, 99, 148, 161
Faltin, Hermann 138, 140, 148
Farey, John 21
Faulhaber, Michael 167
Fawcett, Millicent Garrett 186
Federschmidt, Friedrich 174
Fendrich, Anton 54, 56
Fischer, Karl 75, 144
Fischer-Dückelmann, Anna 75, 144
Flower, Benjamin 23, 24, 28
Fox, Eliza 20, 22–25, 31
Frank, Sarah 149
Freudenberg, Ika 98, 149
Ganghofer, Ludwig 124
Gardiner, Samuel Rawson 32
Garrett, Edmund 34
Garrett, Elizabeth 34, 186, 187
Geck, Adolf 56–59, 117, 194
Geck, Eugen 56, 57, 59
Geck, Josef 57
Geck, Oskar 56
George, Stefan 117, 185

Gerber, J. W. von 45
Giehrl, Ludwig 149
Gillies, Margret 24
Gillies, Mary 24
Goergen, Fritz 68, 102, 109, 113, 130, 133
Goldschmit, Friedrich 149
Götz, Zentrumsabgeordneter 161
Goudstikker, Sophia 116
Gradnauer, Georg 121
Grey, E., Unterstaatssekretär 187
Grillenberger, Karl 56
Gruber, Max von 128, 160, 162
Haase, Hugo 193
Hagen, Mathilde 42
Hahn, Martin 140, 148
Halbe, Max 106, 149
Hales 32
Heim, Georg 37, 78, 102, 149
Heine, Th. Th. 83, 84
Heine Wolfgang 193, 200
Heinsfurter, Ignaz 179, 181
Helphand, Israil Lasarewitsch (Alexander Parvus) 5, 101, 121, 123, 126, 179, 181
Hengge, Anton 72, 102, 136, 146, 163, 173
Herzog, Wilhelm 184
Heymann, Lida Gustava 15, 72, 99, 148, 179, 184, 194
Hirsch, Rudolf von, Baron 149
Hirsch, Theodolinde 149
Hirst, Frances Wrigley 185
Hirth, Georg 148
His, Wilhelm 40, 47
Horch, Hermann 177
Jacobsen, Friedrich 149
Jex-Blake, Sophia 34, 46
Kachel, Mally 70, 148
Kampffmeyer, Margarethe 138, 154
Kautsky, Karl 102, 121, 117
Kautsky, Luise 102,
Kegel, Max 102–108